临床常见病
影像诊断技术与应用

主编　臧守红　赵建峰　陈圆圆　刘　芸
　　　刘晓伟　尹德军　杨俊彦

上海科学技术文献出版社
Shanghai Scientific and Technological Literature Press

图书在版编目（CIP）数据

临床常见病影像诊断技术与应用／臧守红等主编
.-- 上海：上海科学技术文献出版社,2023
ISBN 978-7-5439-8829-3

Ⅰ.①临… Ⅱ.①臧… Ⅲ.①常见病－影像诊断
Ⅳ.①R445

中国国家版本馆CIP数据核字（2023）第078426号

组稿编辑：张　树
责任编辑：王　珺
封面设计：宗　宁

临床常见病影像诊断技术与应用
LINCHUANG CHANGJIANBING YINGXIANG ZHENDUAN JISHU YU YINGYONG
主　　编：臧守红　赵建峰　陈圆圆　刘　芸　刘晓伟　尹德军　杨俊彦
出版发行：上海科学技术文献出版社
地　　址：上海市长乐路746号
邮政编码：200040
经　　销：全国新华书店
印　　刷：山东麦德森文化传媒有限公司
开　　本：787mm×1092mm　1/16
印　　张：18.5
字　　数：474千字
版　　次：2023年6月第1版　2023年6月第1次印刷
书　　号：ISBN 978-7-5439-8829-3
定　　价：198.00元

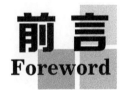

前言
Foreword

医学影像学在医学诊断领域中虽然是一门新兴的学科,但在临床上应用非常广泛,可以为疾病诊断提供大量科学、直观的依据。近年来,医学影像学的发展日新月异,新理论、新技术和新方法层出不穷,医学影像技术在日常的诊疗活动中发挥着越来越重要的作用,已成为现代医学临床工作不可缺少的助手。临床医师通过了解或掌握各种影像学检查方法的诊断价值以及相关疾病的影像学表现有助于临床治疗或手术方案的制订,同样影像科医师通过了解相关的临床症状及治疗手段有助于提高对疾病的影像学诊断水平。基于以上背景,我们特编写了本书。

本书以各种常见疾病为主要骨架,重点剖析了医学影像学的临床应用场景。本书在编撰过程中,坚持学术性与实用性相结合,基础性与创新性相结合,全面、系统、准确地阐述了现代影像学临床的基础理论知识与临床实操技能,是一本集权威性、前沿性和可操作性于一体的影像学图书,可作为广大影像科医师科学、规范、合理地进行临床诊断的参考用书。

在编写过程中,由于编者较多,写作方式和文笔风格不尽一致,虽已反复校对、多次修改,若书中存在疏漏与错误之处,恳请广大读者提出宝贵的意见和建议,以期再版时进一步完善。

《临床常见病影像诊断技术与应用》编委会
2023 年 3 月

目 录
Contents

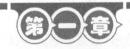

X线成像基础

第一节 X线成像的基本原理

一、X线影像信息的传递

(一)摄影的基本概念

1.摄影

将光或其他能量携带的被照体的信息状态二维形式加以记录,并可表现为可见光学影像的技术。

2.影像

反映被照体信息的不同灰度(或光学密度)及色彩的二维分布形式。

3.信息信号

由载体表现出来的单位信息量。

4.成像过程

光或能量→信号→检测→图像形成。

5.成像系统

将载体表现出来的信息信号加以配制,就形成了表现信息的影像,此配制称为成像系统。即从成像能源到图像形成的设备配置。

(二)X线影像信息的形成与传递

1.X线影像信息的形成

由X线管焦点辐射出的X线穿过被照体时,受到被检体各组织的吸收和散射而衰减,使透过后X线强度的分布呈现差异;到达屏-片系统(或影像增强管的输入屏),转换成可见光强度的分布差异,并传递给胶片,形成银颗粒的空间分布,再经显影处理成为二维光学密度分布,形成光密度X线照片影像。

2.X线影像信息的传递

如果把被照体作为信息源、X线作为信息载体,那么,X线诊断的过程就是一个信息传递与转换的过程。下面以增感屏-胶片体系作为接受介质,说明这一过程的五个阶段。

第一阶段:X线对三维空间的被照体进行照射,形成载有被照体信息成分的强度不均匀分布。此阶段信息形成的质与量,取决于被照体因素(原子序数、密度、厚度)和射线因素(线质、线量、散射线)等。

第二阶段:将不均匀的 X 线强度分布,通过增感屏转换为二维的荧光强度分布,再传递给胶片形成银颗粒的分布(潜影形成);经显影加工处理成为二维光学密度的分布。此阶段的信息传递转换功能取决于荧光体特性、胶片特性及显影加工条件。此阶段是把不可见的 X 线信息影像转换成可见密度影像的中心环节。

第三阶段:借助观片灯,将密度分布转换成可见光的空间分布,然后投影到人的视网膜。此阶段信息的质量取决于观片灯的亮度、色温、视读观察环境及视力。

第四阶段:通过视网膜上明暗相间的图案,形成视觉的影像。

第五阶段:最后通过识别、判断做出评价或诊断。此阶段的信息传递取决于医师的资历、知识、经验、记忆和鉴别能力。

二、X 线照片影像的形成

X 线透过被照体时,由于被照体对 X 线的吸收、散射而减弱。含有人体密度信息的射线作用于屏-片系统,经加工处理后形成了密度不等的 X 线照片。

X 线照片影像的五大要素:密度、对比度、锐利度、颗粒度及失真度,前四项为构成照片影像的物理因素,后者为构成照片影像的几何因素。

(一)光学密度

1.透光率

透光率指照片上某处的透光程度。在数值上等于透过光线强度与入射光线强度之比,用 T 表示:$T=$透过光线强度/入射光线强度$=I/I_0$。

T 值的定义域为:$(0,1)$,透光率表示的是照片透过光线占入射光线的百分数,T 值大小与照片黑化的程度呈相反关系。

2.阻光率

阻光率指照片阻挡光线能力的大小。在数值上等于透光率的倒数,用 O 表示:$O=1/T=I_0/I$。O 的定义域为:$(1,\infty)$。

3.光学密度

照片阻光率的对数值称作照片的光学密度值,用 D 表示:$D=\lg O=\lg(I_0/I)$。光学密度也称黑化度。密度值是一个对数值,无量纲。

(二)影响 X 线照片密度值的因素

1.照射量

在正确曝光下,照射量与密度成正比,但在曝光过度或不足时,相对应的密度变化小于照射量变化。这说明影像密度的大小不仅取决于照射量因素,还取决于 X 线胶片对其照射量的反应特性。

2.管电压

管电压增加使 X 线硬度增强,使 X 线穿透物体到达胶片的量增多,即照片的密度值增加。由于作用于 X 线胶片的感光效应与管电压的 n 次方成正比,所以当胶片对其响应处于线性关系时,密度的变化则与管电压的 n 次方成正比例。管电压的变化为 $40\sim150$ kV 时,n 的变化从

4 降到 2。

3.摄影距离

X线强度的扩散遵循平方反比定律,所以作用在X线胶片上的感光效应与摄影距离(FFD)的平方成反比。

4.增感屏

胶片系统在X线摄影时,增感屏与胶片组合使用,其相对感度提高,影像密度增大。

5.被照体厚度、密度

照片密度随被照体厚度、密度的增高而降低。肺脏不能单以厚度来决定其吸收程度,吸气程度不同,从而对照片密度的影响也不同。肺的吸气位与呼气位摄影要获得同一密度的影像,X线量差30%～40%。

6.照片冲洗因素

X线照片影像密度的变化,除上述因素之外,与照片的显影加工条件有密切关系,如显影液特性、显影温度、显影时间、自动洗片机的显影液、定影液的补充量等。

(三)照片影像的适当密度

符合诊断要求的照片密度应适当,一般在0.20～2.00。

三、X线对比度

(一)概念

1.X线对比度的定义

X线照射物体时,如果透过物体两部分的X线强度不同,就产生了X线对比度 K_X ,也称射线对比度。

$$K_X = \frac{I}{I'} = \frac{I_0 e^{-\mu d}}{I_0 e^{-\mu' d'}} = e^{\mu' d' - \mu d}$$

式中: I_0 为入射线量, I 、 I' 为不同部位的透过X线强度, μ 、 μ' 为物体不同部位的吸收系数, d 、 d' 为物体不同部位的厚度。

2.X线对比度按指数规律变化

从表达式看 K_X 只与 $d'(\mu' - \mu)$ 有关系,但实际上围在 $\mu' d'$ 周围的 μd 滤过板的作用,使X线质变硬;另外, μd 产生散射线,使对比度受到损失。

3.影响X线对比度的因素

影响X线对比度的因素有X线吸收系数 μ 、物体厚度 d 、人体组织的原子序数 Z 、人体组织的密度 ρ 、X线波长 λ 。

4.人体对X线的吸收

人体对X线的吸收按照骨、肌肉、脂肪、空气的顺序而变小,所以在这些组织之间产生X线对比度。而在消化道、泌尿系统、生殖系统、血管等器官内不产生X线对比度,无法摄出X线影像,但可以在这些器官内注入原子序数不同或者密度不同的物质(对比剂),即可形成X线对比度。

(二)X线对比度指数

在 $K_X = e^{d'(\mu' - \mu)}$ 表达式中的指数 $(\mu' - \mu)$,即吸收系数之差是形成X线对比度的原因,把 $(\mu' - \mu)$ 称为对比度指数。

对比度指数特点:管电压上升,对比度指数下降,软组织之间的对比度指数亦变小。软组织的对比度指数在管电压为 40 kV 时仅是 0.07,30 kV 时上升到 0.14。若管电压下降,指数上升很快。肺组织的对比度指数在管电压上升时下降很快,但在 60～80 kV 之间,对比度指数几乎不变化。

(三)X 线对比度观察法

1.透视法

通过荧光板,将波长为 $(0.1 \times 10^{-8}) \sim (0.6 \times 10^{-8})$ cm 的 X 线转换成波长为 $(5 \times 10^{-5}) \sim (6 \times 10^{-5})$ cm 的可见影像。

2.摄影法

胶片接受 X 线照射形成潜影,通过显影处理而成为可见影像的方法。但胶片感光膜对 X 线的吸收很少,99%的 X 线穿过胶片,因而需将 X 线通过荧光物质制成的增感屏转变为荧光,使胶片感光(医用 X 线摄影几乎都用这个方法)。

四、X 线照片的光学对比度

(一)概念

1.定义

X 线照片上相邻组织影像的密度差称为光学对比度。照片对比度依存于被照体不同组织吸收所产生的 X 线对比度以及胶片对 X 线对比度的放大结果。

X 线胶片由双面药膜构成,所以观察到的对比度是一面药膜对比度的 2 倍。

2.照片上光学对比度(K)与 X 线对比度(K_x)的关系

光学对比度是依存于被照体产生 X 线对比度 K_x 的。利用胶片特性曲线可以得出:$K = D_2 - D_1 = \gamma \lg I_2/I_1 = \gamma \lg K_x = \gamma(\mu_1 d_1 - \mu_2 d_2)\lg e$,式中,$\gamma$ 表示 X 线胶片特性曲线的斜率,μ_1、μ_2、d_1、d_2 分别表示被照体两部分的线性吸收系数和厚度。

(二)影响照片对比度的因素

主要为胶片 γ 值、X 线质和线量以及被照体本身的因素。

1.胶片因素

胶片的反差系数(γ 值)直接影响着照片对比度,因 γ 值决定着对 X 线对比度的放大能力,故称其为胶片对比度。应用 γ 值不同的胶片摄影时,所得的照片影像对比度是不同的,用 γ 值大的胶片比用 γ 值小的胶片获得的照片对比度大。

此外,使用屏-片系统摄影,与无屏摄影相比,增感屏可提高照片对比度。同样,冲洗胶片的技术条件也直接影响着照片对比度。

2.射线因素

(1)X 线质的影响:照片对比度的形成,实质上是被照体对 X 线的吸收差异,而物质的吸收能力与波长(受管电压影响)的立方成正比。在高千伏摄影时,骨、肌肉、脂肪等组织间 X 线的吸收差异减小,所获得的照片对比度降低;在低千伏摄影时,不同组织间 X 线的吸收差异大,所获得的照片对比度高。

(2)X 线量(mAs)的影响:一般认为 mAs 对 X 线照片的对比度没有直接影响,但随着线量的增加,照片密度增高时,照片上低密度部分影像的对比度有明显好转。反之,密度过高,把线量适当减少,也可使对比度增高。

（3）灰雾对照片对比度的影响：由X线管放射出的原发射线，照射到人体及其他物体时，会产生许多方向不同的散射线，在照片上增加了无意义的密度，使照片的整体发生灰雾，造成对比度下降。

灰雾产生的原因：胶片本底灰雾；焦点外X线和被检体产生的散射线；显影处理。

3.被照体本身的因素

（1）原子序数：在诊断放射学中，被照体对X线的吸收主要是光电吸收。特别是使用低kV时，光电吸收随物质原子序数的增加而增加。人体骨骼由含高原子序数的钙、磷等元素组成，所以骨骼比肌肉、脂肪能吸收更多的X线，它们之间也就能有更高的对比度。

（2）密度：组织密度越大，X线吸收越多。人体除骨骼外，其他组织密度大致相同。肺就其构成组织的密度来讲与其他脏器相似，但活体肺是个充气组织，空气对X线几乎没有吸收，因此肺具有很好的对比度。

（3）厚度：在被照体密度、原子序数相同时，照片对比度为厚度所支配，如胸部的前、后肋骨阴影与肺部组织形成的对比度不一样，原因是后肋骨厚于前肋骨。另外，当组织出现气腔时相当于厚度减薄。

（刘晓伟）

第二节　X线成像的检查方法

X线成像的检查方法可分为普通检查、特殊检查和造影检查三类。普通检查包括透视和X线摄影，是X线检查中最早应用和最基本的方法。后来，在普通检查方法的基础上又创造了多种特殊摄影和各种造影检查方法，特别是近些年来更为突出，从而为人体各部位的结构和器官显影开辟了新的途径。

一、普通检查

（一）荧光透视

荧光透视（简称透视）是一种简便而常用的检查方法。透视时，需将检查的部位置于X线管和荧光屏之间。除观察形态外还可观察器官的活动，如呼吸运动，心脏和大血管的搏动，胃肠道的蠕动和排空等。

一般透视在荧光屏上所显示阴影的亮度不够强，较轻微和细致的结构或改变不易显示，较厚和较密实的部位则因基本不易透过而显影不清，所以透视最适用于胸部以观察肺、心脏和大血管。在骨骼系统一般限于观察四肢骨骼的明显病变如骨折、脱位等；对颅骨、脊柱、骨盆等均不适用。对腹部病变，除观察膈下积气和胃肠道梗阻，积气、积液以及致密的异物外，一般不做透视，但在进行胃肠钡餐检查和钡剂灌肠时就必须用透视。

透视的优点在于比较经济方便，而且当时即可得出初步结果，还可以直接观察器官的运动功能。其主要缺点为不能显示轻微改变和观察较厚的部位，而且不能留有永久的记录以供随时观察或复查时比较。

一般透视工作在暗室中进行，故在工作开始前应充分做好眼的暗适应，否则轻微改变会被遗漏。暗适应需时 11 分钟左右。使用影像增强装置,荧光屏亮度大大提高,透视可不在暗室中进行。

在检查前,应简单告诉被检查者透视的步骤和目的,并尽量脱去有扣子或较厚的衣服,除去一切外物(如饰物、膏药、敷料等),以免产生混淆阴影引起误诊。

(二)摄影

摄影也是一种常用的主要检查方法。摄影时,需将受检部分置于 X 线管与胶片之间,并贴近胶片,固定不动。胸部和腹部摄片时需停止呼吸,否则会导致影像模糊。摄片时,也须将外物(如饰物和敷料等)除去,以免造成混淆的阴影。

摄影可用于人体任何部位。常用的投照位置为正位,其次为侧位;在不少部位如四肢和脊柱等,需要同时摄正、侧位,其他的投照位置包括斜位、切线位和轴位等。摄影的优点在于能使人体厚、薄的各部结构较清晰地显示于 X 线片上,并可作永久记录,以便随时研究或在复查时对照、比较,以观察病情的演变。缺点是检查的区域受限于胶片大小,不能观察运动功能而且费用较大。

在实际工作中,透视和摄影是相互辅助而应用的,一方的优点即是另一方的缺点。因此,常常两者并用,取长补短,以使诊断更为全面正确。

二、特殊摄影检查

(一)体层摄影

普通 X 线照片是 X 线投照路径上所有影像重叠在一起的总和投影。感兴趣层面上的影像因与其前、后影像重叠,而不能清晰显示。体层摄影则可通过特殊的装置和操作获得某一选定层面上组织结构的影像,而不属于该选定层面的结构则在投影过程中被模糊掉。体层摄影常用于明确平片难以显示,重叠较多和处于较深部位的病变,多用于了解病变内部结构有无破坏、空洞或钙化,边缘是否锐利以及病变的确切部位和范围,显示气管、支气管腔有无狭窄、堵塞或扩张;配合造影检查以观察选定层面的结构与病变。

(二)荧光缩影

荧光缩影是将被检查部位的阴影显示于荧光屏上,再以照相机将屏上的影像摄成缩小的照片。在荧光屏上产生明亮的影像需要毫安较大的 X 线机(100～500 mA)。缩影片大小可为 35 mm、70 mm 和 100 mm。在 35 mm 和 70 mm 的小片上,不易看到细节,须用适当的放大设备来观察。在缩影片上发现问题,还需摄大片详细研究。荧光缩影最常用于大量的肺部集体检查,这种方法可以代替常规透视检查,包括医院和诊疗机构中的胸部透视。它不仅比透视的效率高,使被检查者和工作人员所受的射线量远为减少,并且还可留作记录。

(三)放大摄影

放大摄影是根据投影学原理,将检查部位和 X 线片之间的距离增加,使投照的影像扩大,但较模糊失真。应用小的 X 线管焦点(0.3 mm),可以减少 X 线束的扩散作用,使扩大的阴影比较清晰。摄片时,X 线管同胶片的距离为 100～150 cm,检查部位同胶片间距依所需要的放大率而定。放大率可以列公式计算:

$$放大率 = 靶片距/靶物距$$

这种放大摄影可用于显示细致结构,从而观察有无早期和细微的改变。

（四）记波摄影

常规X线摄片只能记录器官某一瞬间的状态，而不能显示其活动情况。记波摄影的目的是使器官的活动如心脏大血管的搏动、膈的升降、胃的蠕动等在片上成为波形而加以观察。记波摄影的特殊装置是一个由许多横行宽铅条所组成的格栅，每个铅条宽12 mm，中间隔有0.4 mm的裂隙（木条）。将此格栅置于身体和胶片之间，摄片时胶片在格栅后等速均匀向下移动11 mm距离，这时格栅前的器官活动如心脏大血管的搏动，在每裂隙间都呈现为锯齿状波记录在X线片上。这种方法称为阶段性记波摄影，常用于心脏大血管的检查。对胃肠蠕动、膈运动也可应用。

另一种记波方式是胶片固定而格栅移动，称为连续性记波摄影。它所记录的波形为不同时期不同点综合而成。因此，不能用以观察同一点在不同时期的改变。

（五）高千伏摄影

高千伏摄影是用高于120 kV的管电压进行摄影，常为120～150 kV。需用高电压小焦点X线管，特殊的滤线器和计时装置。由于X线穿透力强，能穿过被照射的所有组织，可在致密影像中显示出隐蔽的病变。

（六）软X线摄影

软X线摄影是用钼靶、铜靶或铬靶X线管，用低的管电压以产生软X线进行摄影。由于波长长，软组织的影像分辨率高，软X线摄影多用于女性乳腺摄影，显影效果好。

（七）硒静电X线摄影

硒静电X线摄影（又称干板摄影）是利用半导体硒的光电导特性进行摄影；用充电的特制硒板代替胶片，然后进行摄影；用特制的显影粉显影，再转印在纸上，加温固定，即于纸上出现与X线片上影像相似的影像。在观察软组织方面有优势，如乳腺。由于手续繁，不稳定，受辐射线量大且效果不如胶片，而未被推广使用。

（八）立体X线摄影

立体X线摄影是应用两眼同时视物而产生立体感的原理来摄一对照片，再通过立体镜进行观察。应用较少。

三、造影检查

普通X线检查是依靠人体自身的天然对比，而造影检查则是将对比剂引入器官内或其周围，人为地使之产生密度差别而显影的方法。造影检查显著地扩大了X线检查的范围。

对比剂可分两类：①易被X线透过的气体，常称之为阴性对比剂；②不易被X线透过的钡剂和碘剂，常称之为阳性对比剂。对比剂引入人体的途径与方法有直接引入和生理积聚两种。

（一）直接引入

除胃肠钡餐造影可以口服外，大多需要借助工具，如导管、穿刺针等，将对比剂引入管道或空腔脏器中。例如，经气管内导管将碘剂注入支气管内，以行支气管造影；经尿道内导尿管将碘水剂注入膀胱中以行膀胱造影；经肛管将钡剂注入结肠中，以行钡剂灌肠；经心室内导管注入碘水剂以行心血管造影；穿刺血管或向血管内插入导管注入碘水剂以行血管造影；穿刺脑室，注入对比剂以行脑室造影；行腰穿，向脊柱蛛网膜下腔中注入对比剂以行脊髓造影等。

（二）生理积聚

生理积聚是对比剂在体内的生理吸收与排泄，也就是将碘剂通过口腔或经血管注入体内后，使其选择性地从一个器官排泄，暂时存于其实质或其通道内而显影。经静脉肾实质或肾盂造影、口服胆囊造影和静脉胆管造影是常用的利用生理积聚的造影方法。

四、X 线检查方法的选择和综合应用

X 线检查方法繁多,如何选择和综合应用以达到诊断目的十分重要。检查方法选择的原则应以临床要求和检查部位为依据,一般是先简单、后复杂,但也有灵活性,根据具体情况综合应用。透视是最简单的方法,如胸部检查可首先采用。又如肠梗阻,往往需要透视与摄片结合采用。在厚度大的部位,如颅骨、脊椎等,应该摄片。特殊摄影应在其他检查方法的基础上作进一步研究时应用,如胸部体层摄影。

某些疾病仅作普通检查(透视或摄片)即可做出诊断,如长骨骨折;另一些疾病则需采用特殊检查或造影检查才能达到诊断目的,如检查胆囊需作胆囊造影。有时需采用特殊检查与造影检查相结合,如胆囊造影时,并用体层摄影。在选择检查方法和综合应用时,必须从实际出发,既要解决诊断问题,又要减少患者负担,诊断一经确定,就无须再做多种检查。

（刘晓伟）

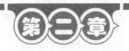

CT成像基础

第一节　CT成像的基本原理

一、CT成像基本原理

计算机断层扫描(CT)是根据人体对X线吸收率不同,使用计算机重建方法得到人体二维横断面图像的影像设备。CT是计算机和X线相结合的一项影像诊断技术,主要特点是密度分辨率高,能准确测量各组织的X线吸收衰减值,通过计算进行定量分析。

CT成像的基本过程为X线→人体→采集数据→重建图像→显示图像。CT球管产生的X线经准直器校准后,穿过具有密度差异的被检体组织,部分能量被吸收,衰减后带有组织的信息由探测器接收,通过数据采集系统进行模数转换,数据转换后由计算机重建成横断面图像,最后由显示器显示图像(图2-1)。

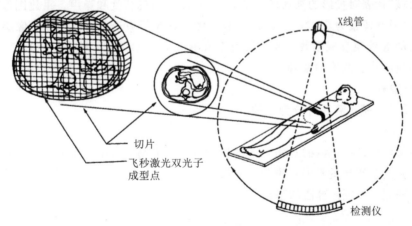

图 2-1　CT成像原理

因此,CT成像是以X线为能源,以X线的吸收衰减特性为成像依据,以数据重建为成像方式,以组织的密度差为CT成像的基础,以数据采集和图像重建为重要环节的X线成像技术。

(一)数据采集

单层CT图像数据采集的基本原理如图2-2所示,CT球管与探测器成对称排列,每排探测器由500~1 000个探测器单元组成。当X射线以扇形束的形式穿过患者横断面时被检体衰减，每个探测器单元会接收透过该层面的X射线并测量其衰减后的强度。单个探测器单元在每个角度每条射线上探测到的X射线信号强度可通过衰减定律方程进行计算：

$$I = I_o \cdot e^{-\mu d}$$

式中，I_o代表X线在空气或未进入物体前的初始强度，I为衰减后X线强度，d为物体厚度，μ为物体的线性衰减系数，e是自然对数的底。

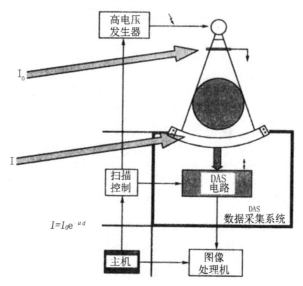

图2-2　CT数据采集

单层CT图像重建多采用滤波反投影法，利用平行线束几何学原理进行断层图像重建，要求在图像重建前要把所获的扇形线束投影数据转换为平行线束投影数据。在滤波反投影法的应用中，"重建函数核"代表对投影的高通滤波法，它决定图像的锐利度和噪声。重建图像用像素的数字矩阵来代表（通常像素为512×512），每个像素代表被X线束透射的体内欲成像层面的衰减系数。每个像素的X线束衰减系数需要转换为Hounsfield（Hu）单位，范围从$-1\ 024$到$3\ 071$，作为以灰阶或彩色阶代表图像的基础。

（二）图像重建

CT图像重建的基本算法可分为三种。

1.直接反投影法

直接反投影法（又称总和法）是将众多的投影近似地复制成二维分布的方法。其基本原理是把与各向投影强度成正比的量沿投影反方向投影回矩阵里，并将它们累加起来，组成该物体的层面图像。该方法是CT成像算法的基础。

2.迭代法

迭代法（又称近似法）是将近似重建所得图像的投影同实测的层面进行比较，再将比较得到的差值反投影到图像上，每次反投影之后可得到一幅新的近似图像。通过对所有投影方向都进行上述处理，一次迭代便可完成；再将上一次迭代的结果作为下一次迭代的初始值，继续进行迭代。迭代重建技术有三种方法：联立迭代重建法（SIRT）、代数重建法（ART）和迭代最小二乘法（ILST）。该方法图像较为真实准确，但耗时较多，现已不采用。

3.解析法

解析法是目前 CT 图像重建技术中应用最广泛的一种方法,它利用傅里叶转换投影定理。主要有三种方法:二维傅里叶转换重建法、空间滤波反投影法和褶积反投影法。其中褶积反投影法目前应用最多,其无需进行傅里叶转换,速度快,转换简单,图像质量好。解析法的特点是速度快,精度高。

普通 CT 每个探测器单元的宽度、焦点的大小、每转的投影数决定图像的空间分辨率,患者长轴的扇形束厚度则决定图像层厚及长轴的空间分辨率。普通 CT 只支持一排探测器单元,球管每旋转一圈只扫描一层,扫描时探测器获得的是平面投影数据,而每一层的投影数据是一个完整的闭合环。

二、单层螺旋 CT 成像原理

螺旋 CT 扫描是在球管-探测器系统连续旋转的基础上,患者随检查床一起纵向连续运动,CT 球管连续产生 X 线,探测器同步采集数据的一种 CT 检查方法。螺旋 CT 采用滑环技术,去除了 CT 球管与机架相连的电缆,球管-探测器系统可连续旋转,使扫描速度加快。由于螺旋 CT 扫描时检查床连续单向运动,球管焦点围绕患者旋转的运行轨迹类似一个螺旋管形(图 2-3),故称为螺旋扫描。扫描时,螺旋 CT 探测器采集到的不是某一层面的数据,而是一个部位或一个器官的容积数据,故又称为容积扫描。

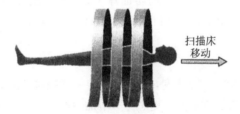

扫描床移动

图 2-3　螺旋扫描

滑环技术和检查床连续运动技术的应用是单层螺旋 CT 在硬件上的重要改进,使用热容量大于 3 M 的 CT 球管,可满足进行较大范围的容积扫描。

用滑环代替电缆传递信号的方法,称为滑环技术。螺旋 CT 扫描机架内有多组平行排列的滑环和电刷,CT 球管通过电刷和滑环接触实现导电。X 线球管的滑环部分根据传递电压的不同,分为高压滑环和低压滑环。前者传递高压发生器输出的电压为几万伏,高压发生器安置在扫描机架外;后者为几百伏,高压发生器安置在扫描机架内。高压滑环上的高压经铜环和碳刷摩擦传递进入转动部分时,易发生高压放电,产生高压噪声,影响数据系统采集,进而影响图像质量。低压滑环的 X 线发生器需与 X 线球管一起旋转,增加了旋转部分重量。因而要求 X 线发生器体积小、重量轻。现在的螺旋 CT 普遍采用低压滑环技术。螺旋 CT 的高压发生器体积小,可安装在机架内,并可产生 80~140 kV 的高压。

单层螺旋 CT 与非螺旋 CT 相比有以下优点:①扫描速度快,检查时间短,对比剂利用率高;②一次屏气可完成一个部位检查,克服了呼吸运动伪影,避免了小病灶的遗漏;③利用原始数据,可进行多次不同重建算法或不同层间距的图像重建,提高了二维和三维图像的质量。螺旋 CT扫描无明确层厚概念,扇形线束增宽,使有效扫描层厚增大。

（一）基本原理

CT 图像重建的理论基础是二维图像反投影重建原理，该原理要求被重建的一幅二维图像平面上的任意点，必须采用 360°的全部扫描数据。螺旋扫描是在检查床移动过程中进行的。数据采集系统获得的信息为非平面数据。由于只有平面数据才能重建无伪影的二维图像，为了消除伪影，螺旋 CT 常采用线性内插的数据预处理方法把螺旋扫描的非平面数据合成平面数据，再采用非螺旋扫描的图像重建方法重建一幅螺旋扫描的平面图像。线性内插（LI）是指螺旋扫描数据段上的任意一点可采用相邻两点的扫描数据进行插补。数据内插的方式有 360°线性内插和 180°线性内插两种。360°线性内插法采用 360°扫描数据向外的两点，通过内插形成一个平面数据，优点是图像噪声较小，缺点是实际重建层厚比标称层厚大 30%～40%，导致层厚响应曲线（SSP）增宽，图像质量下降。180°线性内插法则采用靠近重建平面的两点扫描数据，通过内插形成新的平面数据。180°线性内插与 360°线性内插的最大区别是前者采用第二个螺旋扫描数据，并使第二个螺旋扫描数据偏移 180°，从而能够更靠近被重建的数据平面。180°线性内插法重建改善了层厚响应曲线，图像分辨率较高，但噪声增加。

（二）成像参数

由于螺旋 CT 与普通 CT 的扫描方式不同，产生了一些新的成像参数，如扫描层厚与射线束宽度、床速、螺距、重建间隔与重建层厚等。

1.扫描层厚与射线束宽度

扫描层厚是 CT 扫描时被准直器校准的层面厚度，或球管旋转一周探测器测得 Z 轴区域的射线束宽度。单层螺旋 CT 使用扇形 X 线束，只有一排探测器，其射线束宽度决定扫描的厚度，扫描层厚与准直器宽度一致。

2.床速

床速是 CT 扫描时扫描床移动的速度，即球管旋转一圈扫描床移动的距离，与射线束的宽度有关。若扫描床移动的速度增加，则射线束宽度不增加，螺距也增大，图像质量下降。

3.螺距

螺距是扫描旋转架旋转一周，检查床移动的距离与层厚或准直宽度的比值。公式为：

$$Pitch = TF/W$$

式中，TF 是扫描旋转架旋转一周检查床移动的距离，单位是 mm；W 是层厚或准直宽度，单位是 mm；螺距是一个无量纲。

单层螺旋 CT 的准直器宽度与层厚一致，其螺距定义为球管旋转一周扫描床移动的距离与准直器宽度的比值。若单层螺旋 CT 的螺距等于零时，扫描方式为非螺旋扫描。通过被检体的 X 射线在各投影角相同，可获得真实的横断面图像数据；螺距等于 0.5 时，球管旋转 2 周扫描一层面，类似于重叠扫描；螺距等于 1 时，数据采集系统（DAS）可获取球管旋转一周的扫描数据；螺距等于 2 时，DAS 只获取球管旋转半周的扫描数据。扫描剂量恒定不变时，采用大螺距扫描，探测器接收的 X 线量较少，可供成像的数据相应减少，图像质量下降。采用小螺距扫描，探测器接收的 X 射线量较多，成像数据增加，图像质量得到改善。常规螺旋扫描的螺距用 1，即床速与层厚相等；如病灶较小，螺距可小于 1；病灶较大，螺距可大于 1。

三、多层螺旋 CT 成像原理

普通 CT 和单层螺旋 CT 的球管-探测器系统围绕人体旋转一圈只获得一幅人体断面图像，

而多层螺旋 CT 的球管-探测器系统围绕人体旋转一周,能同时获得多幅横断面原始图像(图 2-4),故称为多层螺旋 CT(MSCT)。由于多层螺旋 CT 探测器在 Z 轴上的数目由单层 CT 的一排增加到几十排至几百排,故又称为多排 CT(MDCT)。多层螺旋 CT 是指 2 层及以上的螺旋 CT 扫描机,目前临床普及机型为16 层,16 层以上的有 64 层、256 层、320 层等。

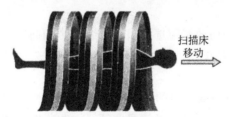

图 2-4　多层螺旋扫描

多层螺旋 CT 使用锥形线束扫描,采用阵列探测器和数据采集系统(DAS)获取成像数据。锥形线束和阵列探测器的应用,增宽了每次扫描的线束覆盖范围,实现了多排探测器并行采集多排图像的功能,降低了采集层厚,增加了采集速度,为复杂的影像重组奠定了基础。多层螺旋 CT 的优势是薄层(高分辨)、快速、大范围扫描。

(一)数据采集

多层螺旋 CT 与单层螺旋 CT 相比,X 线束由扇形改为锥形,线束宽度在 Z 轴方向从 1 cm 增加到几厘米。探测器在 Z 轴方向从单层 CT 的一排增加到几排至几百排。探测器排列有两种类型:一种是 Z 轴方向上所有探测器的宽度一致,即探测器宽度均等分配的等宽型(对称型);另一种是探测器宽度不均等分配的非等宽型(非对称型)。探测器的绝对宽度决定多层螺旋 CT 容积覆盖范围,探测器单元的大小决定图像的层厚。探测器单元越小,获得的图像分辨率越高。16 层以上 CT 的采集单元可达 0.625 mm,实现了"各向同性"的数据采集。各向同性是指 Z 轴分辨率与 XY 轴的分辨率一致或相近,体素为一正方体,任意重建平面(冠、矢状位)的图像质量保持高度一致。

多层螺旋 CT 主要是采用多排探测器和多个数据采集系统,探测器排数大于图像层数。如 4 层螺旋 CT 探测器排数最少为 8 排,最多可达 32 排。DAS 的数目决定采集获得的图像数目,探测器的组合通过电子开关得以实现,目前 DAS 系统有 4 组、16 组、64 组、256 组和 320 组,选择合适的层厚可获得与 DAS 对应的图像数。

Siemens 64 层 CT 采用的 Z-Sharp 技术又称 Z 轴双倍采样技术,球管周围的偏转线圈无极调控偏转电子束,灵活改变 X 线焦点大小和在 Z 轴方向上的位置;每一个焦点投影可读出 2×32 层图像数据;每两个 32 层投影融合得到一个在 Z 轴采样距离 0.3 mm 的 64 层投影;每 150°旋转应用自适应多平面重建(AMPR)方法可重建64 层图像。Z-Sharp 技术的特点在于 Z 轴飞焦点使到达每一个探测器单元的 X 线投影数加倍,两次相互重叠的投影导致 Z 轴方向上的重叠采样,即 Z 轴双倍采样。GE 使用的共轭采集技术是根据系统设置最佳螺距,在插值求解某重建标准层面上不同投影角位置的数据时,自动根据当前的扫描数据结果,动态采集所需的插值数据点。

(二)图像重建

多层螺旋 CT 的重建原理是用多列探测器的数据来重建一个标准层面的图像。若在 Z 轴某位置重建图像,则把与此重建位置同一投影角的 Z 轴上相邻两个探测器阵列的数据用于插值,并以此作为重建标准层面的投影数据,最后用二维反投影重建算法(2DBP)进行图像重建。

多层螺旋 CT 使用锥形线束扫描,在图像重建前,需要对扫描长轴方向的梯形边缘射线进行必要的修正。多层螺旋 CT 图像重建预处理是线性内插的扩展应用,4 层以下的 CT 大部分采用不考虑锥形线束边缘的图像预处理。常用的图像重建预处理方法有以下几种。

1.优化采样扫描

优化采样扫描是通过扫描前的螺距选择和调节缩小 Z 轴间距,使直接成像数据与补充数据分开,故又称为扫描交迭采样修正。

2.Z 轴滤过长轴内插法

Z 轴滤过长轴内插法是在扫描获得的数据段内选定一个滤过段,并对该段内所有扫描数据作加权平均化处理。滤过段的范围称为滤波宽度(Fw),滤波参数、宽度和形状可影响图像质量。

3.扇形束重建

扇形束重建是将锥形束射线平行分割模拟成扇形束后,再使用扇形束算法进行图像重建的方法。16 层以上 CT 则都已将锥形线束边缘的射线一起计算,各生产厂家采用不同的图像重建预处理方法。常用的方法有以下几种。

(1)自适应多平面重建(AMPR)法:将螺旋扫描数据中 2 倍的斜面图像数据分割成几部分,采用各自适配螺旋的轨迹和 240°螺旋扫描数据,并辅以适当的数据内插进行图像重建。

(2)加权超平面重建法:是将三维的扫描数据分成二维的系列,采用凸起的超平面做区域重建的方法。

(3)Feldkamp 重建法:沿扫描测量的射线,把所有测量的射线反投影到一个三维容积,并以此计算锥形束扫描射线的方法。

(4)心脏图像重建方法:多层螺旋 CT 心脏图像重建方法主要有单扇区重建法(CHR)和多扇区重建法(MSR)。单扇区重建法(CHR)是用回顾性心电门控获得螺旋扫描原始数据,利用半重建技术进行影像重建。多扇区重建法(MSR)是利用心电门控的同期信息,从不同的心动周期和不同列的检查器采集同一期相,但不同角度半重建所需的原始数据来进行影像重建。单扇区与多扇区重建的主要区别是单扇区重建的时间分辨率仅由 X 线管的旋转速度决定,而多扇区重建的时间分辨率不仅受 X 线管的旋转速度的影响,同时也受心率的影响。

四、电子束 CT 成像原理

电子束 CT(EBCT)由大功率的电子枪产生电子束,电子束通过电磁偏转打击固定于机架上的靶环产生 X 射线,实现 CT 扫描。由于没有机械运动,电子束 CT 一次曝光扫描的时间可以达到 50 毫秒。

EBCT 从 1982 年开始应用于冠状动脉疾病的诊断成像。现在仍在使用的 EBCT 有两排探测器和四排钨靶阳极,对受检者的不同检查部位进行 8 层图像数据的扫描采集。在采用"容积模式"进行扫描时,可以在 300～400 毫秒的成像周期内只需曝光 50～100 毫秒就可以获得 8 幅图像。在进行钙化积分、冠状动脉 CT 成像或者心功能评价时,EBCT 采用"电影模式"或"流动模式"进行扫描成像,这两种扫描模式分别采用单排探测器(C-150/C-300)和双排探测器的采集方式。电影模式的曝光时间是 50 毫秒,以每秒 17 次的扫描频率对同一解剖结构进行扫描;流动模式是在扫描时,根据心跳周期时相对同一解剖结构曝光 50～100 毫秒进行扫描采集。由于 EBCT 的扫描模式是非螺旋的,因此,要在受检者一次屏住呼吸的情况下完成整个心脏的扫描,扫描层厚受到了限制。当采用单层数据采集模式(C-150/C-300)时,图像厚度是 3 mm,采用双层数据采集模式时,成像厚度是 1.5 mm。进行钙化积分时,EBCT 的纵轴分辨率是足够的,但要实现冠状动脉的三维可视化显示则纵轴分辨率还不够。

EBCT 扫描过程由电子束及四个钨靶环的协同作用完成,避免传统 CT 的 X 线球管、探测器(扫描机架),甚至扫描床的机械运动。电子束 CT 的成像原理与常规 CT 的主要区别在于 X 线产生的方式不同。由于电子束 CT 采用电子束扫描技术代替 X 线球管的机械运动,消除了 X 线球管高速旋转运动产生的离心力,使扫描速度大为提高,将扫描速度缩短为 50 毫秒或更短(17~34 幅/秒),成像速度是普通 CT 的 40 倍、螺旋 CT 的 20 倍(需 500 毫秒),从而减少了呼吸和运动伪影,有利于运动脏器的检查。

当然,目前高档的多层螺旋 CT 扫描机的扫描速度和扫描范围取得了很大进步,在某些方面甚至超过了电子束 CT 的成像水平,促使电子束 CT 扫描机需要在扫描速度、图像信噪比和空间分辨率等方面进一步提高。

五、双源 CT 成像原理

双源 CT(DSCT)采用双球管和双探测器系统,扫描速度为 0.33 秒,时间分辨率达到 83 毫秒,使心脏 CT 成像不受心率约束;两个球管的管电压设置不同时,可做功能性 CT 检查。

(一)球管与探测器系统

双源 CT 配置了两个球管和与之对应的探测器,这两套数据获取系统(球管-探测器系统)放置在旋转机架内,互呈 90°排列(图 2-5)。CT 球管采用电子束 X 线管,单个球管的功率为 80 kW,扫描速度 0.33 秒,最大扫描范围 200 cm,各向同性的空间分辨率≤0.4 mm,使用高分辨率扫描时可达到 0.24 mm。

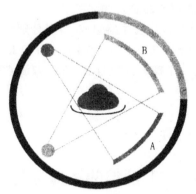

图 2-5　双源 CT 示意图

两套探测器系统中,一套探测器系统(A)覆盖整个扫描野(直径 50 cm FOV),另一套探测器系统(B)主要用于覆盖扫描中心视野(直径 26 cm FOV)。每组探测器各有 40 排,中间部分准直为 32 排宽度 0.6 mm;两边各有 4 排探测器,准直是 8 排宽度 1.2 mm。在机架等中心处,两组探测器的 Z 轴覆盖范围都是 28.8 mm。通过对采集信号数据的正确组合,两组探测器都可以实现 32 mm×0.6 mm 或 24 mm×1.2 mm 的扫描。

(二)数据采集

通过 Z 轴飞焦点技术,32 排 0.6 mm 准直宽度的探测器能同时读取 64 层的投影数据,采样数据的空间间隔是等中心的 0.3 mm。通过使用 Z-Sharp 技术,双源 CT 机架旋转一周。每组探测器都能获取相互重叠的 64 层 0.6 mm 的图像数据。

双源 CT 扫描系统内,两组成 90° 排列的互相独立的数据获取系统(球管-探测器系统),只需同时旋转 90°,就可以获得平行于射线投影平面的整个 180° 图像数据,这 180° 的图像数据由两个 1/4 的扫描扇区数据组成。由于机架只需旋转 1/4 的扫描扇区,扫描时间只有机架旋转时间的 1/4,即获得半圈扫描数据的时间分辨率只有机架旋转时间的 1/4;而机架的旋转时间是 0.33 秒,那么数据采集的时间分辨率就是 83 毫秒,和受检者的心率无关,在一次心跳周期内就可以完成单扇区数据的采集。

(三)图像重建

双源 CT 的基本扫描重建模式是单扇区重建,这是双源 CT 和单源 CT 最主要的区别。双源 CT 也可采用双扇区重建方法来进一步提高时间分辨率,在采用双扇区重建的方法时,每组探测器采集的 1/4 扫描扇区数据来自相邻连续的两个心跳周期,在每个心跳周期内采集的扇区数据都小于 1/4 扫描扇区数据,这和传统单源多层 CT 的双扇区重建方法相似。双源 CT 在使用双扇区重建方法时,时间分辨率是心率的函数,随着心率的变化而变化,机架旋转时间为 0.33 秒时,在某些特定心率条件下,时间分辨率可以达到 42 毫秒。由于心率的小变化都会引起时间分辨率的大变化,在双扇区重建的条件下,时间分辨率的平均值是 60 毫秒。在考虑进行高级的心功能的评估时,可以考虑使用双扇区重建扫描方式,比如在评价异常的心肌运动或者是计算射血分数的峰值时。在进行冠状动脉的检查或者进行心脏功能大体评估时,单扇区重建扫描模式就已能够在临床任何心率条件下提供足够的时间分辨率。

双源 CT 在进行常规 CT 检查时,可以只运行一套 X 线系统,方法与普通 64 层 CT 相同。特殊临床检查,如心脏扫描、心电门控血管成像,全身大范围全速扫描,以及双能量减影成像等,则需使用两套射线/探测器系统的双源组合。

两套 X 线系统由球管和一体化高压发生器组成,可以分别调节相应的 kV 和 mAs。由于每个球管的 kV 都可独立设置为 80 kV、100 kV、120 kV 和 140 kV,当两个球管的管电压不一致时,如一个球管设置为 80 kV,另一个球管设置为 140 kV,双源 CT 就可以实现双能量扫描,从而获得双能量的扫描数据。

(赵建峰)

第二节　CT 成像的适应证与禁忌证

一、适应证

CT 图像由于密度分辨率高、组织结构无重叠,有利于病变的定位、定性诊断,在临床上应用十分广泛。可用于全身各脏器的检查,对疾病的诊断、治疗方案的确定、疗效观察和预后评价等具有重要的参考价值。

(一)颅脑

CT 对颅内肿瘤、脑出血、脑梗死、颅脑外伤、颅内感染及寄生虫病、脑先天性畸形、脑萎缩、脑积水和脱髓鞘疾病等具有较大的诊断价值。多层螺旋CT的脑血管三维重组可以获得精细清晰的血管三维图像，对于脑血管畸形的诊断有较大诊断价值。

（二）头颈部

对眼眶和眼球良恶性肿瘤、眼肌病变、乳突及内耳病变、鼻窦及鼻腔的炎症、息肉及肿瘤，鼻咽部肿瘤尤其是鼻咽癌、喉部肿瘤、甲状腺肿瘤以及颈部肿块等均有较好的显示能力；多平面重组、容积重组等后处理技术可以从任意角度、全方位反映病变密度、形态、大小、位置及相邻组织器官的改变，对外伤、肿瘤等病变的显示可靠、清晰、逼真，可以更有效地指导手术。

（三）胸部

CT对肺肿瘤性病变、炎性病变、间质性病变、先天性病变等均可较好地显示。对支气管扩张症诊断清晰准确。对支气管肺癌，可以进行早期诊断，显示病灶内部结构，观察肺门和纵隔淋巴结转移；对纵隔肿瘤的准确定位具有不可取代的价值。可显示心包疾病、主动脉瘤、大血管壁和心瓣膜的钙化。冠状动脉CT血管造影可以清晰显示冠状动脉的走行、狭窄，对临床评价冠心病和进行冠脉介入治疗的筛查有重要的价值。

（四）腹部和盆腔

对于肝、胆、脾、胰、肾、肾上腺、输尿管、前列腺、膀胱、睾丸、子宫及附件，腹腔及腹膜后病变的诊断具有一定优势。对于明确占位性病变的部位、大小以及与邻近组织结构的关系、淋巴结有无转移等亦有重要的作用。对于炎症性和外伤性病变能较好显示。对于胃肠道病变，CT能较好显示肠套叠等，亦可较好地显示肿瘤向胃肠腔外侵犯的情况，以及向邻近和远处转移的情况。但目前显示胃肠道腔内病变仍以胃肠道钡剂检查为首选。

（五）脊柱和骨关节

对椎管狭窄，椎间盘膨出、突出，脊椎小关节退变等脊柱退行性病变，脊柱外伤、脊柱结核、脊椎肿瘤等具有较大的诊断价值。对脊髓及半月板的显示不如MRI敏感。对骨关节病变，CT可显示骨肿瘤的内部结构和肿瘤对软组织的侵犯范围，补充X线片的不足。

二、禁忌证

妊娠女性不宜进行CT检查。急性出血病变不宜进行增强或CT造影检查。CT检查时应注意防护生殖腺和眼睛。

（臧守红）

第三节　CT成像的检查方法

一、CT检查前准备

为使CT检查取得较好的效果，扫描前的准备工作必不可少。检查前的主要准备有以下几个方面。

（一）了解病情

扫描前应详细询问病史，了解患者携带的有关影像学资料和实验室检查，以供扫描时定位及诊断时参考。

(二)解释说明

对患者耐心做好扫描说明解释工作,以消除其顾虑和紧张情绪。

(三)胃肠道准备

进行腹部、盆腔、腰骶部检查者,扫描前一周,不进行胃肠道钡剂造影,不服含金属的药物,如铋剂等。扫描前两日少吃多渣食物。腹部检查前 4 小时禁饮食,扫描前口服对比剂,使胃肠道充盈。盆腔检查前晚口服甘露醇等泻剂清洁肠道,若行清洁灌肠更佳。扫描前 2 小时口服对比剂充盈肠道(图 2-6)。

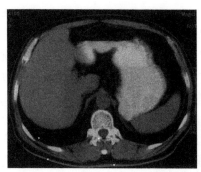

图 2-6　CT 扫描胃肠道内对比剂

(四)制动

根据不同检查部位的需要,确保检查部位的固定,是避免漏扫及减少运动伪影的有效措施。另外,胸腹部检查前应做好呼吸训练,使患者能根据语音提示配合平静呼吸或吸气、屏气;腹部检查前可口服或肌内注射山莨菪碱注射液 20 mg 以减少胃肠道蠕动;喉部扫描时嘱患者不要做吞咽动作;眼部扫描时嘱患者两眼球向前凝视或闭眼不动;儿童或不合作的患者可口服 10% 水合氯醛 0.5 mL/kg(不超过10 mL)以制动。

(五)除去金属物品

摆位时去除扫描范围内患者穿戴及携带的金属物品,如钥匙、手机、发卡、耳环、项链、金属拉链、义齿、带金属扣的皮带、硬币、带金属的纽扣等,以防伪影产生。

(六)增强扫描及造影检查准备

行增强扫描及血管造影检查的患者检查前 4 小时禁食、水,以防发生变态反应时发生呕吐或呛咳将胃内容物误吸入肺;检查前应询问有无过敏史,并做碘过敏试验,试验阴性者请患者或家属在碘对比剂检查说明书上签名。少数低渗型非离子型对比剂变态反应发生率极低,不需做变态反应,但应在增强或造影过程中严密监控,以防意外。

(七)注意监护

危重患者检查时,需请临床科室的医护人员陪同并监护。

(八)防尘

患者更衣、换鞋或穿着鞋套进入扫描室,以防灰尘带入机房,进入机器内部。

(九)注意患者家属防护

患者家属非特殊情况下不要滞留在扫描室内,以避免辐射线损伤。

二、CT检查步骤

(一)对患者的接待与登记

仔细审查 CT 检查申请单是否填写完整,检查部位是否明确和符合要求,并根据病情的轻、重、缓、急和本部门的工作流程合理安排患者的检查时间。给患者做好解释和说明工作以便做好配合,通知患者做好检查前准备。由专门人员进行检查项目的登记和归档。

(二)输入患者的一般资料与扫描相关信息

将患者的姓名、性别、出生年月、CT 号等资料输入 CT 机。有放射科信息系统(RIS)和图像存储与传输系统(PACS)的医院,输入患者资料由工作列表完成。选择扫描方向和患者的体位;如果是增强扫描,要注明 C+,其他特殊扫描方式,必要时也注明。

(三)患者体位的处置

根据检查的要求确定是仰卧还是俯卧,头先进还是足先进;根据检查的需要采用适当的辅助装置,固定检查部位;按不同检查部位调整检查床至合适位置,开启定位指示灯,将患者送入扫描孔内。

(四)扫描前定位

定位就是确定扫描的范围,通常先进行定位像扫描,即球管与探测器位置不变,曝光过程中,检查床载患者匀速移动,扫描图像类似高千伏摄影平片。在该定位像上制订扫描计划,确定扫描范围、层厚、层距等。定位较明确的部位(如颅脑),也可利用定位指示灯直接从患者的体表上定出扫描的起始位置,该方法节省时间,缺点是定位不如通过定位像定位准确。

(五)扫描

选择扫描条件,设计扫描程序,按下曝光按钮。在整个扫描过程中,要密切观察每次扫描的图像,必要时调整扫描的范围或作补充扫描,如肺内发现小病灶,最好加扫小病灶部位的高分辨力 CT。

(六)照相和存储

根据不同的机器情况,可自动照相或手工照相。自动拍摄是指在 CT 机上可预先设置,扫描完毕 CT 机会自动根据设置依次将所有扫描的图像拍摄完成。手工拍摄是扫描完成后,由人工手动照相。一般扫描完毕的 CT 图像都暂存于 CT 机的硬盘上,如需永久存储,可选择磁带、光盘等存储介质。

三、CT检查注意事项

主要注意事项有以下几个方面。

(1)CT 检查必须注意放射线的防护,要正确、合理地应用 CT 检查,避免不必要的曝光。对育龄女性及婴幼儿更应严格掌握适应证,非特殊必要,孕妇禁忌 CT 检查。CT 机及机房本身结构需达到防护标准,以减少被检者、工作人员和与 CT 机房相邻地区人员的 X 线辐射剂量。重视个人防护,减少被检者、工作人员的受照剂量。

(2)应认真了解病史、其他检查结果及既往影像检查资料,借以指导本次检查,以免检查范围或扫描参数设置不当。

(3)增强扫描使用的碘对比剂量较大,注射速度快,有引起不良反应,甚至变态反应的可能,碘过敏试验阳性者禁忌增强扫描。过敏体质的患者可选用非离子型对比剂以减少不良反应,使用过程中要严密观察,一旦出现变态反应应及时处理、抢救,否则可能危及生命。为避免迟发型变态反应的发生,检查后应让患者留 CT 室观察 30 分钟后再离开。CT 室应常备必需的急救药品、器械,以备抢救之用。注意药品的有效期,定时添补更新。

(4)危重患者,过多搬动有生命危险者,临床应先控制病情,可待病情较为稳定后再作 CT 检查。对危重患者的搬动及检查应迅速、轻柔,检查以满足诊断需要为标准,不宜苛求标准延误抢救时间。

(杨俊彦)

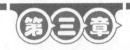

磁共振成像基础

第一节　磁共振成像的基本原理

　　生物体组织能被电磁波谱中的短波成分(如 X 线)穿透,但能阻挡中波成分如紫外线、红外线及微波。令人惊异的是,人体组织允许磁共振产生的长波成分如无线电波穿过,这是磁共振能用于临床的基本条件之一。

　　磁共振(MR)实际上是指核磁共振(NMR)。由于害怕"核"字引起某些人的误解与疑惧,目前通称为磁共振(MR)。核子自旋运动是自然界的普遍现象,也是核磁共振的基础。1946 年美国科学家 Bloch 与 Purcell 几乎同时独立地完成了核磁共振试验,这一科研成果获得了 1952 年诺贝尔物理学奖。自从揭示了"化学位移"现象以来,磁共振学迅速发展起来。1967 年 Jasper Jackson 在活的动物身上首次获得 MR 信号,1972 年 Lautebru 利用水模成功地获得了氢质子二维的 MR 图像,从 20 世纪 80 年代开始 MR 进入了医学临床应用阶段。

　　根据 19 世纪的 Gauss 学说,电与磁是一回事,可统称为电磁。电荷沿一导线运动或质子沿轴自旋即可产生磁场,而导线切割磁力线又可产生电流。自然界任何原子核的内部均含有质子与中子,统称核子,都带正电荷。核子像地球一样具有自旋性,并由此产生自旋磁场。具有偶数核子的许多原子核其自旋磁场相互抵消,不能产生核磁共振现象。只有那些具有奇数核子的原子核在自旋中才能产生磁矩或磁场,如 ^1H(氢)、^{13}C(碳)、^{19}F(氟)、^{31}P(磷)等。因此,可被选用为核磁共振成像术中的靶子,而氢原子更是其中的佼佼者。氢原子是人体内数量最多的物质,原子核中只含 1 个质子而不含中子,最不稳定,最易受外加磁场的影响而发生核磁共振现象,所以,现阶段临床应用的磁共振成像主要涉及氢质子。氢质子带 1 个正电荷,又能自旋,其周围自然形成一个小磁场,整个氢原子核实际上是一个自旋的小磁体。"核"的意思是指核磁共振成像主要涉及原子核(尤其是氢原子核),与核周围的电子层关系不大。"磁"有两个含义:①磁共振过程发生在一个巨大外磁体的孔腔内,它能产生一个恒定不变的强大的静磁场(B_0);②在静磁场上按时叠加另外一个小的射频磁场以进行核激励并诱发核磁共振(B_1),还要叠加一个小的梯度磁场以进行空间描记并控制成像。"共振"是借助宏观世界常见的自然现象来解释微观世界的物理学原理。例如,一个静止的音叉在另一个振动音叉的不断作用下即可能引起同步振动,先决条件是两个音叉固有的振动频率相同。核子间能量的吸收与释放亦可引起共振,处于低能级的氢质子吸收的能量恰好等于能级差即跃迁到高能级水平,释放的能量恰好等于能级差又可跌落回低能级水平,核子这种升降波动是在一个磁场中进行的,故称之为"核-磁共振"(图3-1)。

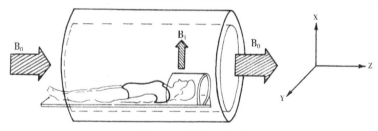

图 3-1 磁共振示意图

从人体进入强大的外磁场(B_0),到获得清晰的 MR 图像,人体组织与受检部位内的每一个氢质子都经历了一系列复杂的变化。①氢质子群体的平时状态:在无外磁场 B_0 的作用下,平常人体内的氢质子杂乱无章地排列着,磁矩方向不一,相互抵消;②在外加磁场中的氢质子状态:人体进入强大均匀的外加磁场 B_0 中,体内所有自旋的混乱的氢质子,其磁矩将重新定向,按量子力学规律纷纷从杂乱无章状态变成顺着外磁场磁力线的方向排列,其中多数与 B_0 磁力线同向(处于低能级),少数与 B_0 磁力线逆向(处于高能级),最后达到动态平衡;③通过表面线圈从与 B_0 磁力线垂直的方向上施加射频磁场(RF 脉冲),受检部位的氢质子从中吸收了能量并向 XY 平面上偏转;④射频磁场(RF 脉冲)中断后氢质子放出它们吸收的能量并回到 Z 轴的自旋方向上;⑤释出的电磁能转化为 MR 信号;⑥在梯度磁场(由梯度线圈发出)辅助下 MR 信号形成 MR 图像。

一、氢质子群体的平时状态

某些原子核(如氢原子核)可以看成是一个具有自旋能力的小星球,因为它带有电荷,自旋进动必然产生磁矩声,$\vec{U}$ 代表着该原子核周围小磁场的大小与方向。由这种磁偶极产生的小磁场颇似一个旋转着的小磁棒(图3-2)。平时人体内的氢原子核处于无规律的进动状态,无数的氢原子核杂乱无章地进动着,漫无方向地排列着,其磁矩与角动量相互抵消,整个人体不显磁性(图3-3A)。

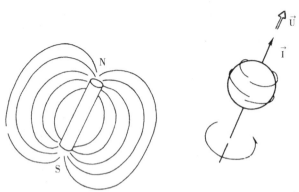

图 3-2 磁偶极产生的小磁场示意图

二、在外加静磁场中的氢质子状态

人体进入强大均匀的磁体空腔内,在外加静磁场 B_0 的作用下,原来杂乱无章的氢原子核一齐按外磁场方向排列并继续进动,整个人体组织处于轻度磁化状态(图 3-3B)。由于氢质子的自旋量子数 I=1/2,只有两种基本的排列方向:一是顺向排列(向上自旋);二是逆向排列(向下自旋)。前者与静磁场磁力线方向相同,相应的磁化量子数 m=+1/2,处于低能级状态;后者与静磁场磁力线方向相反,相应的磁化量子数 m=-1/2,处于高能级状态。在静磁场中氢质子自旋矢量的方位角 $\theta = \arccos m\sqrt{I(I+1)}$。

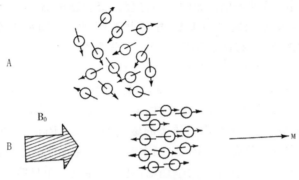

图 3-3 原子活动示意图

在静磁场中自旋(磁动量)矢量有一个转矩或电偶,它们环绕静磁场的纵轴进动,其速率可用 Larmor 公式算出:

$$f = \omega/2\pi = \gamma B_0/2\pi$$

式中,f 为共振频率(Hz),ω 为每秒的角频率(弧度),γ 为旋磁比,B_0 为静磁场。对每一种原子核来说 γ 是一个常数。

一大群原子核在静磁场中进动,每一个原子核的磁矩其位相是杂乱无章的。也就是说,它们在进动的圆环中其磁化矢量的顶端处于不同的位置,但联合起来可形成一个总的磁矩 $\vec{M}$。这个净磁矩 $\vec{M}$ 是接收线圈产生 MR 信号的根据。

对 MR 成像作用最大的核子是质子,尤其是氢质子。因为它在人体内数量最大,其重量小而磁动量大,在水溶液中氢原子核的数量级为 $10^{23}/cm^3$,其中半数以上与静磁场 B_0 的磁力线方向相同,处于低能级状态。每个氢原子核磁矩的总矢量(Σ)可用以下公式计算:

$$\vec{M} = \Sigma Pi\mu i$$

式中,$\vec{M}$ 为净磁矩,μi 为氢原子核的磁矩,Pi 为氢原子核的数量。由于能量差极小,因此在两个能级状态中自旋=1/2 的氢原子核数目基本相等。例如,在 1.5 T 的静磁场中处于同向低能级状态的氢原子核比处于逆向高能级状态者仅多 1×10^{-5}。

在低能级与高能级状态之间根据静磁场场强大小与当时的温度,势必要达到动态平衡,称为"热平衡"状态。此时,从低能级转入高能级的氢原子数恰好等于从高能级转入低能级的氢原子数,最后的磁化状态 M,称为"平衡"状态或"静息"状态。

三、施加射频(RF)脉冲后的氢质子状态

MR 信号的产生分两个步骤:一是磁共振的激励过程;二是磁共振的弛豫过程。如前面所述,氢质子是一群处于一定能量级与方向上不断自旋进动的微粒,它们类似于一般磁体,具有磁性、角动量与旋转性。在 MR 扫描机的孔腔内,人体内所有的氢质子小磁体都将顺着强大静磁场 B_0 的方向排列,其中较多的氢质子其磁矩方向与静磁场 B_0 相同(处于低能级),较少的氢质子

其磁矩方向与静磁场 B_0 相反(处于高能级)。人体内大量氢质子的小磁极相加,形成一个微弱的小磁场,其总磁化矢量 M 仅为静磁场 B_0 的几百万分之一,但方向相同。在常温的"热平衡"状态下顺静磁场 B_0 排列的氢质子数毕竟比逆向排列者多 10^6 倍,因此人体磁化矢量 M 与静磁场 B_0 方向一致。

通过射频(RF)线圈中的电流对 MR 孔腔中的人体组织施加一个垂直方向的交变磁场 B_1,诱发氢质子产生核磁共振,这就是磁共振的激励过程。交变磁场 B_1 是由射频线圈发出的,所以 B_1 又称为射频磁场。B_1 交变地发出与中断,按磁共振所需的频率工作,所以又称为射频脉冲。射频磁场 B_1 与静磁场 B_0 有两点不同:①B_1 十分微弱,为 B_0 的 0.000 1 如 B_0 的场强为 1.0T,而 B_1 仅为 0.000 1T 即足以诱发核磁共振;②静磁场 B_0 不仅强大,而且恒定,其磁力线方向与 MR 扫描机的孔腔平行。B_1 磁场迅速交变,其磁力线方向总是与静磁场方向垂直。

B_1 磁场的交变振动频率具有严格的选择性,必须准确地选择 B_1 磁场的频率,使之相当于 Larmor 共振频率,才能诱发受检组织内氢质子的磁共振现象。Rabi 发现,在静磁场 B_0 的垂直方向上施加一个交变磁场 B_1,只有在 Larmor 频率时,交变磁场的能量才会突然大量地被吸收,这种现象称为共振吸收现象。按照量子力学理论,氢质子在磁场中只能采取两种能级状态:高能级与低能级(图 3-4)。通过原子间的热运动相互碰撞,能量相互传递,氢质子可在两种能级间跃迁;通过吸收电磁场的光子氢质子也能从低能级跃迁到高能级,因为光子只能整个地被吸收,所以在一定的场强下能级差也是一定的,射频磁场 B_1 发射的电磁能(射频能量)必须恰好等于能级差才会被处于低能级状态的氢质子吸收,并借助于这个射频能量跃迁到高能级状态。在一定的场强条件下射频磁场的交变频率必须符合 Larmor 频率,它所发出的射频电磁能才恰好等于能级差。

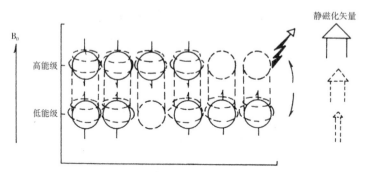

图 3-4　高能级与低能级示意图

所谓核磁共振就是指氢质子在两种能级上相互转换,当按照 Larmor 频率施加射频能量时,迫使氢质子的磁矩从 $m = +1/2$ 低能级跃迁到 $m = -1/2$ 高能级状态。两者的能级差 $E1/2 - E-1/2 = rhB_0$,$rhB_0(=h/2\pi)$ 是一个常数。

磁共振的能量吸收只能在垂直于静磁场 B_0 的横向上查出来。因为横向上的磁化矢量 M_{XY} 具有时间依赖性,按照法拉第感应定律,M_{XY} 在进动过程中切割静磁场 B_0 的磁力线,可在接收线圈上感应出相应的电压。与此相反,在热运动平衡状态下的纵向磁化矢量是静止的,它不切割磁力线,因而不产生感应电流。当施加射频(RF)磁场 B_1 时,随着氢质子自旋进动的同步旋转,即会产生横向磁化矢量(图 3-5)。射频磁场 B_1 垂直于静磁场 B_0,其作用是旋转磁化矢量 M 偏离静息状态,M 在纵向上逐渐缩短,在横向上逐渐延长。如果射频磁场 B_1 施加的时间足够长,净磁化矢量 M 可俯垂90°,在横向上垂直于静磁场 B_0 而不断转动。旋转角度 θ 称为 RF 偏转角,

$\theta=\gamma B_1 T_2$,该公式中 B_1 是射频磁场的大小,T 是施加的时间。由此可见,RF 偏转角度可通过 B_1 磁场的强弱与施加时间加以控制。

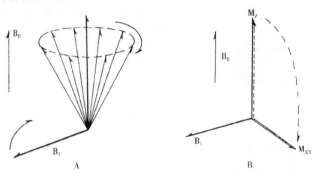

图 3-5 磁化矢量示意图

从图 3-5B 可以看出,在射频磁场 B_1 的作用下,磁化矢量 M 开始转动,随着时间的延长 M 在横向上逐渐增大,从原来的 Z 轴上向 XY 平面贴近(图 3-6)。

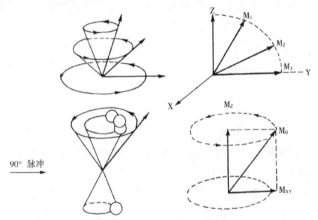

图 3-6 磁场形成示意图

(1)射频磁场 B_1 是以无线电波的频率提供的,所以又称为射频脉冲。施加射频脉冲会使氢质子旋转在同一相位上,称为同步。同步化可以看做净磁化矢量 M 在静磁场 B_0 中的相对性同步转动。

(2)控制射频磁场 B_1 的幅度与时限,可准确地控制 M 与静磁场 Z 轴(纵轴)的夹角,使之转至 90°、180°或其他角度(图 3-7)。

(3)使磁化矢量 M 产生 90°或 180°转动的射频脉冲分别称为 90°脉冲或 180°脉冲。

(4)磁化矢量的转动角度可以通过 Larmot 公式加以计算,即 $V_1=\dfrac{1}{2\pi}\gamma \cdot B_1$。这个公式说明在激发脉冲后磁化矢量的进动过程,$V_1$ 是旋进的频率,B_1 是射频脉冲的幅度。在单位时间内(tp)磁化矢量转动的周数为 rB_1tp,每周 360°,所以磁化矢量的转动角度为 $\theta=\dfrac{\gamma}{2\pi}B_1 tp \cdot 360°$。根据标准射频频率的理论,一个长度为 t 的射频脉冲可以覆盖其频率范围的 1/2,也就是说,100 μs 脉冲可以覆盖 5 kHz。

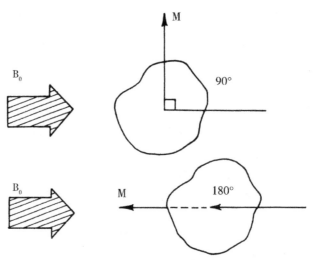

图 3-7 磁场形成示意图

总之,施加 90°、180°或其他角度的射频脉冲后,人体组织内受检部位的氢质子因接收了额外的电磁能,其磁化矢量偏离了静磁场的方向而转动 90°或 180°,部分处于低能级的氢质子因吸收了能量而跃迁到高能级状态。这一接收射频磁场电磁能的过程就称为磁共振的激励过程。在激励过程中氢质子吸收了额外的电磁能,由低能级升入高能级,从而进入了磁共振的预备状态。

四、射频脉冲停止后的氢质子状态

一旦射频(RF)磁场 B_1 停止,净磁化矢量 M 就仅受静磁场 B_0 的作用,并环绕着 B_0 进动。如果在静磁场 Y 轴方向上安置一个线圈,净磁化矢量 M 在盘旋转动时必将在该线圈中感应出一个 AC 电压,$V = M_{XY} \cdot Cos\omega t_2$,该公式中 M_{XY} 是 90°射频脉冲中止时横向上的磁化矢量,t 是从 90°盘旋转动至电压测量时的间隔,由此引起的信号强度是一个余弦,其大小与磁化矢量呈正比,其频率相当于 Larmor 频率。当横向磁化矢量从缩短至消失,信号也衰减至零,这种衰减呈指数衰减,需要恒定的时间 t_2*,与此同时线圈上测出的电压也递减至零。因此,感应电压比较准确的表达公式应为:$V = M_{XY} \cdot e^{-t/t_2} * Cos\omega t_2$。上述现象称为"自由感应衰减"或称 FID 信号。无论吸收或释放电磁能,都必须在 Larmor。共振频率的特殊条件下才能进行。氢原子核等在 Larmor 共振频率条件下这种电磁能的吸收与发射过程,就是核磁共振。

如果知道静磁场 B_0 的场强大小,即可计算出 Larmor 共振频率,Larmor 方程式为 $\omega_0 = \gamma B_0$,即共振频率(MHz)$= \gamma \cdot$ 静磁场场强(T),式中,ω_0 为共振频率(MHz);B_0 为静磁场场强(T);γ 为一个常数,称为旋磁比,氢原子核的旋磁比为 42.58 MHz/T_2。以超导型 MR 扫描机为例,当静磁场场强为 0.5 T 时,$\omega_0 = 42.58 \times 0.5 = 21.3$ MHz;当场强为 1.0 T 时,$\omega_0 = 42.58 \times 1.0 = 42.58$ MHz;当场强为 1.5 T 时,$\omega_0 = 42.58 \times 1.5 = 63.9$ MHz。上述频率非常接近于自动电话机与民用无线电收音机的波频,因此通常称 B_1 磁场为射频磁场,称产生这一波频的线圈为射频(RF)线圈。

对 MRI 来说,Larmor 方程有以下实用价值。

(1)静磁场场强的大小决定了 MR 扫描机工作时所需的射频频率,静磁场场强与共振频率之间呈线性关系(表 3-1)。

表 3-1 氢原子核在不同静磁场中的共振频率

MR 扫描机的场强（T）	共振频率（MHz）
0.15	6.4
0.3	12.8
0.5	21.3
0.6	25.5
1.0	42.6
1.5	63.9
2.0	85.3

（2）除氢核子外还有某些核子亦可产生核磁共振，但其旋磁比有所不同（表 3-2）。

表 3-2 某些顺磁性物质的旋磁比

原子核	旋磁比 γ（MHz/T）
^1H	42.58
^{19}F	40.05
^{31}P	17.23
^{23}Na	11.26
^{13}C	10.76

（3）静磁场的微小变化将使共振频率发生相应的微小变化，梯度线圈产生的微小磁场叠加在静磁场上，会引起频率与时相的微小变化，通过频率编码与相位编码，可以确定每一个像素的空间位置，这是 MR 成像的基础。

当射频磁场 B_1 中断时，激励过程即告完成，弛豫过程随之开始，受激励的氢质子将释放出它们吸收的能量，重新回到静磁场原先排列的平衡位置上。在回返过程中转动的净磁化矢量 M 将感应出一个电磁波，通过接收线圈检测出来，就是呈指数衰减的 MR 信号。

总而言之，激励的氢质子释放能量并回返原先排列方位的过程就称为弛豫。释放的能量以无线电磁波的形式发射出来，是 MR 成像的基础（图 3-8）。

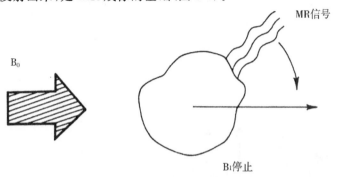

图 3-8 MR 成像的基础

弛豫过程伴随着能量释放，只有在发射频率与吸收频率相同的条件下，即在 Larmor 共振频率时吸收的能量才能释放出去。能量释放会伴发下列情况：①射频线圈可兼做天线接收器（接收线圈),释放的能量以无线电波的形式发射,被接收线圈接收并记录成 MR 信号;②能量不可逆性地散布于人体周围组织"晶格"中,化为热量或诱发分子运动(T_1 弛豫);③能量可逆性地转移到其他正在共振的氢质子上,使其相位的一致性丧失(T_2 弛豫)。

射频线圈(接收线圈)只能记录与静磁场 B_0 方向垂直的能量成分;与静磁场 B_0 平行的能量成分因变化太慢,不能在 RF 线圈内诱发出有意义的 MR 信号。受检部位每个小的组织体素(容积)所发出的 MR 信号均有细微的差异,利用梯度磁场的频率编码与相位编码方法,足以破译出 MR 信号的细微差异,通过傅立叶转换,可将组织内每个 MR 信号的位置及强度计算出来,并重建成电视屏幕上的亮点,信号越强则亮点越白。

净磁化矢量 M 回返的过程由两个时间常数所决定,分别称为 T_1 弛豫时间与 T_2 弛豫时间。净磁化矢量先从静磁场 B_0 的垂直面上开始衰减,称为横向弛豫(T_2 弛豫);继之逐步返回静磁场 B_0 的方向,称为纵向弛豫(T_1 弛豫)。

净磁化矢量 M 在弛豫过程中是不断转动的,在垂直于静磁场 B_0 的 XY 平面上转动的半径越来越短(T_2 弛豫),在平行于静磁场 B_0 的 Z 轴上逐渐延长(T_1 弛豫)。

在 MR 技术中仍然沿用横断面(轴面)、冠状面及矢状面代表人体的三维空间。Z 轴代表静磁场 B_0 的磁力线方向,人体进入磁体圆孔腔内,组织形成的净磁化矢量 M_0 与 Z 轴平行,这一过程需时几秒钟。施加90°射频脉冲后,净磁化矢量 M 偏转90°,在 XY 平面上转动(M_0)。90°脉冲中断后弛豫开始,此后随着弛豫时间的延长 M_{XY} 缩短,而 M_Z 延长,如图 3-9、图 3-10 所示。

弛豫过程中纵向磁化矢量的增长(T_1 延长)与横向磁化矢量的缩短(T_2 缩短)均呈指数函数关系,在一定的静磁场中 T_1 与 T_2 是两个时间常数。

$$T_1(纵向弛豫)\cdots\cdots M_2 = M_0\left(1 - e\frac{t}{t_1}\right)$$

$$T_2(横向弛豫)\cdots\cdots M_{XY} = M_0 e\frac{t}{t_2}$$

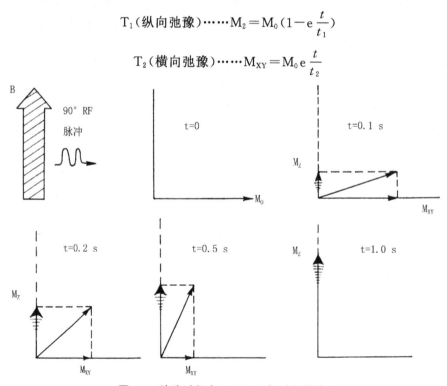

图 3-9 弛豫过程中 M_{XY}、M_Z 与时间的关系

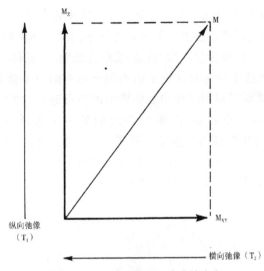

图 3-10　T₁ 弛豫与 T₂ 弛豫的方向

90°脉冲后净磁化矢量 M 与静磁场 B₀ 成 90°,此时 M₁(M$_z$)成分为 0;纵向弛豫开始后 M 矢量偏转,并回返至平衡状态,此时 M₁(M$_z$)最长并与静磁场 B₀ 的方向平行。M₁(M$_z$)方向上的纵向弛豫过程呈指数增长曲线,其特征性的时间常数 T₁ 在磁共振学上被定义为从零增长到 $1-1/e$ 所需要的时间,即从零到达其最终最大值 63％所需要的时间。

T₂ 弛豫代表 90°脉冲之后在均一静磁场 B₀ 中共振氢质子脱离相位(丧失相位一致性)所需要的时间。90°脉冲中断的瞬间,M 矢量的 M$_z$(M$_{XY}$)成分最大,弛豫开始后横向上的 M$_z$(M$_{XY}$)成分向零递减,达到平衡状态时横向磁化矢量 M$_z$(M$_{XY}$)不复存在,此刻共振质子间的相位一致性丧失殆尽。M$_z$(M$_{XY}$)递减过程也是一个指数递减曲线,其特征性的时间常数 T₂ 在磁共振学上被定义为最大值递减至 $1/e$ 所需要的时间,即从最初最大值到达 37％所需要的时间(图 3-11)。

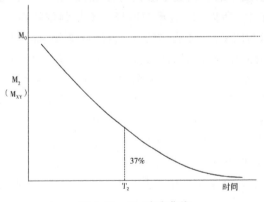

图 3-11　T₂ 弛豫曲线

T₁ 弛豫方向平行于外磁场 B₀ 方向,在此过程中能量从共振氢核向周围晶格中散失。T₂ 弛豫方向垂直于外磁场 B₀,在此过程中不涉及从共振氢核向周围晶格的能量散失,共振质子失去相位的一致性,共振核之间有彼此的能量交换,但无能量丢失。T₁ 与 T₂ 弛豫过程是理解人体组织 MR 成像的关键。目前 MR 成像中常见的 T₁ 与 T₂ 加权像即表现了组织的 T₁ 与 T₂ 弛豫特征。

T_1 弛豫即纵向弛豫,又称为"自旋-晶格弛豫"。RF 脉冲使氢原子核吸收能量而处于激励状态;激励的氢原子核必须将它们吸收的过多的能量逸散于周围的环境即分子晶格中,才能重新回返原来的平衡状态,所以这一弛豫过程称为"自旋-晶格弛豫"。回返到平衡状态也需要一个激发的射频磁场,引起自旋-晶格弛豫的射频磁场是由周围环境中的原子核晶格提供的,又称为晶格磁场。晶格磁场最常见的来源是周围组织中磁核产生的偶极磁场,例如在水分子中有 2 个氢原子核,其中一个氢核产生一个小磁场,并影响邻近的另一个氢质子,这就是一个偶极磁场(图 3-12)。晶格磁场的波动频率必须与激励氢质子的进动频率相一致,也就是在 Larmor 共振频率的条件下才能激发氢质子释放它们吸收的能量,从而回返到原来的平衡状态。在液体中晶格磁场的波动是由分子盲目的热运动(布朗运动)引起的。

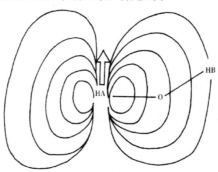

图 3-12　偶极磁场示意图

分子重新定向的平均速率与分子的大小有关。小分子(如水)比大分子(如脂质)重新定向要快得多,巨大分子(如蛋白质或 DNA)重新定向则十分缓慢。在适当的 MR 场强中,中等大小的分子如脂肪分子,其转动频率最接近于 Larmor 进动频率,因此脂肪质子的弛豫比水分子要弛豫得快;而水分子的平均转动频率远远大于氢质子的进动频率,所以水分子弛豫相当缓慢。巨大分子如蛋白质的转动频率比氢质子的进动频率缓慢得多,所以蛋白分子弛豫得相当缓慢。进动频率与外加静磁场的场强成正比,所以,T_1 弛豫时间还具有场强依赖性。

分子弛豫快其 T_1 弛豫时间就短,如脂肪的 T_1 为几百毫秒,而纯水的 T_1 为 3 秒。在共振频率(ω_0)中弛豫率与晶格磁场的场强成正比,因此,Larmor 频率的变化势必改变组织的弛豫时间。外加静磁场场强增大会使共振频率 ω_0 增大,组织的弛豫时间也随之延长(长 T_1)。

游离水弛豫缓慢(长 T_1 与长 T_2),但生物组织中的水却弛豫得相当快,T_1 弛豫时间仅为几百毫秒。为了解释这一现象,有人认为组织中的部分水分子吸附在蛋白质分子的表面上,形成结合水(图 3-13)。由于蛋白大分子的牵扯结合水的运动速度缓慢下来,比较接近于 Larmor 进动频率,因而弛豫增快,T_1 值得以缩短。正常组织中的游离水与结合水处于一种快速的动态平衡状态,在病理情况下这种快速动态平衡发生紊乱,如肿瘤及邻近的水肿区,其结合水释放,游离水增加,因而呈长 T_1 与长 T_2 信号。

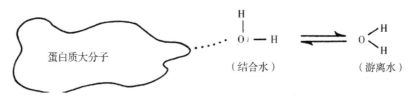

图 3-13　组织中水分子的两种形式:游离水与蛋白结合水

表 3-3 列出了在 1.4 T 场强中各种组织的弛豫时间,从中可见胼胝体、白质的 T_1 值明显短于脑灰质;因为白质中的含水量明显低于灰质。

表 3-3　场强为 1.4T 时各种脑组织的弛豫时间

脑组织	T_1 值(ms)	T_2 值(ms)
壳核	747±33	71±4
尾状核	822±16	76±4
丘脑	703±34	75±4
皮层灰质	871±73	87±2
胼胝体	509±39	69±8
半卵圆中心白质	515±27	74±5
内囊	559±18	67±7
脑脊液(侧脑室)	190±353	250±3

T_2 弛豫即横向弛豫,在此过程中不存在能量从氢原子核向周围晶格中的转移,但激励氢核与静息氢核之间彼此交换能量,也就是说,处于静息状态的氢核吸收了激励氢核释放的能量。横向磁化矢量丧失的速率决定着 T_2 弛豫时间的长短。横向磁化矢量之所以丧失,是由于氢核之间相互作用使其磁动量丧失了位相上的一致性。在一个理想的均匀磁场中,所有氢核的进动频率应当相同并保持位相的一致性。但外加静磁场都不够均匀,人体组织的固有晶格小磁场也不够均一,这就导致了磁场的不均匀性,后者使氢核以略有差异的速率进动,共振频率的差异会越来越大,必然引起位相一致性的丧失及横向磁化矢量的丧失。T_2 弛豫时间就是指人体局部小磁场横向磁化矢量丧失所需要的时间,它主要与人体组织的固有小磁场有关。大分子比小分子的 T_2 弛豫快,因为大分子重新定向比较缓慢。结合水(与巨大分子如蛋白质紧密结合)的进动速度接近于 Larmor 共振频率,所以 T_2 弛豫快,但比 Larmor 共振频率慢得多的巨大分子其 T_1 弛豫慢。与 T_1 相比 T_2 对外磁场的大小不那么敏感。在生物组织中 T_2 的波动范围为 50～100 毫秒。游离水的 T_2 值比结合水长得多,病灶处 T_2 值延长显然与游离水/结合水比率增大有关,肿瘤、梗死、炎症及其水肿区内游离水比例高,所以呈长 T_2 高信号。

如果不检测自由感应衰减,可以另外观测“自旋回波”。众所周知,在一个 90°脉冲之后一定的时间(T_2)内,MR 信号应衰减殆尽,这段时间即所谓自旋-自旋弛豫时间,或称为横向弛豫时间。但实际上横向磁化矢量的衰减速度比自由感应衰减速度快得多,即 T_2^* 值比 T_2 值短得多,T_2^* 就是所谓的实际横向弛豫时间。造成横向弛豫速度加快的主要原因是外加静磁场的空间不均匀性。由于静磁场场强在空间上不太均匀,人体不同部位的氢质子实际上是在略有差异的不同的场强条件下自旋,其进动频率自然也会略有差异。这样一来,必然加速自旋氢质子丧失其位相上的一致性,因而横向磁化矢量的实际缩短速度比单纯的 T_2 弛豫速度要快。世界上迄今尚未制造出理想的完全均匀的静磁场,为了克服磁场空间不均匀性带来的弊端,物理学家在 MR 技术中创用了 180°射频脉冲。在 90°脉冲后一定时间内(t),再施加一个 180°射频脉冲,在 t(ms)后(即所需时间 t＝90°脉冲后 2t)可以重建位相的一致性(重聚焦),这样一来,因静磁场空间不均匀而失去位相一致性的核,又回到彼此一致的位相上,并能从这一过程中记录下 MR 信号,故称为回波。2t 也称为回波延迟时间(TE)。

为了更好地理解这一物理过程,可以参看图 3-14。A 代表 90°脉冲后即刻的横向磁化矢量

$(t_1=0)$，B 代表 $t_1=t$ 时的横向磁化矢量。此时该矢量已进动了许多圈,并呈扇形散开于不同的方位上,有的进动快(F),有的进动慢(S),此时围绕着 Y 轴施加一个 180°射频脉冲,企图将脱离位相一致性的各个横向磁化矢量驱赶到镜面像的位置上,这样一来进动快的横向磁化矢量 F 又回过头去尾随进动慢的横向磁化矢量 S,向相反的方向进动。显然,再经过 t(ms)那些自旋进动快的氢质子(F)会追上那些自旋进动慢的氢质子,同时回返到 90°脉冲后一致的位相上(C),这是人为创造的一个"自旋回波"(SE)。从 90°脉冲开始至回波完成之间的时间间隔就是所谓"回波时间"(TE)。

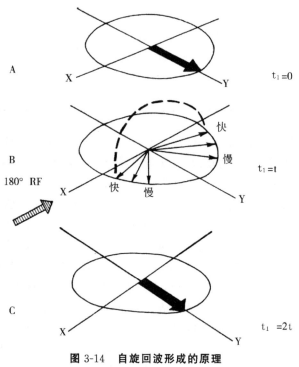

图 3-14　自旋回波形成的原理

自旋回波形成的过程像一场独出心裁的赛马。$t_1=0$ 相当于比赛开始,所有的参赛马都排列在起跑线上。比赛开始后 $t_1=t$,每匹马按自己的速度拉开了距离,快马(F)跑得远,慢马(S)跑得近。此时一声回跑令,马匹均按原速回返,$t_1=2t$ 时快马慢马几乎同时回到起跑线。

(刘　芸)

第二节　磁共振成像的适应证与禁忌证

磁共振扫描主要使用强磁场与射频脉冲,目前使用的磁场强度为 $0.15\sim2.0$ T,相当于 $1\,500\sim20\,000$ Gauss。使用强磁场的目的是使人体组织内的原子核磁化。使用射频脉冲的目的是给予磁化的原子核一定的电磁能。人体原子核接受了电磁能在弛豫过程中又释放出来,并形成磁共振信号,电子计算机将 MR 信号收集起来,按强度转换成黑白灰阶,按位置组成二维或三维的形状,灰阶与形状最终组成 MR 图像,供临床诊断与分析。由此可见,磁共振检查不像

CT 扫描那样要受到 X 线的辐射损伤,它是一种崭新的无创性的影像学检查手段,对患者既安全又可靠,不会造成任何损害。

一、患者受检前的准备

在进入强磁场检查室之前,医生应对患者做适当的解释工作,以消除其思想顾虑。

(1)详细询问现病史与既往史,结合申请单上临床医师查出的症状、体征、实验室检查及拟诊,确定扫描部位及层面选择,以便有的放矢地查出病变的部位、范围与性质。

(2)询问并检查患者是否有心脏起搏器、神经刺激器、人工心脏瓣膜、眼球异物及动脉瘤夹,发现这些物品者不要进行检查。

(3)进入检查室以前取下患者身上的一切金属物品,如假牙、发卡、戒指、耳环、钥匙、钢笔、手表、硬币等,这些物体会造成金属伪影,影响成像质量。信用卡、磁盘、磁带也应取下,否则会发生去磁损坏。检查眼部前应洗掉眼影等化妆品,检查盆腔应取出女性卫生巾及避孕环,否则也会因伪影而影响诊断。

(4)幼儿、烦躁不安与幽闭恐惧症患者应给予适量镇静剂,如水合氯醛、地西泮等。

(5)使患者尽量舒适地平卧在检查台上,盖上棉毯以保持温暖。

(6)预先向患者解释检查过程中的一些现象,如梯度场启动会有噪声,使患者能安心静卧,平稳呼吸,如有不适可用话机与医生交谈。

(7)中风、脑瘤伴颅内高压者应先采取降颅内压措施,否则患者仰卧会因喷射性呕吐而造成窒息与吸入性肺炎。由于检查时间较长,为预防意外,可侧卧位扫描。

二、安全性问题

由于磁共振采用强磁场,在使用过程中需特别注意以下几个问题。

(1)医用磁共振扫描仪的场强均在 2.0 T 以下,对人体并无有害的生物学效应。虽然梯度磁场引起的场强变化可使受激励组织发生生物电流感应,但电流强度十分微弱,远远低于能够刺激心脏、神经细胞与肌肉纤维所需的强度。目前认为,外磁场强度应限制在 2.0 T 以下,启动梯度磁场应限制在 3.0 T/s 以下,射频脉冲的功率应限制在 0.4 W/kg 以下。

(2)即使微弱的磁场也足以造成心脏起搏器及神经刺激器失灵,因此带有上述装置者禁止进入磁共振室。

(3)在强磁场内的射频脉冲可使受检组织与植入体内的金属物体温度轻微上升。较大的金属物,如人工髋关节与哈氏棒,具有导电性,温度可上升 1~2 ℃。

(4)动脉瘤夹含镍量较高,在强磁场中会产生较大的扭矩,有导致动脉瘤破裂的危险。

(5)迄今尚未发现医用磁共振设备引起人体基因的变异或婴儿发育障碍,但检查妊娠期女性应十分慎重,一定要做磁共振者应尽量减少射频次数及发射时间。

(6)心电监护仪、人工呼吸机、心脏起搏器等抢救设备不能进入强磁场的检查室,因此危重患者应避免在抢救期受检。

(7)超导型 MR 扫描仪采用液氦与液氮制冷,密封管道一旦漏气,氦气上升,氮气下沉,使正常空气层逐渐变窄,影响患者的氧供,应随时注意检查。

三、中枢神经系统磁共振检查的适应证

中枢神经系统位置固定,不受呼吸、心跳、胃肠蠕动及大血管搏动的影响,运动伪影很少,而磁共振又无骨质伪影的干扰,所以 MR 对脑与脊髓病变的效果最佳。总起来说,中枢神经系统的器质性病变往往都有相应的磁共振特征,有的表现为形态学改变,有的表现为信号异常,有的形态与信号均有改变,结合病史、临床改变与化验检查,大多数病例可以做出定位与定性诊断。

（一）脑血管病变

（1）缺血性中风如动脉粥样硬化性脑梗死、腔隙性脑梗死、分水岭脑梗死等,MR 均比 CT 敏感而特异。MR 对显示出血性梗死有独特的价值。

（2）出血性中风如大灶性脑出血、小灶性脑出血、脑叶出血、蛛网膜下腔出血、硬膜外血肿、硬膜下血肿等,MR 均可显示。在高场强条件下 MR 能显示血肿内含氧血红蛋白、脱氧血红蛋白、正铁血红蛋白、含铁血黄素等生化改变,能将血肿进行准确的分期诊断。

（3）双重性中风,既有脑出血又有脑梗死,在 MR 上显示得最清楚。

（4）脑动脉瘤、动静脉畸形均表现为流空血管影。MR 能显示 DSA 与 CT 均不显影的隐性血管畸形,尤其是海绵状血管瘤。

（5）静脉窦血栓形成在 MR 上可以确诊。

（二）感染与炎症

各种细菌、病毒、真菌性脑炎与脑膜炎,结核性脑膜炎与肉芽肿在 MR 上均可显示,注射顺磁性对比剂 Gd-DTPA 对定性诊断更有价值。对弓形体脑炎、脑囊虫病、脑棘球蚴病可做定性诊断,并能分期分型。

（三）脑部退行性病变

MR 显示皮质性、髓质性、弥漫性脑萎缩优于 CT。MR 能诊断原发性小脑萎缩与橄榄脑桥小脑萎缩。MR 能显示动脉硬化性皮层下脑病、阿尔茨海默病与鞘磷脂沉积病、亨廷顿舞蹈病、肝豆状核变性、亚急性坏死性脑脊髓病、CO 中毒、霉变甘蔗中毒、甲状旁腺功能减退及 Fahr 氏病。MR 能显示帕金森氏综合征、Shy-Drager 综合征、运动神经元病的异常铁沉积。

（四）脑白质病变

MR 对诊断多发性硬化、视神经脊髓炎、Balo 同心圆性硬化、弥漫性硬化有重要价值。MR 可确诊异染性脑白质营养不良、肾上腺皮质营养不良等髓鞘发育障碍。

（五）颅脑肿瘤

脑瘤在 MR 上有形态学与异常信号两种改变,除占位效应外多数脑瘤呈长 T_1 与长 T_2 信号。脂肪瘤与含三酸甘油酯的胆脂瘤、畸胎瘤内有特征性的短 T_1 高信号。恶性黑色素瘤有特征性的短 T_1 短 T_2 信号。MR 显示肿瘤内出血尤为敏感。注射 Gd-DTPA 可分辨胶质瘤的恶性程度,并能分辨瘤组织与水肿区。

（六）颅脑外伤

脑挫裂伤内的软化坏死与出血灶在 MR 上泾渭分明。外伤性脑内血肿、蛛网膜下腔出血、硬膜外或硬膜下血肿在 MR 上显影清晰且持时长久。

（七）脑室与蛛网膜下腔病变

MR 能显示室间孔与中脑导水管,因而易于分辨梗阻性或交通性脑积水。MR 显示蛛网膜囊肿、室管膜囊肿、脑室内肿瘤、脑室内囊虫、蛛网膜下腔囊虫等均很敏感。

（八）颅脑先天性发育畸形

MR 是显示发育畸形最敏感而准确的方法，如大脑或小脑发育不良、脑灰质异位症、胼胝体发育不良、神经管闭合障碍、Dandy-Walker 综合征、Chiari 畸形、结节性硬化、神经纤维瘤病等。

（九）脊髓与脊椎病变

从矢状面、轴面与冠状面上直接显示脊髓与脊椎（包括椎间盘）是 MR 的突出贡献。脊椎骨折、椎间盘损伤与脊髓受累的关系在 MR 上一目了然。MR 能对颈椎病进行分期与分型诊断。MR 显示椎管狭窄、腰椎间盘病变、脊髓结核与转移瘤相当清楚。MR 直接显示脊髓空洞、脊髓动静脉畸形、髓内出血、硬膜下或硬膜外血肿、蛛网膜囊肿均很清晰。MR 显示髓内与髓外肿瘤均优于 CT，还可显示肿瘤性脊髓空洞、瘤内出血与囊变，增强 MR 可勾画出肿瘤侵犯的具体范围。

四、体部磁共振检查的适应证

磁共振对软组织的分辨力明显优于 CT，能直接显示血管结构，能显示铁质等顺磁性物质，能分辨脂质与含水组织，这是它在体部脏器与骨骼关节肌肉系统得以推广应用的基本优势。附加呼吸门控与心脏门控技术使磁共振可以检查肺脏与心脏，并提高腹部脏器的分辨力。但磁振扫描时间长，检查腹部脏器时胃肠运动伪影造成的干扰较大。为提高肺脏与心脏的分辨率需加用较为复杂的门控技术以抑制运动伪影。因而腹部 MR 扫描在某些方面并不比 CT 扫描优越。

（一）五官与颈部病变

由于 MR 的软组织分辨力高，可进行矢、冠、轴多方位扫描，又无骨质伪影的干扰，在检查眼部、鼻窦、内耳、鼻咽、喉与颈部病变方面比 CT 优越；但在显示上述部位的骨质受累方面不如 CT。

（二）肺与纵隔病变

肺与纵隔的磁共振检查需加呼吸与心脏门控。由于 MR 可行冠状与矢状面扫描，因而具备了常规X线的优点。由于 MR 可行轴面扫描，因而具备了 CT 扫描的优点。像 CT 一样，MR 擅长显示肺与纵隔内的肿瘤与淋巴结肿大，MR 还可直接分辨纵隔内的大血管与淋巴结。肺内炎症、结核、纤维化、肺大疱、胸腔积液、支气管扩张症等病变，在 MR 上均可显示。

（三）心脏与大血管病变

心脏与大血管磁共振检查需加心电门控。由于快速流空效应，心腔与大血管均呈无信号黑影，其内的肿瘤呈软组织影，其内的血栓呈正铁血红蛋白独特的高信号。MR 可直接显示主动脉瘤、主动脉夹层动脉瘤等大血管病变。MR 能直接显示肥厚性心肌病、充血性心肌病、缩窄性心肌病、心包积液及室壁瘤。急性与慢性心肌梗死区呈长 T_1 与长 T_2 异常信号。MR 能显示风湿性心脏病瓣膜改变，并能显示前负荷与后负荷增加所致的继发性改变。对各种先天性心脏病变如室间隔或房间隔缺损、法洛氏四联症、马方综合征等病理改变在 MR 上必须选择适当的层面才能显示。

（四）肝胆系统病变

MR 能诊断肝囊肿、肝海绵状血管瘤、肝癌、肝转移癌。MR 对鉴别海绵状血管与肝癌（包括转移癌）有特别重要的价值，少数 CT 增强动态扫描难以确诊的海绵状血管瘤在 MR 重 T_2 加权像上可以与肝癌明确地加以鉴别。MR 诊断肝硬化可以借用 CT 的所有标准，但 MR 可以直接显示食管与胃的静脉曲张。MR 在显示急性肝炎方面优于 CT,但诊断脂肪肝却不如 CT,因为脂肪肝内脂肪成分与含水成分的化学位移信号相互抵消,使信号变化反而减弱。

MR 诊断急慢性胆囊炎可以借用 CT 的诊断标准,T_1 加权像与 CT 所见雷同。MR 可鉴定胆囊浓缩胆汁的能力,有助于鉴别急性与慢性胆囊炎。MR 显示胆囊癌与 CT 类似。MR 诊断胆石症似不如 CT 敏感,CT 上胆石呈高密度,而 MR 上胆石呈低信号。

MR 显示梗阻性黄疸的作用与 CT 相同,也能区分梗阻的部位,从而区分出低位梗阻性黄疸与高位梗阻性黄疸。胆道扩张在 CT 上呈低密度,在 MR 上呈长 T_1 长 T_2 异常信号。对肝内胆管扩张 MR 优于 CT,因为 CT 上扩张的胆管与肝内静脉皆呈低密度,而在 MR 上肝内静脉呈流空低信号,而淤滞的胆管呈长 T_1 长 T_2 信号。

(五)胰脏病变

胰脏是 MR 检查中比较薄弱的环节,由于 MR 扫描时间长,胃肠蠕动伪影的干扰较大。胰脏周围为脂肪,其后有大血管,其前有含气肠腔,因而化学位移伪影的干扰也比较大。MR 可以沿袭 CT 的标准显示胰腺癌、胰岛细胞瘤、急性胰腺炎、慢性胰腺炎与胰腺假性囊肿,但并不比 CT 的影像清晰。

(六)肾脏与泌尿系统病变

肾脏周围为脂肪,后者呈短 T_1 高信号。肾脏为含水脏器,在与脂肪的交界面上因化学位移伪影,可勾画出肾脏的轮廓,在冠状面上尤其清晰。MR 可以显示肾脏的肿瘤、囊肿、肾盂积水等 CT 可以显示的病变。MR 显示输尿管与膀胱病变与 CT 雷同,但显示结石并不优于 CT。

(七)盆腔病变

MR 显示男性盆腔与女性盆腔病变均略优于 CT,因盆腔脏器不受运动伪影的干扰,MR 又能直接区分流空的血管与肿大的淋巴结,因而盆腔肿瘤、炎症均显影清晰。

(八)关节肌肉病变

MR 显示关节肌肉系统的病变明显优于 CT,对关节软骨与韧带损伤的显示更为其他影像学检查所无法比拟,因此关节肌肉病变的 MR 检查日益普及。

五、磁共振检查的禁忌证

磁共振采用高场强扫描成像,为防止发生意外,下列情况应视为禁忌证:①带有心脏起搏器及神经刺激器者;②曾做过动脉瘤手术及颅内带有动脉瘤夹者;③曾做过心脏手术,并带有人工心脏瓣膜者;④有眼球内金属异物或内耳植入金属假体者。

下述情况检查时应慎重对待:①体内有各种金属植入物的患者;②妊娠期女性;③危重患者需要使用生命支持系统者;④癫痫患者;⑤幽闭恐惧症患者。

(唐　琳)

乳腺疾病的X线诊断

第一节 急性乳腺炎

一、临床概述

急性乳腺炎多见于初产妇的产后第 3～4 周。病原菌常为金黄色葡萄球菌,少数为链球菌感染。主要感染途径有两条:①细菌自擦破或皲裂的乳头进入,沿淋巴管蔓延至乳腺的间质内,引起化脓性蜂窝织炎。②细菌自乳头侵入后沿乳管至乳腺小叶,在滞积的乳汁中迅速繁殖,导致急性炎症。

急性乳腺炎患者常有典型症状及体征。患者可有寒战,发热,患乳肿大,表面皮肤发红、发热,并有跳痛及触痛,常可合并有同侧腋淋巴结肿大、压痛。炎症区可很快发生坏死、液化而形成乳腺脓肿。脓肿可向外溃破,亦可穿入乳管,使脓液经乳管、乳头排出。

实验室检查常可有白细胞总数及嗜中性粒细胞数升高。

二、影像学表现

急性乳腺炎患者很少需行 X 线检查,这是因为患者常具有典型的临床表现,外科医师凭此即可做出正确诊断。此外,在乳腺 X 线投照中常需对乳房施加一定的压迫,当有急性炎症时,常使患者难以耐受此种压迫。压迫可增加患者的痛苦,并可能会促使炎症扩散、加重。故对急性乳腺炎患者应尽量避免行X线检查。在少数患者中,为区别急性乳腺炎与炎性乳癌而必须作 X 线摄影时,只可轻施压迫,或采用免压增加千伏投照。CT 检查虽较昂贵,但可免除压迫之苦,当为急性乳腺炎和炎性乳癌的首选检查方法。

X 线上,急性乳腺炎常累及乳腺的某一区段或全乳,表现为片状致密浸润阴影,边缘模糊。患处表面的皮下脂肪层可显示混浊,并出现较粗大的网状结构。皮肤亦显示有水肿、增厚。患乳血运亦常显示增加。经抗生素治疗后,上述 X 线征象可迅即消失而回复至正常表现。

三、鉴别诊断

无论临床上或 X 线上。急性乳腺炎须与炎症性乳癌鉴别。炎性乳癌常为乳腺中央位的密度增高,乳晕亦常因水肿而增厚,皮肤增厚则常在乳房的下部最明显,而不像急性炎症那样局限在感染区表面。经1~2周抗生素治疗后,急性炎症可很快消散,而炎性乳癌患者X线上无多大变化。

(陈圆圆)

第二节　乳腺囊性增生病

一、临床概述

临床上,本病多见于 40 岁左右的患者,自发病至就诊的期限可自数天至十余年,平均病期 3 年。最主要的症状和体征是出现肿块,可单发或多发,能自由推动。囊肿感染时可与周围组织发生粘连,感染邻近乳头时可使乳头回缩。若囊肿多发,触诊时即呈所谓"多结节乳房"。

在囊性增生病中,5％~25％可合并有乳头溢液。溢液性质主要为浆液性或浆液血性,血性溢液者较少。少数患者一个或多个乳管口溢液为本病的唯一阳性表现。

疼痛不多见,约不足 1/3 者有之,多在乳管开始扩张时出现,一旦囊肿形成,疼痛即逐渐消失。疼痛多数不严重,仅为局部隐痛或刺痛。

二、影像学表现

X线上每因增生成分不同而表现各异。当乳腺小叶增生时,小叶内的乳管、腺泡数目增加(在低倍镜野中超过 30 个),或乳腺小叶数目增多(在低倍镜野中超过 5 个),片上即呈现多数斑点状阴影,酷似 P_2 型乳房,亦可能在 X 线上无明显阳性发现。

在腺病或硬化性腺病中,末端乳管或腺泡增多、密集,小叶变形,纤维组织亦有明显增生。此时,X线上表现为某些区域或整个乳房有弥漫而散在的小的致密区,约1至数厘米大小,无明确边界,亦不形成肿块阴影。某些致密影可互相融合,形成较大片的致密区。少数可形成似肿块样的阴影,颇为致密,但缺乏锐利的边缘。钙化较常见,大小从勉强能辨认的微小钙点至 2~4 mm 直径,轮廓多光滑而类似球形或环形,分布广泛而比较散在。若钙化较局限而密集,则易被误认为乳腺癌的钙化(图 4-1、图 4-2)。

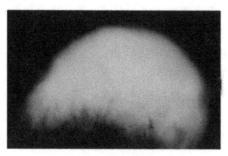

图 4-1　乳腺硬化性腺病,全乳致密

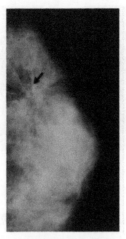

图 4-2　硬化性腺病伴有细小钙化

当小乳管高度扩张而形成囊肿时,X线上即可能见到囊肿阴影。惟国人多数为微小囊肿,仅在镜下可见,故 X 线片上亦无法显示。少数(约 22%)囊肿可超过 2 mm 直径,肉眼下可见,X 线片上亦有可能显示。X线上,囊肿可表现为局限性或弥散性遍布全乳。前者囊肿多较大,常超过 1 cm 直径,大者可达2～8 cm直径,可单或多发,常呈球形,边缘光滑、锐利,密度则近似腺纤维瘤,可均匀或不均匀。极少数病例因囊内含乳酪样物而表现为脂肪样透亮阴影。若囊肿较密集,则可因各囊肿之间的互相挤压,使囊肿呈新月状表现,或在球形阴影的某一边缘有一弧形缺损(图 4-3～图 4-5)。钙化很罕见,若有,则多发生在较大囊肿的囊壁上,呈线样钙化。弥散性者可累及乳房的大部或全部,多是微小囊肿,X线上常未能显示出来,或仅见数个散在的小囊肿。

囊性增生在 X 线上应与良性肿瘤(如多发腺纤维瘤)或癌鉴别。囊性增生一般为双侧性发病。较密集的大型囊肿,可凭借其边缘的特征性弧形压迹而有别于多发腺纤维瘤。孤立分隔的囊肿一般皆是球形,边缘光滑而密度较腺纤维瘤略淡,亦不像腺纤维瘤那样可略呈分叶状。边缘线样钙化亦为诊断囊肿的特征性 X 线所见,而腺纤维瘤的钙化多呈颗粒状或融合型,位于块影内。

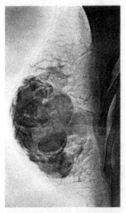

图 4-3　囊性增生病
干板摄影,各囊肿之间互相挤压,使囊肿呈"新月状"

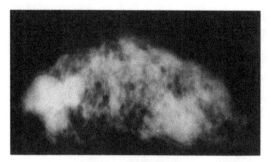

图 4-4　囊性增生病
多发圆形结节,边缘光滑、锐利

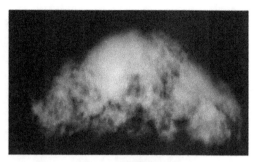

图 4-5　囊性增生病
多发结节与腺体重叠,边缘模糊

　　硬化性腺病而有较密集的微小钙化时,极易被误诊为癌。但一般前者的病变边缘较模糊,亦缺乏毛刺等其他恶性征象。

　　局限性的增生应与浸润型乳腺癌鉴别。前者无血运增加、皮肤增厚及毛刺等恶性征象出现,若有钙化,亦多较散在,不像癌瘤那样密集,且增生多是双侧性,必要时可拍对侧对比。造成 X 线上最大的困难是致密的增生阴影常可将癌瘤的块影遮蔽,从而造成乳腺癌的假阴性诊断。此外,囊性增生病约有 19％发生癌变,要区别出哪一个区域已有癌变,无论临床及 X 线均有一定困难。

(刘晓伟)

第三节　乳　腺　癌

　　乳腺癌的组织类型、生长方式、大体形态以及周围组织反应,既有共同规律,又有各自特性,在 X 线上形成各种不同征象。X 线诊断就是判断哪些影像代表哪些组织,也就是判断形成影像的组织结构和病理过程。因此了解各种征象的病理基础是提高诊断水平的关键。近些年来,X 线医师和病理科医师合作,采用全乳标本平铺位或垂直位大体切片 X 线摄影和相应病理组织学检查对照分析的方法(图 4-6),观察癌灶生长蔓延的全貌,观察每一 X 线征象的组织结构,把乳腺癌 X 线征象病理基础的研究提高到一个新的水平,建立了一些新的概念。当然,作为 X 线医师,还必须了解乳腺癌发生发展的过程,了解各种类型癌细胞的生物学行为,强化整体意识和动态观念。这样才能把 X 线征象分析由断面引向纵深,多方联想思维,提高理性判断。

一、块影结构和密度

　　同样密度的瘤体在不同组织背景上给人迥然不同的印象。为减少主观错觉,以正常乳腺腺体的密度作为标准把乳腺癌块影密度分为三度:显著高于正常腺体者为显著增高;略高或相等者为中度增高;低于腺体密度者为密度较低。

　　乳腺癌块影的密度因各型癌具有不同的组织成分和结构而有差异。所以了解块影组织成分的密度差及其动态变化至关重要。

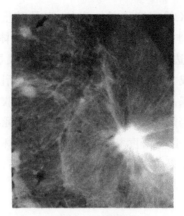

图 4-6 硬癌

全乳标本平铺位 X 线照片:主癌灶呈星形。星体密度不均,含块中之块。边缘不规则,
大量针状毛刺,如光芒四射,有的长达 5 cm 以上。毛刺主由纤维组织构成,除根部外,
未含癌细胞成分。在主癌灶外上远隔部位见 3 个小灶,2 个为浸润性癌(↗),并有细索
伸向主灶;另一椭圆形块影,为乳腺内癌转移淋巴结。本例术前 X 线片仅见主癌灶

(一)密度增高

乳腺癌块影密度增高是最常见的 X 线征象。多年来传统地认为乳腺癌X 线密度增高的基
础是纤维组织增生、血管增多、出血、含铁血红素沉着和坏死。贾振英等报告,不曾被人注意的癌
细胞在瘤体细胞和液体成分中密度最高,其含量和排列在很大程度上决定着块影的密度和均匀
度。瘤体中癌细胞数量越多,排列越紧密、密度越高。反之,密度越低。在典型病例中,髓样癌的
癌细胞量多,排列密集,纤维间质少,X 线密度显著增高(图 4-7)。硬癌纤维间质丰富,癌细胞量
小,散在分布,X 线密度较低。单纯癌的癌细胞量和纤维间质基本相等,X 线密度介于髓样癌和
硬癌之间,中度增高。癌细胞成分 X 线密度增高,可能与核增大、染色质增多、脱氧核糖核酸
(DNA)含量增加因而物质密度较大有关。业已证明,从正常上皮单纯增生,非典型增生至转化
为癌细胞的过程,总是伴随着 DNA 含量逐步增高。乳腺癌细胞的 DNA 含量比正常乳腺上皮细
胞高2～7 倍。癌细胞 DNA 含量的增高可能是其 X 线密度增高的重要因素。

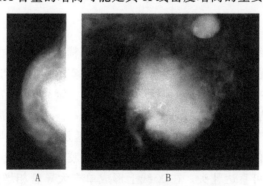

A   B

图 4-7 髓样癌

A.术前侧位 X 线片:乳腺后部半圆形块影(另半球未能包括在内),密度明显增高。
边缘不规则,境界尚清晰,瘤周见宽窄不均的密度减低环,为恶性晕征(maligant
halo sign)B.标本 X 线照片:瘤体呈不规则圆形,密度不均,瘤体内见大量成簇钙化,
大小不均,大则达 2.0 mm,形态不整,大多数为多角形,镜检为坏死区钙化

41

动态观察表明,某种组织的X线密度不是恒定的,而是随量和质的变化而改变。纤维组织排列密集时X线密度高于腺体,排列疏松和玻璃样变时低于腺体。血液的密度在通常情况下低于癌细胞团块和纤维组织。瘤块边缘血管增生,血运增加,X线显示瘤块周边密度减低,边缘模糊。瘤体内出血灶密度减低,形成大凝血块后密度增加。囊内乳头状癌在囊内充满血液湮没瘤块时,瘤块仍可透过血液显示出来。据New报告,血液X线吸收系数为+12～40 HU,血块吸收系数加大,与平片表现相符合。癌灶内坏死是缺血性凝固性坏死,初期失去水分,变得干燥松脆,细胞核凝固碎裂。其X线密度与腺体密度相等或稍高。后期坏死组织软化,结构消失,密度减低。以上看出,癌灶块影密度增高是多种组织成分构成的,除钙化灶外,癌细胞团密度最高,其次顺序为排列致密的纤维组织、早期坏死灶和大凝血块。

(二)密度不均匀

块影密度不均是乳腺癌的X线特征性表现,较常见,约占80%。乳腺癌不仅组织类型多种多样,即使在同一类型的癌块中也常含其他类型的结构。严格地说,不少癌灶属于程度不同的混合型癌,加之瘤体内主质和间质分布不均,纤维组织变性,含有坏死灶和出血灶等,各种组织成分的密度差必然形成块影密度不均。另外术前X线所见的癌灶块影常常是多个小球形灶堆积而成,或周边部有小卫星灶重叠,也时见癌灶中出现癌细胞团块小岛,形成块中之块。所有这些,都是形成癌灶块影密度不均的因素。对于后三种情况,应视为乳腺肿块的恶性特征。良性肿块亦可形成密度不均,如错构瘤,脂肪坏死和浆细胞性乳腺炎,但未见有多球堆积,卫星小灶和块中之块者。

(三)密度减低

有些组织类型的癌块,间质丰富,癌细胞量少,X线密度较低。如硬癌、粉刺癌、小叶癌、黏液癌等,X线密度低于腺体,常被腺体阴影湮没。对于这些病例,只有行导管造影或间质气体造影,方能显示病灶。

二、蔓延方式

乳腺癌在乳腺内的蔓延有四种方式:导管蔓延、间质蔓延、淋巴管蔓延和血管蔓延。主要是前三种。早期多以某种蔓延为主,逐步几种蔓延并存。不同的蔓延方式构成不同的瘤体形态和继发征象。

(一)导管蔓延

起源于导管上皮的癌细胞首先沿导管纵行蔓延,继而横行蔓延。虽然原位癌的自然史尚未完全明了,但癌细胞一出现即在导管内蔓延已是不争的事实。同时,导管内其他上皮细胞也会继续发生癌变。所以,导管内癌被发现时已有相当大的范围。阚秀报告,70.3%的管内癌病变范围在4 cm以上。傅西林报告,管内癌范围近1/3直径达5～11 cm。这部分病例可能与癌灶在管内生长时间长,蔓延范围广,或多中心发生有关。纵行蔓延是癌细胞沿导管向乳头方向或腺泡方向蔓延。导管内蔓延总是伴随着导管上皮增生,导管周围胶原纤维增生,管壁增厚,管腔扩张,导管变形。向乳头方向蔓延可直达乳头。在X线上形成单支大导管相增强,常成为早期乳腺癌唯一的X线征象(图4-8A)。向腺泡方向蔓延常同时侵犯数个小导管分支,可形成瘤周毛刺。受侵导管密度增高,也可形成局部密度增高区或结构紊乱。有时双向蔓延,形成大导管及其分支相增强。导管造影见导管变僵直,管腔扩张,内壁不平(图4-8B)。管内癌向浸润性癌发展,管内的癌细胞从上皮层向外穿破管壁,在间质内浸润生长,并引起间质结缔组织增生和炎性反应。有的边纵行蔓延边穿破管壁向间质浸润,形成长条状或串珠状瘤灶。如果受累的多支小导管同时穿破管壁在间质内形成新癌灶,则形成多结节形块影。常见沿导管侵及乳晕和乳头,由于管周纤维组织增生和收缩,形成乳晕增厚、乳头内陷和间桥征(图 4-9)。

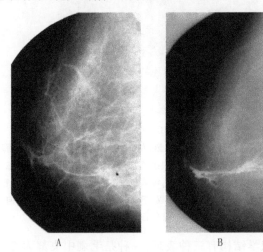

图 4-8　管内癌

A.X 线平片:单支大导管相增强,后部分支密度增高,结构紊乱;B.导管造影:大导管僵直、扩张、内壁不平滑,分支僵硬、扩张、走行紊乱

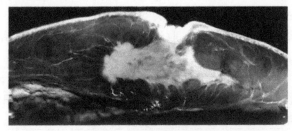

图 4-9　浸润性导管癌

标本切片 X 线照片:瘤体多结节形,沿导管向乳头浸润,管周纤维组织增生,变性收缩,牵引乳头内陷,形成间桥征

(二)间质蔓延和结缔组织反应

乳腺癌细胞在瘤体边缘沿结缔组织和脂肪组织间隙向外浸润蔓延,几乎都引起结缔组织反应。反应的方式有两种:一种是以成纤维细胞、组织细胞、淋巴细胞、浆细胞和巨噬细胞为代表的活性结缔组织在瘤体周围形成炎症性水肿。X 线表现为密度减低的透明环,宽度多在 $0.5 \sim 2.0$ cm,各部宽窄不均,即恶性晕征,是乳腺癌常见的 X 线征象,出现率达 $50\% \sim 60\%$。这些病例临床上触及的肿块显著大于 X 线所见的肿块。另一种是起支架作用的结缔组织增生。据文献报道,乳腺癌弹力纤维增生的发生率为 $43\% \sim 88\%$。弹力纤维增生的发生率和程度与年龄、癌组织类型,分化程度以及雌激素受体等有关。在浸润性癌中其发生率明显增高,尤其癌灶周围更为显著,同时也发生在受侵导管和血管周围。在浸润性癌灶周围常见增生的纤维组织先于癌细胞向外伸延,形成瘤周毛刺(图 4-10)。

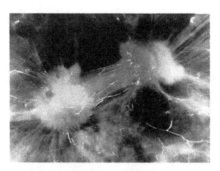

图 4-10 硬癌

标本切片 X 线放大照片。见两个块影：左下肿块不规则圆形，密度显著不均，边缘大量毛刺，辐射状外伸，瘤块上缘一球形结节；右上部肿块形态不规则，密度不均，右缘大量针状毛刺，根部和外部粗细一致，有的外部渐粗，边缘不平滑。镜检示由纤维组织构成，不含癌细胞。两灶纤维毛刺相向生长，互相吻合，形成间桥，并有微血管伴行生长，交通两灶之间

乳腺癌周毛刺的病理组织学结构有三种表现：一种是毛刺中央部为癌细胞团，周边部为纤维组织，这类毛刺较短，呈角锥形，其长度应能反映癌细胞浸润的范围；另一种是毛刺基底宽，近根部含癌细胞团而外部主要为增生的纤维组织；第三种是毛刺细长如针，为三者中最长者，常达 5 cm 以上，其中没有癌细胞而主要由纤维组织构成。这类毛刺不能反映癌细胞到达的范围，但它是癌灶的组成部分，被视为癌灶浸润的前哨尖兵。

瘤周增生的纤维组织常发生玻璃样变，收缩牵引邻近组织，造成纹理结构变形。导管造影见邻近导管分支牵向瘤体。

标本 X 线放大照片，见毛刺边缘并不平滑，有的向外伸延反而渐粗。在两灶之间，相向生长，互相吻合，形成间桥。在多灶之间也见毛刺相向生长，形成间桥或交织状。血管造影表明，瘤体边缘大量新生血管和毛刺同步辐射状生长。新生血管也交通两灶之间。

癌灶常沿悬吊韧带浸润皮肤，X 线见悬吊韧带腰部增宽，呈鼓腮状。年老女性见不到悬吊韧带，只见多条细纤维与皮肤内面相连。癌灶可沿这些细纤维浸润皮肤。早期仅见纤维变粗拉直，以后可出现皮肤增厚和陷窝。

采用标本切片 X 线摄影和病理定位镜检表明，较早期癌灶可发出细纤维毛刺直抵真皮乳头尖端，受侵乳头水肿膨胀，受拉变长，外形模糊，皮肤轻度增厚。进一步发展，真皮乳头消失，皮肤明显增厚，皮肤内形成癌细胞巢，皮肤与癌灶粘连固着。

癌灶很少浸润胸肌，因筋膜起着屏障作用。有时见癌灶沿筋膜表面蔓延。靠近胸壁的癌灶偶尔突破筋膜侵犯胸肌。X 线见乳腺后间隙部分消失。

（三）淋巴管蔓延

原发癌灶附近有大量微小淋巴管，特别是毛细淋巴管，在结构上与毛细血管相似，一般无完整基底膜，在内皮细胞间存在间隙，通透性较高，一旦癌细胞从瘤体脱落很容易进入淋巴管。研究表明，癌细胞能主动移向淋巴管，通过内皮细胞间裂隙伸出胞质突起，与癌细胞突起接触的内皮细胞发生变性，最终造成淋巴管缺损，癌细胞进入管内。进入淋巴管内的癌细胞可随淋巴流运行，也常在管内形成癌栓，并随时可穿破淋巴管在间质内生长，形成原发癌瘤周围的卫星灶或乳内远方转移灶，也可发生乳腺内淋巴结转移。有时在原发灶和转移灶之间见有淋巴管相连。淋巴管癌栓可形成淋巴管阻塞，淋巴液回流障碍，从而引起皮肤淋巴管扩张和水肿，皮肤增厚。炎

性乳腺癌即由癌细胞淋巴管蔓延所引起。

三、瘤体形态

乳腺癌瘤体形态的形成与多种因素有关。瘤体生长蔓延易受环境影响,发生在较大乳房中部,周围条件均一,易保持球形发育。发病于小乳房或近胸壁处常呈扁圆或不规则形。多数癌灶,尤其是较大块灶或星形灶,易向胸壁平面方向发展蔓延,其横径明显大于前后径。不同组织类型的癌常有自己的生长方式,形成某种大体形态:膨胀性生长较明显的癌灶多呈团块状;浸润性生长占优势的癌灶多呈星形;还有些癌灶在相当长的时间内不形成肿块或肿块微小且密度低,X线不能显示。由此可见,乳腺癌瘤体形态既是多种多样,又有其形成的规律。从总体看,在X线上可分为非肿块型和肿块型。

(一)非肿块型

非肿块型较少见,主要见于早期癌和特殊型癌。近些年来,随着早期癌诊断水平的提高,非肿块型的发现率日益增加。

1.仅见钙化

无论发生在导管内还是小叶内的癌灶,从原位癌开始就有强烈的钙化倾向,常先于肿块,为早期癌的信号,且常为唯一的阳性X线征象。Frankl报告1 200例乳腺癌中仅见钙化者111例,占9%,占其中321例隐性癌的35%。越是早期癌,仅见钙化的比例越大。国内报道大致相同。早期乳腺癌钙化有明显的特征,常仅据钙化即可做出诊断。各家报道,仅据X线上钙化而诊断或疑诊为乳腺癌者占全部乳腺癌的9%~16%。此类病例,应补充做X线放大摄影,进一步观察钙化的形态、密度和数目。随访复查常见钙化点成倍增多,并常发现新的钙化灶。这是恶性钙化的显著特征。

X线上仅见钙化的癌灶在临床上多是隐性癌,此时应做X线立体定位活检,和/或钢丝定位,导引外科切取活检。取下的活检标本必须做X线照片,判断钙化灶是否切取,并进一步导引病理取材镜检。全乳切除的标本,很难摸到病灶,也必须做标本X线照片,指示病理取材。

2.仅见间接征象

导管内癌可缓慢在管内生长蔓延,导管内充满癌细胞,管壁和管周纤维组织增生,管壁增厚,管腔扩张,迟迟不形成肿块。小叶原位癌常多中心发生,在小叶内生长时间长,且X线密度低。这些病例,在临床上仅见局部腺体增厚。X线照片仅见局部高密度区,进行性密度增高,纹理结构紊乱,导管相增强,两侧腺体不对称等征象。这些征象的早期,变化轻微,易被忽略,一旦发现可疑,进行导管造影、X线放大照片有助于深入观察并常能确定诊断。

3.特殊型癌

有些特殊型癌可长期不出现乳腺内肿块,另有其特殊的X线表现。Paget病多数仅见乳头、乳晕癌性湿疹伴发管内癌,不形成肿块。X线上常无异常表现或仅见乳晕增厚以及乳晕后沿导管排列的钙化或导管相增强。炎性乳腺癌常无肿块发现,仅见由淋巴管癌栓引起淋巴液回流障碍所形成的皮肤广泛增厚和皮下结缔组织水肿征象。

(二)肿块型

肿块型最常见,占85%~90%。表现为团块形、星形和弥漫结节形。

1.团块形

癌灶形态的构成虽与发病部位和所处环境有相当关系,但更主要的是决定于生长方式。膨胀性生长或膨胀性生长占优势的癌灶形成团块形肿块。

圆形或椭圆形：癌灶膨胀性缓慢均匀生长，或在导管内、囊内生长，或有假包膜，易形成圆形或椭圆形肿块，境界清晰，边缘光滑锐利。此种情况多见于髓样癌、乳头状癌腺样囊性癌和早期导管癌。椭圆形肿块的长轴多与皮面平行，这可能与易向宽松的空间发展有关。但偶尔也见其长轴呈前后向，顶着胸肌和皮肤的阻力发育，形成胸肌凹陷和皮肤隆起。

分叶状：瘤块呈分叶状轮廓者亦比较常见，这可能是由于瘤体生长快，各部生长速度不均；有纤维隔分隔瘤体；瘤体周边有大的卫星灶；多个癌灶重叠；均可形成瘤体分叶状形态。

多结节形肿块：多个小球形灶聚积堆成的多结节合成体。标本X线摄片和病理大切片观察表明，多结节瘤块相当常见，占浸润性癌的35％～47％。术前X线照片表现为边缘结节样突起或凹凸不平的瘤块，特别是边缘见到球形小结节的瘤块，往往是多结节堆成的瘤块。标本X线照片显示，一个瘤块可包含几十个小球形灶。有的虽堆积在一起，仍然保持各自的边界，互相挤压而未融合。有的则部分为多球形结节，部分融合成块。

形成多结节瘤块的病理机制尚缺乏研究。成因可能有三种：一是多中心发生。在一个不大的范围内同时发生多个癌灶，同步膨胀性生长，聚合堆积，形成一个瘤块。此类多结节瘤块，中央和外围的球形结节大小基本相同；二是中央块较大，周边小结节大小不等，是瘤周淋巴管转移形成的卫星灶；三是原发癌灶即是小球形结节，一次又一次地发生瘤周淋巴转移，反复形成卫星灶，由大量卫星灶堆积成大小基本相同的多结节瘤块。

不规则形：乳腺癌瘤灶常因组织类型混合或浸润蔓延方式特殊而形成特殊形状，构成X线表现的另一特征。①长条形或串珠形：癌灶沿导管向乳头蔓延，边蔓延边穿破导管向间质浸润生长，形成毛刺外伸的条状块影，酷似长毛蠕虫状。有时沿导管蔓延，间断性向外穿破，形成串珠状瘤灶，主要见于浸润性导管癌。②彗星形：有些圆形癌灶片状向外浸润，越外越细，形似彗星尾状，使瘤块呈彗星形，彗星尾尖端多指向乳头，是癌灶沿间质向乳头浸润。有时远方癌灶沿一束导管分支向乳头浸润蔓延，越近乳头分支越少，形成彗星尾状。③半球形：见于X线密度差别较大的混合型癌。如半球为单纯癌半球为粉刺癌，或半球为单纯癌半球为硬癌的混合型癌灶。X线照片仅能显示密度较高的单纯癌半球而不能显示密度较低的另半球。这里所说的半球形是指X线影像而言，实际上整个瘤块是球形。④怪异形：有些癌灶向外浸润生长极不均衡，再加上卫星灶的融合，形成多角形、怪异形等奇形怪状。

2.星形

此类癌灶瘤块不大，浸润性生长的趋势很强，并引发瘤周纤维组织强烈的增生反应，先于癌细胞向外伸延，形成瘤周大量针状毛刺。中央不大的瘤块似星体，辐射的毛刺如星芒，故称星形瘤块，有的学者称为星形癌。星形癌灶的肿块和毛刺主要由纤维组织构成，质硬，也被称为硬癌。病理组织学检查，此型癌也确实主要见于硬癌。近来报告，也常见于浸润性小叶。硬癌和浸润性小叶癌在病理组织结构和生物学行为上有相似之处，也许因此出现相似的瘤体形态。星形灶可发生在任何年龄，但多见于老年女性，易发生在脂肪型乳房。此类癌瘤生长活跃，即使癌块很小，浸润的毛刺却很长，通常为癌块直径的数倍，侵犯范围广泛，易发生转移，预后较差。

以上是典型的星形灶。近来把以下类星形灶也归入星形灶内。癌灶初期膨胀性生长，形成较大肿块后出现明显的间质浸润蔓延，形成边缘大量短毛刺，毛刺基底宽，向外渐细，长度一般不超过瘤体直径，见于各型浸润性癌。有些小癌灶和早期癌灶，引发灶周纤维组织毛刺状增生，也形成星形灶。Kitchen普查中发现的100例10 mm以下的小癌灶中，星形灶占44％，其中包括

33 例管内癌伴早期浸润。

　　3.弥漫结节形

　　在广泛的乳腺增生基础上发生的多中心癌灶,呈弥漫散布的小结节状。结节灶边缘纤维组织增生,以毛刺状或交织状把结节连结起来。X线平片表现为在密度增高的背景上散在分布大量小结节块影。标本切片X线照片见大量小结节灶,有的散在,有的融合成片。结节之间有纤维毛刺相连。

四、钙化

　　钙化是乳腺癌常见的X线征象。随着X线照片清晰度的改进,乳腺癌钙化发现率不断增高。据文献报告,乳腺癌钙化率术前X线照片为30%～50%;标本X线照片为40%～70%,Fisher报告高达86%;病理组织学检查为39%～63%,Peters报告高达80%。

(一)钙化机制

　　乳腺癌钙化发生的机制,尚无统一认识,存在两种观点:一种是坏死细胞矿化论。认为癌灶局部融合灶边缘大量纤维毛刺和伴行的新生微血管缺少血供,营养不良,形成坏死,细胞裂解为碎屑,同时核酸分解出大量磷酸根,加之局部钙离子和碱性磷酸酶增加,而形成磷酸钙。Levitan等还指出,无论癌灶的组织类型如何,在X线片上看到的所有钙化都是在粉刺癌灶部形成的。这些钙化总是伴随着细胞坏死碎屑。另一观点是细胞活跃分泌说,Egan认为,癌细胞钙质新陈代谢增强,不断地分泌钙质,造成超饱和,形成钙质沉着,渐渐堆成不同大小和不等密度的钙化点。Ahmeds行超微结构研究表明,钙质沉着常常限制在癌细胞形成的腺泡样间隙中,开始钙质在癌细胞内为针状结晶,这些结晶被分泌出来后,互相结合成紧密的钙化点。这时结晶样结构已变得模糊不清。他强调,这是癌细胞的活跃分泌过程,而不是细胞碎屑和退变细胞的矿化作用。以后的不少研究支持这种观点。最有说服力的镜头是活着的癌细胞群在显微镜下分泌钙质微粒的情景。这些活癌细胞没有伴存坏死细胞碎屑。

　　这两种观点可能是乳腺癌钙化的两个方面。说明活的癌细胞和坏死的癌细胞碎屑均可发生钙化。没有癌细胞坏死的导管内癌、小叶原位癌和黏液癌等,属于分泌性钙化。

(二)钙化的成分

　　乳腺癌钙化点的化学结构尚缺乏研究。Hoef-fken等从病理证实的粉刺癌活检标本中取出的微小钙化点进行化学分析表明,钙化点中含钙25.4%,镁2.6%,碳酸5.8%,碳13.8%。光谱分析表明,乳腺癌灶中钙和镁离子最易和磷酸结合。

　　有报告,有少数乳腺癌钙化是草酸钙,由于结晶体结构的特点而形成多面体外观。X线上表现为钙化点较大,形态不规则。普通光学显微镜看不到,只有偏光显微镜才能显示。

(三)钙化的形态,部位和病期的关系

　　乳腺癌钙化形态的构成、发生的部位和病期三者密切相关。原位癌的钙化发生在导管内和小叶内。浸润性癌的钙化除上述部位外,还发生在瘤体内的导管壁、纤维间质和坏死区内。不同部位的钙化有不同的形态特征。

　　管内癌的钙化发生在小导管分支内,互相靠的不紧,有一定距离,多个钙粒融合在一起,充满一小段管腔,形成短线状或杆状。短线状钙化的宽度通常是0.1～0.2 mm,和小导管腔的宽度一致。发生在小导管分叉处则呈"Y"字形。有时病灶广泛,钙化充满几支小导管,造成导管分支铸形。小导管内断续的钙化,形成沿导管走行分布的钙化点行列。粉刺型管内癌坏死细胞碎屑充

满管腔形成粉刺样物，经过矿化作用产生钙化。粉刺癌在管内保持的时间长，受累导管更加扩张，线状钙化更粗些，在导管内扩展的范围更广，易形成分叉状和分支状钙化。筛状和低乳头状管内癌是分泌性钙化，钙化的概率比粉刺癌低，钙化产生在筛孔或乳头突起的间隙内，钙化点微小，形态多为点状或不规则，大小不等。粉刺癌、筛状癌和低乳头状癌常同时存在，在X线照片上形成钙化形态多种多样。小叶原位癌的钙化发生在小叶内导管，包括终末小导管-腺胞，几乎都是微小点状，互相靠得很紧密，钙粒呈不规则的圆形或卵圆形，大小不等，密集成丛。偶见累及小叶外导管，形成短线状钙化。这些钙化征象为乳腺癌X线早期诊断提供了重要依据。如果微小成丛和线状或分叉状钙化同时存在，基本上可确定诊断。浸润性癌瘤块增大，血供不足，易产生坏死或变性，进而引起钙化。发生在导管壁，纤维间质内的钙化，数量少，散在分布，呈多角形。坏死灶内的钙化，形态不规则，多呈多角形，大小不均，多数体积较大，直径在 0.3～1.0 mm，有的达 2.0 mm。

（四）X线检查对钙化的限度和作用

迄今，X线摄片发现乳腺癌钙化的能力有很大限度，最清晰的X线平片也只能发现100 μm 左右的钙化点，有更多的微小钙化点在X线医师的眼前漏掉。在显微镜下 5 μm 厚的组织切片上看到，大部分管内癌钙化灶为独立分隔的许多微小片段，形态多样，每个片段是一个微小钙粒的一部分。几十个，上百个微小钙粒堆积起来，才能形成X线上肉眼可见的钙化点。由此表明，有更多的微小钙化X线平片尚无力显示。一旦发现少量钙化或可疑钙化，必须补充放大摄影，一般放大 2 倍，可显示 50 μm 左右的钙化点，使钙化比平片所见成倍增加，并更清晰显示钙化的形态和密度。越放大，钙化点的密集度越大，数量越多，是恶性钙化的显著特征。

早期乳腺癌诊断的关键是病理，而病理诊断的关键是病灶取材准确。无肿块而仅见钙化的早期病灶，临床医师摸不着，病理医师摸不准。X线医师必须密切配合，凡做切取活检，必先做X线钙灶定位。切下的标本常规X线照片，观察钙灶是否切除，导引病理定位取材。全乳切除的标本，应做全乳和连续切片X线照片，确定钙化灶的部位、范围和有否新的钙化灶，协助病理取材。据我们观察，标本切片X线照片的清晰度明显高于X线平片和放大片，发现的钙化点数量更多，钙化灶范围更大，并常能发现新的钙化灶，新的小瘤块和乳内淋巴结，指导病理全面取材，为临床手术后补充治疗提供更全面、更准确的依据。

五、乳腺癌的诊断

在乳腺的影像诊断中，应掌握以两个以上主要恶性征象，或一个主要征象、两个以上次要征象作为诊断恶性的依据。唯一例外是钙化，如X线上表现典型，即使不合并其他异常，亦可诊断为乳腺癌。依照此一原则，乳腺癌影像诊断的正确率在 85%～95%，其中假阴性率较高，为 8%～10%，而假阳性率较低，仅 2%左右。

乳腺癌X线诊断的正确性与下述一些因素有密切关系。

（一）照片质量

乳腺内各种组织均属软组织范畴，它们之间的密度对比相差甚微，故对照片的质量要求甚严，过度曝光或曝光不足均可影响病变的显露而导致误诊。近年推出的 Lorad IV 型数字钼靶X线摄影机具有 21 个自动曝光控制传感器，可有效保证胶片的质量。

（二）病变的部位及类型

在钼靶乳腺摄影中，深位、高位或乳腺尾部的病变容易被漏照。所以在投照前，技术员应亲自检查患者,务使病变区被包含在 X 线片内,以免漏诊。如确有困难,应进一步行 CT 或 MRI 检查。

就乳腺癌的 X 线类型而言,以浸润型为主要表现者易被误诊断为正常腺体或增生,诊断正确率稍低。小叶癌易被误诊为增生。髓样癌当发生坏死、液化时因密度较低,亦易被漏诊,或因有坏死而被误认为慢性脓肿。

(三)乳房的大小

一般而言,乳房越大,X 线诊断正确性越高。这是因为大乳房患者常含有较多脂肪,自然对比较佳,较小肿物亦容易被发现。此外,较大乳房在投照上亦比较容易。据多数学者统计,在小乳房患者中,临床检查的正确性高于 X 线,在大乳房患者中则不如 X 线。

(四)年龄

年轻患者的乳房多数腺体丰满,结构致密,而脂肪组织甚少,X 线上缺乏自然对比,肿瘤常被掩盖而未能清晰显露,故 X 线上假阴性率较高。随着年龄增大及生育,乳腺渐趋萎缩,结构变得疏松,乳房大部或全部由脂肪组织组成,此时即使很小肿瘤亦易被发现,X 线诊断正确性亦明显提高。一般 40 岁以后,腺体即大部萎缩。年龄越大,X 线诊断正确性越高。

(五)乳房类型

致密型的乳房,包括因年轻、增生或妊娠、哺乳期的乳房,因自然对比差,X 线诊断的正确性低。脂肪型的乳房因有良好对比,X 线诊断正确率高。中间型和导管型乳房则介乎两者之间。

六、乳腺癌的鉴别诊断

根据乳腺癌的不同表现应与不同疾病进行鉴别。

(一)肿块的鉴别诊断

以肿块为主要表现的乳腺癌,主要应与良性肿瘤、囊肿(包括积乳囊肿)及肉芽肿性病变(包括结核、慢性炎症)等鉴别。一般良性肿瘤的形态比较规整,呈类圆形,亦可呈分叶状。肿块边缘光滑整齐,无毛刺、伪足状突起或浸润,周围小梁被单纯推挤移位,有时可见有透亮晕。肿块大小多数大于临床测量。良性肿瘤较少钙化,若有,也均在块影内,且数目少,颗粒粗大,或以粗大钙化为主掺杂少许细小钙化。

囊肿的形态比较规整,多呈类圆形,边缘光滑整齐。CT 上根据 CT 值的测量可明确诊断,一般 CT 值在 ±20 HU 之间。积乳囊肿均发生在生育过的女性,年龄多在 40 岁以下,在产后 1～5 年内发现,CT 值可接近脂肪密度,常有厚壁,壁可有强化。

结节型的乳腺结核若边缘有纤维组织增生而产生毛刺征象者,与乳腺癌不易鉴别。但乳腺结核比较少见,若有钙化,则均见于结节内,且钙化颗粒较粗大,少数亦可呈细砂状。

乳腺慢性炎症多由急性乳腺炎治疗不当所致,借临床病史可帮助诊断。在钼靶、CT 及 MRI 上常可见病灶中心有脓腔,乳导管造影时造影剂可进入脓腔,形成不规则斑片影。若无脓肿形成,则易与癌相混。

(二)浸润阴影的鉴别诊断

以浸润表现为主的乳腺癌应与乳腺增生病及慢性炎症鉴别。增生病一般累及双乳,多发,呈正常腺体密度,一般较癌性浸润要淡,亦无癌的各种次要 X 线征象。

少数不典型的急性乳腺炎可与浸润型乳腺癌相混,此时可用抗生素治疗 1～2 周后再拍片复查,若是炎症,可明显吸收。慢性炎症通常呈密度不均的浸润,内有多数大小不等囊样透亮的坏死灶,血运一般不丰富,亦无乳腺癌的特征性微小钙化。

(三)良、恶性钙化的鉴别诊断

除癌有钙化外,其他一些良性病变,如腺纤维瘤、分泌性疾病、外伤性脂肪坏死、慢性乳腺炎、乳腺结核、乳腺腺病、导管扩张症以及导管上皮增生等,亦均可出现钙化,必须与癌瘤的钙化鉴别。

通过文献材料及经验,良、恶性钙化的鉴别要点如下。

(1)从发生率看,钙化多数(73.6%)见于乳腺癌,良性病变的钙化仅占钙化病例的 26.4%,且良性钙化中近半数(48.1%)发生在年龄较轻的腺纤维瘤患者中。年龄较大的腺纤维瘤患者若有钙化,则钙化颗粒常很粗大,可占据肿块的大部或甚至全部,与癌的钙化很易鉴别。

(2)乳腺癌的钙化半数左右可仅位于病变紧外方或病灶的内、外方兼有,而良性病变的钙化几乎均位于肿块或致密浸润区内。

(3)乳腺癌的钙化通常呈多形性微小钙化,直径小于 0.5 mm;或呈纤细和/或分支状钙化,外形不规则,宽度小于 0.5 mm。法国 de Lafoutan 认为,小线虫样、线样/分支形及不规则大小的微小钙化是恶性的可靠指征。而良性钙化的颗粒多比较粗大,通常在 0.5 mm 以上,亦可伴有微小钙化,但以粗大钙化为主。少数黏液腺癌的钙化颗粒可能比较粗大而类似良性钙化。偶尔结核或腺泡性腺病的钙化可能以微小钙化为主而类似恶性的钙化。

(4)乳腺癌的钙化数常较多,64% 在 10 枚以上,25% 在 30 枚以上,若微小钙化数超过 30 枚,或每平方厘米超过 20 枚,则癌的可能性极大。良性钙化一般数目较少,多数(66.7%)在 10 枚以下,仅 10% 在 30 枚以上。

(5)当钙化数较多时,呈稀疏散在分布时常为良性病变,呈密集分布时常为乳腺癌。

(四)毛刺的鉴别诊断

毛刺是乳腺癌的一个比较特异性的 X 线征象,故有毛刺的肿块,几乎可以肯定是乳腺癌,但识别时切勿将正常乳腺小梁误认为毛刺。少数肉芽肿性病变(如结核)或乳腺脂肪坏死中偶可见到毛刺。但乳腺结核和乳腺脂肪坏死都比较少见,且后者多数有乳房外伤史,多发生在脂肪丰满的乳房中,病变多数位于皮下脂肪层内。

(五)皮肤增厚的鉴别诊断

皮肤增厚并非为乳腺癌的特异征。可引起乳房皮肤局限增厚的原因包括乳腺癌;创伤(包括乳腺针吸或切检后 2～4 周内,乳房局部挫伤,烫伤后的水肿等);炎症(慢性乳腺炎,乳腺脓肿,结核等);皮肤瘢痕(包括慢性炎症或结核后的瘢痕,皮肤感染后的瘢痕,瘢痕疙瘩等);皮肤本身病变,如皮肤表面的痣、疣等;以及乳腺导管扩张症等。可引起乳房皮肤弥漫增厚的原因包括炎症性乳腺癌;胸壁或腋部手术后引起的淋巴或静脉回流障碍;各种原因引起的皮肤水肿,如乳房过大引起的垂吊性水肿、过度肥胖、充血性心力衰竭、黏液水肿、肾性水肿等;皮肤本身病变,如硬皮病、鱼鳞癣、皮肤炎症以及其他原发皮肤病等;迅速的减重;急性乳腺炎;淋巴阻塞,如腋淋巴结的淋巴瘤、转移瘤等;以及全乳放射治疗照射后等。

由于引起乳房皮肤增厚的原因很多,在鉴别时,放射医师应尽可能亲自追询病史及检查患者,绝大多数病例可得到明确答案。

(六)血运增加的鉴别诊断

乳房的血运情况有很大的个体差异,为确定有无血运增加,应与对侧乳房作比较,且两侧的乳房压迫程度应基本相同。导致血运增加的原因可能有:习惯于一侧乳房哺乳或原因不明的正常差异；急性乳腺炎；其他感染，如感染性囊肿或乳腺脓肿；乳腺纤维囊性病变；以及乳腺癌等。虽然造成乳腺血运增加的原因很多，但除乳腺炎及癌外，其他原因造成血运增加的发生率都比较低，且血运增加的程度亦较轻。

(七)阳性"导管"征的鉴别诊断

除乳腺癌外，阳性导管征亦可见于某些良性疾病，如良性导管上皮增生、导管扩张症及乳头状瘤病等。但良性病变的导管征中，增粗的导管比较光滑，密度较淡，无伴发的肿块影，临床常仅表现为乳头溢液。乳腺癌的导管征时，增粗的导管比较致密、粗糙，且均指向远端的肿块或致密浸润区。

（刘晓伟）

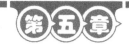

胸部疾病的X线诊断

第一节 食管疾病

一、食管平滑肌瘤

(一)概述

食管平滑肌瘤在食管良性肿瘤中最常见(约占90%)。男性多于女性,男女之比例为2∶1。各年龄均有发病,多发于20~50岁。多为单发,少数为多发。

(二)局部解剖

食管是咽和胃之间的消化管。食管在系统发生上起初很短,随着颈部的伸长和心肺的下降,而逐渐增长。在发育过程中,食管的上皮细胞增殖,由单层变为复层,使管腔变狭窄,甚至一度闭锁,以后管腔又重新出现。

食管可分为颈段、胸段和腹段。人体食管的颈段位于气管背后和脊柱前端,胸段位于左、右肺之间的纵隔内,胸段通过膈孔与腹腔内腹相连,腹段很短与胃相连。颈部:长约5 cm,其前壁借疏松的结缔组织与气管贴近,后方与脊柱相邻,两侧有颈部的大血管。胸部:长18~20 cm,前方自上而下依次有气管、左主支气管和心包,并隔心包与左心房相邻。该部上段的左前侧有主动脉弓,主动脉胸部最初在食管的左侧下降,以后,逐渐转到食管的右后方。

腹部:最短,长1~2 cm,与贲门相续。食管全长有3处狭窄和3个压迹。第一处狭窄位于食管的起始处,距切牙约15 cm,第二处在食管与左主支气管的交叉处,距切牙约25 cm,第三处在食管穿膈处,距切牙约40 cm。上述3个狭窄常是食管损伤、炎症和肿瘤的好发部位,异物也易在此滞留。食管全长还有3处压迹:主动脉弓压迹,为主动脉弓自食管的左前方挤压而成,压迹的大小,随年龄而增加;左主支气管压迹,紧靠主动脉弓压迹的下方,与食管第二处狭窄的位置一致,是左主支气管压迫食管的左前壁所致;左心房压迹,长而浅,为左心房向后挤压食管所致,压迹可随体位和心的舒缩而变化(图5-1)。

(三)临床表现与病理基础

约半数平滑肌瘤患者完全没有症状,是因其他疾病行X线胸片检查或胃肠道造影发现的。有症状的也多轻微,最常见的是轻度下咽不畅,很少影响正常饮食。一小部分患者诉疼痛,部位不定,可为胸骨后、胸部、背部及上腹部隐痛,很少剧烈疼痛。可单独发生或与其他症状并发。有 1/3 左右患者有消化功能紊乱,表现为胃灼热、反酸、腹胀、饭后不适及消化不良等。个别患者有呕血及黑便等上消化道出血症状,可能由肿瘤表面黏膜糜烂、溃疡所致。

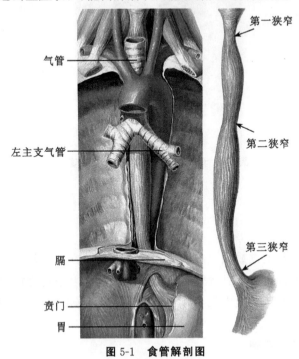

气管

左主支气管

膈

贲门

胃

第一狭窄

第二狭窄

第三狭窄

图 5-1　食管解剖图

肿瘤呈圆形、椭圆形,也有不规则形状,如分叶型、螺旋形、生姜形、围绕食管生长呈马蹄形的。食管平滑肌瘤病有多个肿瘤的可致整个食管壁增厚,诊断有一定困难。肿瘤质坚韧,多有完整的包膜,表面光滑。主要向腔外生长,生长缓慢,切面呈白色或带黄色。组织切片见为分化良好的平滑肌细胞,长梭形,边界清楚,瘤细胞呈束状或漩涡状排列,其中混有一定数量的纤维组织,偶尔也可见神经组织。食管平滑肌瘤变为肉瘤的很少。

(四)X 线表现

食管钡餐造影是检查该病的主要方法之一。壁间型:肿瘤在腔内或同时向腔外生长,并可同时向两侧生长。切线位表现为向腔内凸出的半圆形或分叶状、边缘锐利的充盈缺损,病变区与正常食管分界清楚,呈弧状压迹并呈锐角;正位肿瘤表现为圆形充盈缺损。当钡剂通过后,肿瘤周围为钡剂环绕,在肿瘤上下缘呈弓状或环状影,称为"环形征",为本病之典型表现。向壁外生长:体积较大,可造成纵隔内软组织肿块,后者与食管内的充盈缺损范围相符,肿块可误认为纵隔肿瘤。肿瘤区黏膜皱襞撑平消失,可见"涂布征",肿瘤周围黏膜皱襞正常,部分肿瘤表面可见不规则龛影(图 5-2)。纤维食管镜检查,是检查该病重要方法,但食管镜检查给患者带来一定痛苦,且禁忌证较多,一般在钡餐检查确定病变位置但对其良恶性征象不明确时可通过食管镜检查,必要时可取样活检。

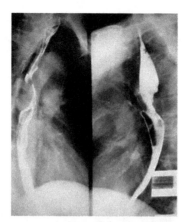

图 5-2　食管平滑肌瘤钡餐影像表现

二、食管癌

(一)概述

食管癌是指由食管鳞状上皮或腺上皮的异常增生所形成的恶性病变。其发展一般经过上皮不典型增生、原位癌、浸润癌等阶段。食管鳞状上皮不典型增生是食管癌的重要癌前病变,由不典型增生到癌变一般需要几年甚至十几年。长期不良的生活或饮食习惯可能是导致食管癌发生的元凶。

(二)临床表现与病理基础

食管癌起病隐匿,早期可无症状。部分患者有食管内异物感,或食物通过时缓慢或有哽噎感。也可表现为吞咽时胸骨后烧灼、针刺样或牵拉样痛。进展期食管癌则常因咽下困难就诊,吞咽困难呈进行性发展,甚至完全不能进食。常伴有呕吐、上腹痛、体重减轻等症状。病变晚期因长期摄食不足可伴有明显的营养不良、消瘦、恶病质,并可出现癌转移、压迫等并发症。

早期食管癌可分为隐伏型、糜烂型、斑块型和乳头型,其中以斑块型为最多见。中晚期食管癌可分为 5 型,即:髓质型、蕈伞型、溃疡型、缩窄型和未定型。我国约占 90％为鳞状细胞癌,少数为腺癌。

(三)X 线表现

食管钡餐造影对食管癌的有较特异性征象,因此诊断率较高。增生型以充盈缺损为主;浸润型以环形狭窄为主要征象;溃疡型多见不规则龛影;混合型则具有多种特征。检查时常见病变近端扩张,破入纵隔或与支气管相通者,可见累及部位的相关影像学改变。对早期食管癌 X 线表现为食管黏膜皱襞紊乱、中断,管壁局限性僵硬、蠕动中断,钡剂流经时速度减慢,病变处出现小的充盈缺损及小龛影等;较晚期食管癌表现食管较明显不规则狭窄,黏膜紊乱、中断及破坏消失,充盈缺损明显,形态多样龛影(图 5-3～图 5-6)。

三、食管炎性疾病

(一)概述

食管炎是指食管黏膜浅层或深层组织由于受到不正常的刺激,食管黏膜发生水肿和充血而引发的炎症。可分为原发性与继发性食管炎。按病理学分成两大类。

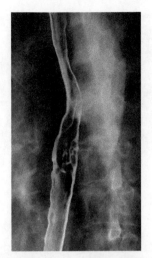

图 5-3　早期食管癌(小结节积簇型)钡餐造影影像表现

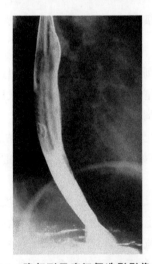

图 5-4　隆起型早癌钡餐造影影像表现

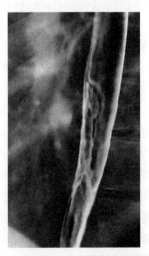

图 5-5　溃疡型早癌钡餐造影影像表现

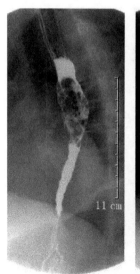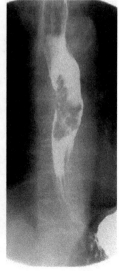

图 5-6　进展期食管癌(肿块型)钡餐造影影像表现

1.急性食管炎

(1)单纯性卡他性炎:常因食入刺激性强的或高温食物引起。

(2)化脓性炎:多继发于食管憩室引起的食物潴留、腐败、感染,或形成脓肿,或沿食管壁扩散造成蜂窝织炎,进而可继发纵隔炎、胸膜炎与脓胸。

(3)坏死性食管炎:强酸强碱等化学腐蚀剂可造成食管黏膜坏死及溃疡形成,愈合后可引起瘢痕狭窄。此外,还可由某些传染病如伤寒、猩红热、白喉等的炎症病变波及食管黏膜所致。

2.慢性食管炎

(1)单纯性慢性食管炎:常由于长期摄入刺激性食物,重度吸烟,食管狭窄致食物潴留与慢性淤血等引起。病理变化常呈现食管上皮局限性增生与不全角化,还可形成黏膜白斑。

(2)反流性食管炎:由于胃液反流至食管,引起食管下部黏膜慢性炎性改变。

(3)Barrett 食管炎:慢性反流性食管炎可引起食管下段黏膜的鳞状上皮被胃黏膜柱状上皮所取代,成为 Barrett 食管,该处可发生溃疡或癌变(Barrett 食管腺癌)。

(二)临床表现与病理基础

食管炎其症状主要是以吞咽疼痛、困难、心口灼热及胸骨后疼痛居多,当食管炎严重时可引起食管痉挛及食管狭窄。急性腐蚀性食管炎系因吞服了强酸、强碱等化学腐蚀剂而造成食管严重损伤所引起的炎症。早期症状为流涎、呕吐、发热及吞咽疼痛和困难,胸骨后和剑突下疼痛,约 2 周上述症状渐消失,烧伤后期(约 1 个月后)再度出现吞咽困难,并有逐渐加重的趋势,出现部分或完全性食管梗阻。同时可能伴有咳嗽、发热等呼吸道吸入性感染的症状。

食管黏膜接触腐蚀剂后,数小时至 24 小时内食管产生急性炎症反应,食管黏膜高度水肿,表面糜烂,多伴渗出物、出血及坏死组织,由于组织高度水肿和痉挛等造成食管早期梗阻。水肿一般在 3 天后开始消退,数天至 2～3 周为炎症反应消退时期,3 周后开始瘢痕形成,食管逐步收缩变窄,可造成食管狭窄,严重者食管壁全部被纤维组织代替,并与周围组织粘连。

临床表现通常为胸骨后或心窝部疼痛,轻者仅为灼热感,重者为剧烈刺痛。疼痛常在食物通过时诱发或加重,有时头低位如躺下或向前弯腰也能使疼痛加重。疼痛可放射至背部。早期由于炎症所致的局部痉挛,可出现间歇性咽下困难和呕吐。后期由于纤维瘢痕所致的狭窄,可出现持续性吞咽困难和呕吐。

病理改变急性期为黏膜充血、水肿,易出血,形成糜烂和表浅溃疡;慢性期病变可深达肌层,引起黏膜下层内纤维组织增生,黏膜面可呈轻度息肉样变。纤维收缩可形成食管宫腔狭窄和食管缩短。

(三)X线表现

1.急性食管炎

X线检查应在急性炎症消退后,患者能吞服流食方可作食管造影检查。如疑有食管瘘或穿孔,造影剂可流入呼吸道,最好采用碘油造影。依据病变发展分为如下几种。

(1)急性期(1~3天):因黏膜水肿、出血,管壁蠕动减弱或消失,可产生阵发性痉挛。因黏膜脱落,造影剂在黏膜面附着不好,并可见不规则浅钡斑。

(2)中期(3~10天):食管呈收缩、狭窄状态,不能扩张。可见多发浅或深之溃疡,黏膜皱襞紊乱。

(3)晚期:主要表现为管腔狭窄,其范围一般较长,也可以生理性狭窄部位为主。造影剂难以通过。食管缩短,狭窄以上可见扩张。狭窄部分可见溃疡龛影或有假性憩室形成(图5-7)。

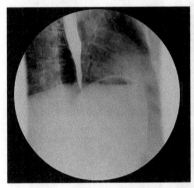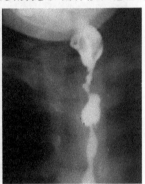

图 5-7　腐蚀性食管炎 X 线影像表现

2.慢性食管炎

反流性食管炎早期食管钡餐造影可能无明显异常,或可见食管下段轻微痉挛改变,偶见锯齿状第三收缩波,可见黏膜充血,水肿。中期,表面糜烂,浅表溃疡,食管壁毛糙,可见针尖状钡点,小龛影。晚期,可出现食管管腔狭窄,狭窄段与正常段分界不清,管壁不光整、僵硬,部分可出现滑动性食管裂孔疝征象(图5-8、图5-9)。胃-食管闪烁显像表现:此法可估计胃-食管的反流量在患者腹部缚上充气腹带,空腹口服含有 300 μCi ^{99m}Tc-Sc 的酸化橘子汁溶液 300 mL(内含橘子汁 150 mL 和 0.1 mol/L HCl 150 mL),并再饮冷开水 15~30 mL 以清除食管内残留试液,直立显像。正常人 10~15 分钟后胃以上部位无放射性存在否则则表示有 GER 存在。此法的敏感性与特异性约 90%。

四、贲门失弛缓症

(一)概述

贲门失弛缓症过去曾称为贲门痉挛,是由于食管贲门部的神经肌肉功能障碍所致的食管功能性疾病。其主要特征是食管缺乏蠕动,食管下端括约肌高压和对吞咽动作的松弛反应减弱。功能性狭窄和食管病理性扩张可同时存在。本病为一种少见病(估计每 10 万人中仅约 1 人),可发生于任何年龄,但最常见于 20～39 岁的年龄组。儿童少见,在男女性别上差异不大。

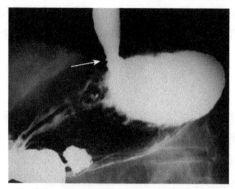

图 5-8 反流食管炎钡餐造影影像表现(箭头所示)

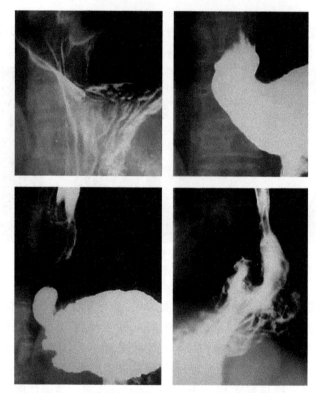

图 5-9 短食管型食管裂孔疝钡餐造影影像表现

(二)临床表现与病理基础

主要为吞咽困难、胸骨后疼痛、食物反流以及因食物反流误吸入气管所致咳嗽、肺部感染等症状。其中,无痛性吞咽困难是本病最常见最早出现的症状。食管扩张严重时可引起心悸、呼吸困难等压迫症状。食管贲门失弛缓症为食管下段肌壁的神经节细胞变性、减少,妨碍了正常神经冲动的传递,而致食管下端贲门部不能松弛。

(三)X 线表现

表现为食管自下而上呈漏斗状或鸟嘴状,边缘光滑,黏膜皱襞正常,钡剂通过贲门受阻,呈间歇性流入,狭窄段以上食管不同程度扩张,食管蠕动减弱或消失,第三收缩波频繁出现。需与食管下段占位性病变相鉴别(图 5-10)。

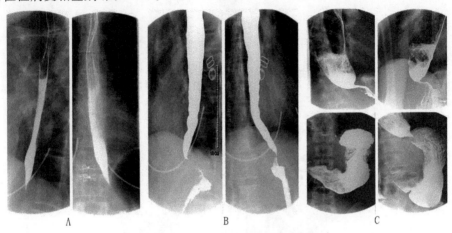

图 5-10　贲门失弛缓症钡餐造影影像表现
A.轻度;B.中度;C.重度

(叶　鹏)

第二节　气管与支气管疾病

一、气管与支气管炎

(一)概述

气管与支气管炎是由生物、物理、化学刺激或过敏等因素引起的气管与支气管黏膜炎症。临床症状主要为咳嗽和咳痰。可分为急性与慢性两种。

(二)局部解剖

气管起于环状软骨下缘(平第 6 颈椎体下缘),向下至胸骨角平面(平第 4 胸椎体下缘),分为左、右主支气管,其分叉处称气管杈。左主支气管细而长,嵴下角大,斜行。右主支气管短而粗,嵴下角小,走行较直。主支气管进入肺门后,左主支气管分上、下两支,右主支气管分上、中、下 3 支,进入相应的肺叶,称肺叶支气管。肺叶支气管再分支即肺段支气管(图 5-11)。

(三)临床表现与病理基础

急性气管与支气管炎,起病急,通常全身症状较轻,可有发热。初为干咳或少量黏液痰,随后痰量增多,咳嗽加剧,偶伴血痰。听诊可闻及散在干、湿啰音,咳嗽后减少或消失。呼吸道表现在 2～3 周消失,如反复发生或迁延不愈,可发展为慢性支气管炎。慢性支气管炎以咳嗽、咳痰为主要症状,患者每年发病持续 3 个月,连续 2 年或 2 年以上,并除外引起慢性咳嗽、咳痰的其他疾病。急性气管与支气管炎:气管、支气管黏膜充血水肿,淋巴细胞和中性粒细胞浸润;同时可伴纤毛上皮细胞损伤脱落;黏液腺体肥大增生。

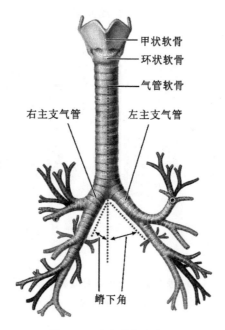

图 5-11　支气管树解剖图

(四)X 线表现

　　早期 X 线检查阴性,当病变发展到一定阶段,胸片上可出现某些异常征象,主要表现为肺纹理增多、增粗、增强、紊乱、扭曲及变形。由于支气管增厚,当其走行与 X 线垂直时可表现为平行的线状致密影,即"轨道征"。肺组织的纤维化表现为条索状或网状阴影。弥漫性肺气肿表现为肺野透亮度的增加,肋间隙增宽,心脏垂直,膈低平。小叶中心性肺气肿表现为肺透亮度不均匀,或形成肺大泡。肺组织的纤维化也可导致肺动脉压力过高,累及心脏,使肺动脉段隆凸、右心室肥厚增大(图 5-12)。

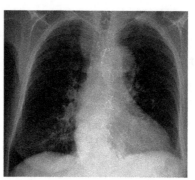

图 5-12　支气管炎 X 线影像表现
双肺纹理增多、增强、增粗、紊乱

二、支气管扩张症

(一)概述

　　支气管扩张症为较常见的慢性呼吸道疾病,是指支气管管腔超过正常范围的永久性或不可逆转性改变。分先天性和继发性两种,以后者居多。继发性支气管扩张症大多继发于急、慢性呼吸道感染和支气管阻塞后,反复发生支气管炎症、致使支气管壁结构破坏,引起支气管异常和持久性扩张。

(二)临床表现与病理基础

主要为慢性咳嗽、咳大量浓痰、反复咯血、反复肺部感染和慢性感染中毒症状等,其严重度可用痰量估计:轻度,<10 mL/d;中度,10~150 mL/d;重度,>150 mL/d。50%~70%的患者有程度不等的咯血,咯血量与病情严重程度、病变范围有时不一致。患者反复感染常表现为同一肺段反复发生肺炎并迁延不愈。早期或干性支气管扩张症可无异常肺部体征,病变重或继发感染时常可闻及下胸部、背部固定而持久的局限性粗湿啰音,有时可闻及哮鸣音。支气管扩张症常常是位于段或亚段支气管管壁的破坏和炎性改变,受累管壁的结构,包括软骨、肌肉和弹性组织破坏被纤维组织替代。

肉眼可见支气管壁明显增厚,伴有不同程度的变形,管腔可呈囊、柱状或梭状扩张。扩张的管腔内常有黏液充塞、黏膜明显炎症及溃疡,支气管壁有不同程度破坏及纤维组织增生。镜下可见支气管壁淋巴细胞浸润或淋巴样结节,黏液腺及淋巴细胞非常明显。支气管黏膜的柱状上皮常呈鳞状上皮化生。支气管壁有不同程度的破坏,甚至不能见到正常结构,仅见若干肌肉及软骨碎片。管壁上有中性粒细胞浸润,周围肺组织常有纤维化、萎陷或肺炎等病理基础。一般炎性支气管扩张症多见于下叶。由于左侧总支气管较细长,与气管的交叉角度近于直角,因此痰液排出比右侧困难,特别是舌叶和下叶基底段更是易于引流不畅,导致继发感染,伴随支气管行走的肺动脉可有血栓形成,有的已重新沟通。支气管动脉也可肥厚、扩张。支气管动脉及肺动脉间的吻合支明显增多。病变进展严重时,肺泡毛细血管广泛破坏,肺循环阻力增加,最后可并发肺源性心脏病,甚至心力衰竭。

(三)X线表现

支气管扩张症在透视或平片肺部可无异常表现,有的表现为肺纹理增多、紊乱或呈网状、蜂窝状,还可见支气管管径明显增粗的双轨征或者不规则的杵状致密影。扩张的支气管表现为多发薄壁囊状空腔阴影,其内常有液平面。病变区可有肺叶或肺段范围肺不张,表现为密度不均的三角致密影,其内可见柱状、囊状透光区及肺纹理聚拢。继发感染时显示小片状和斑点状模糊影,或大片密度增高影,常局限于扩张部位。经治疗可以消退,易反复发作。因此,支气管扩张症、肺部感染、肺不张三者常并存,且互为因果(图5-13)。

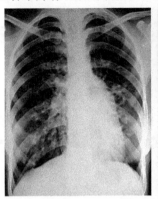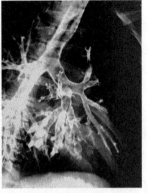

图 5-13　支气管囊状扩张 X 线影像表现

三、先天性支气管囊肿

(一)概述

先天性支气管囊肿是胚胎发育时期气管支气管树分支异常的罕见畸形,分为纵隔囊肿、食管壁内囊肿和支气管囊肿。可为单发或多发,大小可从数毫米至 1 cm 占据一侧胸廓的 $1/3 \sim 1/2$。纵隔支气管囊肿大多位于隆突附近,通过蒂与一侧支气管相连。通常为孤立性,多位于后纵隔,中纵隔次之,上纵隔最少。可因周围结构的压力产生症状。

(二)临床表现与病理基础

婴幼儿的纵隔囊肿可压迫大气道引起呼吸困难,哮鸣或持续性咳嗽,运动时明显加重。一些成人的纵隔支气管囊肿可长到很大而没有症状。出现的症状或体征大多数是由于继发感染引起,或者由囊肿压迫周围组织或器官引起。胚芽发育障碍发生在气管或主支气管分支阶段形成的囊肿。

位于纵隔内,称为支气管囊肿;发生在小支气管分支阶段的发育障碍形成的囊肿,多数位于肺组织内,称为肺囊肿。支气管肺囊肿多见于下叶,两肺分布均等;纵隔支气管囊肿大多位于隆突附近,通过蒂与一侧支气管相连通常为孤立性,后纵隔多见,中纵隔次之,上纵隔最少。囊肿为单房或多房,薄壁,内覆呼吸性上皮,通常充满黏液样物质。囊壁可含黏液腺、软骨、弹性组织和平滑肌。

(三)X 线表现

单发囊肿一般下叶比上叶多见,而多发囊肿可见一叶、一侧或者双侧肺。

1.含液囊肿

呈圆形、椭圆形或分叶状;高密度影,密度均匀,出血者可见钙化;边缘光滑锐利,有时囊壁可见弧形钙化,周围肺组织清晰;深呼、吸气相囊肿形态大小可改变;邻近胸膜无改变。

2.含气囊肿

薄壁环状透亮影,囊肿壁厚度 1 mm 左右;囊肿越大壁越薄;囊壁内外缘光滑且厚度均匀一致;透视下或呼吸相摄片,可见其大小和形态有改变;与支气管相通处活瓣性阻塞,则形成张力性含气囊,同侧肺纹理受压集中,且被推向肺尖或肋膈区,纵隔向健侧移位;有时含气囊肿可见有间隔,表现为多房性。

3.液气囊肿

囊肿内可见液气平面;感染后囊壁增厚;反复感染后囊壁可有纤维化改变;并发感染则在其周围可见斑片状浸润影,与周围肺组织发生粘连,可是其形态不规则;位于叶间胸膜附近的肺囊肿感染时,可见局部叶间胸膜增厚。

4.多发性肺囊肿

多见于一侧肺;多为含气囊肿,大小不等,占据整侧肺时,称为蜂窝肺或囊性肺;少数可见小的液平面,立位可见高低不平的多个液平面;囊壁薄而边缘锐利,感染后囊壁可增厚且模糊;通常伴有胸膜增厚;肺体积减小(图 5-14)。

四、气管、支气管异物

(一)概述

气管、支气管异物为临床常见急症。异物可存留在喉咽腔、喉腔、气管和支气管内,引起声嘶、呼吸困难等,右支气管较粗短长,故异物易落入右主支气管。本病75%发生于2岁以下的儿童。

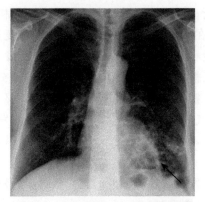

图5-14 支气管囊肿X线影像表现

左下肺多发囊状影(箭头所示),内见液平

(二)临床表现与病理基础

异物所在部位不同,可有不同的症状。喉异物:异物进入喉内时,出现反射性喉痉挛而引起吸气性呼吸困难和剧烈的刺激性咳嗽。如异物停留于喉入口,则有吞咽痛或咽下困难。如异物位于声门裂,大者出现窒息,小者出现呛咳及声嘶、呼吸困难、喉鸣音等。如异物为小膜片状贴于声门下,则可只有声嘶而无其他症状。尖锐异物刺伤喉部可发生咯血及皮下气肿。气管异物:异物进入气道立即发生剧烈呛咳,并有憋气、呼吸不畅等症状。随着异物贴附于气管壁,症状可暂时缓解;若异物轻而光滑并随呼吸气流在声门裂和支气管之间上下活动,可出现刺激性咳嗽,闻及拍击音;气管异物可闻及哮鸣音,两肺呼吸音相仿。如异物较大,阻塞气管,可致窒息。此种情况危险性较大,异物随时可能上至声门引起呼吸困难或窒息。支气管异物:早期症状和气管异物相似,咳嗽症状较轻。植物性异物:支气管炎症多较明显即咳嗽、多痰。呼吸困难程度与异物部位及阻塞程度有关。大支气管完全阻塞时,听诊患侧呼吸音消失;不完全阻塞时,可出现呼吸音降低。

(三)X线表现

气管、支气管异物在影像学中的具体表现,通常会和异物形状、异物大小以及异物性质、停滞时间、感染与否等因素息息相关。

1.直接征象

金属、石块及牙齿等不透X线的异物在X线胸片上可显影。根据阴影形态可判断为何种异物。正位及侧位胸片能准确定位。密度低的异物在穿透力强的正位胸片、斜位胸片及支气管体层片上引起气道透亮阴影中断;间接征象:非金属异物在X线上不易显示,根据异物引起的间接征象而诊断。

2.气管内异物

异物引起呼气性活瓣梗阻时,发生阻塞性肺气肿,使两肺含气增多。由于吸气时进入肺内的气体比正常情况少,胸腔负压增大,引起回心血量增多,故心脏阴影增大,同时膈肌上升。呼气时因气体不能排除,胸内压力增高,使心影变小,膈下降。这些表现与正常情况相反。

3.主支气管异物

一侧肺透光度增高:呼气性活瓣阻塞时患侧透明度升高,肺血管纹理变细;纵隔摆动:透视或者拍摄呼、吸气相两张对比判断。呼气性活瓣阻塞时纵隔在呼气相向健侧移位,吸气时恢复正常位置。吸气性活瓣阻塞时纵隔在吸气相向患侧移位,呼气时恢复正常位置;阻塞性肺炎和肺不张:支气管阻塞数小时后可发生小叶性肺炎,较长时间的阻塞后发生肺不张。阻塞性肺炎表现为斑片状阴影,肺纹理增粗、密集、模糊。肺不张后,肺体积缩小,呈致密阴影。长期肺不张引起支气管扩张和肺纤维化,使阴影的密度不均匀;其他改变:肺泡因剧烈咳嗽时内压增高而破裂,肺间质内有气体进入发生间质性肺气肿,气体沿间质间隙进入纵隔而发生纵隔气肿,表现为纵隔旁带状低密度影,继之发生颈部气肿,面、头、胸部皮下气肿。气体从纵隔破入胸腔发生气胸。

4.肺叶支气管异物

早期为阻塞性肺炎,为反复发生或迁延不愈的斑片状阴影。发生肺不张后肺体积缩小、密度增高,病变发生在相应的肺叶内(图5-15)。

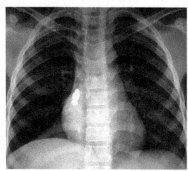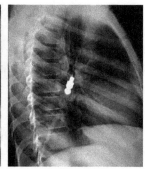

图 5-15　右侧中间段支气管异物 X 线影像表现

（刘晓伟）

第三节　胸　膜　疾　病

一、胸膜炎

（一）概述

胸膜炎(又称肋膜炎)是胸膜的炎症。胸膜炎是致病因素(通常为病毒或细菌)刺激胸膜所致的胸膜炎症。胸腔内可有液体积聚(渗出性胸膜炎)或无液体积聚(干性胸膜炎)。炎症消退后,胸膜可恢复至正常,或发生两层胸膜相互粘连。由多种病因引起,如感染、恶性肿瘤、结缔组织病、肺栓塞等。

（二）局部解剖

胸膜是衬覆于胸壁内面、膈上面、纵隔两侧面和肺表面等处的一层浆膜。被覆于胸壁内面、纵隔两侧面和膈上面及突至颈根部等处的胸膜部分称壁胸膜,覆盖于肺表面的称脏胸膜,两层胸膜之间密闭、狭窄、呈负压的腔隙称胸膜腔。壁、脏两层胸膜在肺根表面及下方互相移行,肺根下方相互移行的两层胸膜重叠形成三角形的皱襞称肺韧带。

壁胸膜依其衬覆部位不同分为以下四部分。

(1)肋胸膜是衬覆于肋骨、胸骨、肋间肌、胸横肌及胸内筋膜等诸结构内面的浆膜,其前缘位于胸骨后方,后缘达脊柱两侧,下缘以锐角反折移行为膈胸膜,上部移行为胸膜顶;膈胸膜覆盖于膈上面,与膈紧密相贴、不易剥离;纵隔胸膜衬覆于纵隔两侧面,其中部包裹肺根并移行为脏胸膜,纵隔胸膜向上移行为胸膜顶,下缘连接膈胸膜,前、后缘连接肋胸膜;胸膜顶是肋胸膜和纵隔胸膜向上的延续,突至胸廓入口平面以上,与肺尖表面的脏胸膜相对,在胸锁关节与锁骨中、内1/3 交界处之间,胸膜顶高出锁骨上方 1～4 cm,经锁骨上臂丛麻醉或针刺时,为防止刺破肺尖,进针点应高于锁骨上 4 cm。

(2)脏胸膜是贴附于肺表面,并伸入至叶间裂内的一层浆膜。因其与肺实质连接紧密故又称肺胸膜。

(3)胸膜腔是指脏、壁胸膜相互移行,两者之间围成的封闭的胸膜间隙,左、右各一,呈负压。胸膜腔实际是个潜在的间隙,间隙内仅有少许浆液,可减少摩擦。

(4)胸膜隐窝是不同部分的壁胸膜返折并相互移行处的胸膜腔,即使在深吸气时,肺缘也达不到其内,故名胸膜隐窝。主要包括肋膈隐窝、肋纵隔隐窝和膈纵隔隐窝等。①肋膈隐窝左右各一,由肋胸膜与膈胸膜返折形成,是诸胸膜隐窝中位置最低、容量最大的部位。深度可达两个肋间隙,胸膜腔积液常先积存于肋膈隐窝。②肋纵隔隐窝位于心包处的纵隔胸膜与肋胸膜相互移行处,因左肺前缘有心切迹,所以左侧肋纵隔隐窝较大。③膈纵隔隐窝位于膈胸膜与纵隔胸膜之间,因心尖向左侧突出而形成,故该隐窝仅存在于左侧胸膜腔(图 5-16)。

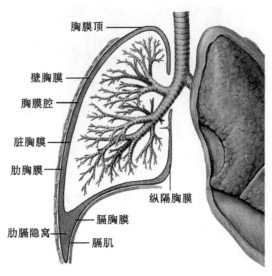

图 5-16 胸膜局部解剖图

(三)临床表现与病理基础

胸膜炎最常见的症状为胸痛。胸痛常突然出现,程度差异较大,可为不明确的不适或严重的刺痛,可仅在患者深呼吸或咳嗽时出现,亦可持续存在并因深呼吸或咳嗽而加剧。亦可表现为腹部、颈部或肩部的牵涉痛。胸膜炎是致病因素刺激胸膜所致的胸膜炎症,使胸膜充血、水肿,白细胞浸润并有多数内皮细胞脱落,胸膜面失去其原来的光泽。胸膜纤维蛋白渗出,致使胸膜增厚粗糙。

(四)X线表现

急性期主要表现为胸腔游离积液或包裹性积液,部分患者并发支气管胸膜瘘则可见气液平面。积液量少时可见肋膈角变钝。慢性期主要表现为胸膜增厚、粘连,甚至钙化,使患侧肋间隙变窄,胸廓塌陷,纵隔移向患侧,横膈上升。胸膜钙化时在肺野边缘呈片状、不规则点状或条状高密度影。包裹性胸膜炎时,胸膜钙化可呈弧线形或不规则环形。

二、胸膜间皮瘤

(一)概述

胸膜间皮瘤为胸膜原发性肿瘤,是来源于脏层、壁层、纵隔或横膈四部分胸膜的肿瘤。

(二)临床表现与病理基础

局限型者可无明显不适或仅有胸痛、活动后气促;弥漫型者有较剧烈胸痛、气促、消瘦等。患侧胸廓活动受限,饱满,叩诊浊音,呼吸音减低或消失,可有锁骨上窝及腋下淋巴结肿大。由于间皮瘤细胞形态的多样性,光镜下恶性间皮瘤组织学分型尚不统一。世界卫生组织曾将弥漫性恶性间皮瘤分为上皮型、肉瘤型和混合型。电镜检查示瘤细胞表面及瘤细胞内腔面有细长的蓬发样微绒毛,胞浆内丰富的张力微丝及糖原颗粒,有双层或断续的基底膜,瘤细胞间有较多的桥粒为恶性间皮瘤的超微结构特征。

(三)X线表现

难以显示小的病灶,有时仅可见胸腔积液。病变较大时可以显示突入肺野的结节,呼吸时随肋骨运动(图 5-17)。

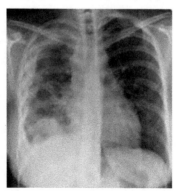

图 5-17 胸膜间皮瘤 X 线影像表现

三、气胸与液气胸

(一)概述

气胸是指气体进入胸膜腔,造成积气状态,称为气胸。通常分为三大类:自发性气胸、创伤性气胸和人工气胸。自发性气胸是由于肺部疾病使肺组织和脏层胸膜破裂,或由于靠近肺表面的微小泡和肺大疱破裂,肺和支气管内空气进入胸膜腔所致。液气胸则是指气胸的同时伴有胸腔内积水。

(二)临床表现与病理基础

起病大多急骤,典型症状为突发胸痛、继而胸闷或呼吸困难,并可有刺激性干咳。也有发病缓慢,甚至无自觉症状。部分患者发病前有用力咳嗽、持重物、屏气或剧烈活动等诱因,也有不少患者在正常活动或安静休息时发病。症状轻重取决于起病急缓、肺萎缩程度、肺原发疾病以及原有心肺功能状况等。胸体征视积气多少而定。少量气胸可无明显体征,气体量多时患侧胸部饱满,呼吸运动减弱,触觉语颤减弱或消失,叩诊鼓音,听诊呼吸音减弱或消失。肺气肿并发气胸患者虽然两侧呼吸音都减弱,但气胸侧减弱更明显。大量气胸时纵隔向健侧移位。右侧大量气胸时肝浊音界下移,左侧气胸或纵隔气肿时在左胸骨缘处听到与心跳一致的咔嗒音或高调金属音。当患者出现发绀、大汗、严重气促、心动过速和低血压时应考虑存在张力性气胸。

(三)X线表现

可对气胸及液气胸做出诊断,并可判断肺组织被压缩的程度。气胸区无肺纹理,为气体密度。少量气胸时,气胸区呈线状或带状,可见被压缩肺的边缘,呼气时显示较清楚。大量气胸时,气胸区可占据肺野的中外带,内带为压缩的肺,呈密度均匀软组织影。同侧肋间隙增宽,横膈下降,纵隔向健侧移位,对侧可见代偿性肺气肿。

(刘晓伟)

第四节　肺部先天性疾病

一、先天性肺发育不全

(一)概述

肺先天性发育不全可根据其发生程度分为三类。①肺未发生:一侧或双侧肺缺如;②肺未发育:支气管原基呈一终端盲囊,未见肺血管及肺实质;③肺发育不全:可见支气管、血管和肺泡组织但数量和/或容积减少。患者可能伴发肺血管及其他畸形病变。先天性肺发育不全的主要原因可能是胸内肺生长发育的有效容量减少,最常见的原因是膈疝一侧膈肌不能关闭,腹腔脏器疝入胸腔,从而影响肺的发育。

(二)局部解剖

肺位于胸腔内,在膈肌的上方、纵隔的两侧。肺的表面被覆脏胸膜,透过胸膜可见许多呈多角形的小区,称肺小叶,其发炎称小叶性肺炎。正常肺呈浅红色,质柔软呈海绵状,富有弹性。成人肺的重量约等于自己体重的1/50,男性为1 000～1 300 g,女性为800～1 000 g。健康男性成人两肺的空气容量为5 000～6 500 mL,女性小于男性。

两肺外形不同,右肺宽而短,左肺狭而长。肺呈圆锥形,包括一尖、一底、三面、三缘。肺尖钝圆,经胸廓上口伸入颈根部,在锁骨中内1/3交界处向上突至锁骨上方达2.5 cm。肺底坐于膈肌上面,受膈肌压迫肺底呈半月形凹陷。肋面与胸廓的外侧壁和前、后壁相邻。纵隔面即内侧面与纵隔相邻,其中央有椭圆形凹陷,称肺门。膈面即肺底,与膈相毗邻。前缘为肋面与纵隔面在前方的移行处,前缘角锐利,左肺前缘下部有心切迹,切迹下方有一突起称左肺小舌。后缘为肋面与纵隔面在后方的移行处,位于脊柱两侧的肺沟中。下缘为膈面与肋面、纵隔面的移行处,其位置随呼吸运动而显著变化。

肺借叶间裂分叶,左肺的叶间裂为斜裂,由后上斜向前下,将左肺分为上、下两叶。右肺的叶间裂包括斜裂和水平裂,它们将右肺分为上、中、下三叶。肺的表面有毗邻器官压迫形成的压迹或沟。如两肺门前下方均有心压迹;右肺门后方有食管压迹,上方是奇静脉沟;左肺门上方毗邻主动脉弓,后方有胸主动脉(图 5-18)。

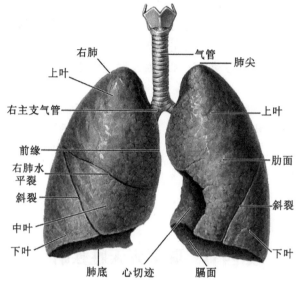

图 5-18　肺局部解剖

(三)临床表现与病理基础

严重病例出生后即死亡。主要表现为呼吸困难,甚至呼吸窘迫,以及长期反复呼吸道感染,体检可见患侧胸廓塌陷,活动度减弱,叩诊呈浊音,听诊呼吸音减低或消失,患者可伴有其他先天性畸形的临床表现,如肾功能不全等。病情轻微者可能无明显临床症状仅于常规 X 线胸片检查时发现。

(四)X 线表现

肺的发育异常通常表现为患侧片状密度均匀密度增高影,无肺纹理,患侧膈肌抬高,肋间隙变窄,纵隔偏向患侧;健侧代偿性肺气肿,血管纹理增粗。按肺发育状况具体分为如下几种。①一侧肺不发育:患侧胸腔无含气肺组织及支气管影,纵隔向患侧移位,健侧肺代偿气肿或伴发肺纵隔疝;②一侧肺发育不全:患侧部分肺膨胀不全,或呈均匀致密影,纵隔向患侧移位;③肺叶发育不全:肺内密实影尖端指向肺门,支气管造影可见支气管扩张(图 5-19)。

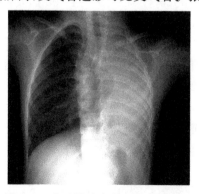

图 5-19　先天性肺发育不全 X 线表现

二、肺隔离症

(一)概述

肺隔离症是一种先天畸形,指没有功能的胚胎性、囊肿性肺组织从正常肺隔离出来。一般不与呼吸道相通连,供血动脉来自主动脉(胸主动脉或腹主动脉分支)。可分为两型:叶内型及叶外型,叶内型较多见,病肺与其邻近正常肺组织被同一脏层胸膜所覆盖,可发生在任何肺叶内,但多见于肺下叶。尤以左侧后基底段为多。叶外型较少见,病部位于其邻近正常肺组织的脏层胸膜外,多数位于左肺下叶与横膈之间。

(二)局部解剖

局部解剖同图 5-18。

(三)临床表现与病理基础

病肺初始阶段可不与正常支气管相通,可无任何症状,仅在 X 线检查时发现胸内有肿块状阴影。可出现咳嗽、咳痰、发热和反复肺感染等症状。肺隔离症是肺的发育畸形,部分肺组织与主体肺分隔,并形成无功能囊性肿块。可分为叶内型和叶外型两种,叶内型即病肺周围系正常肺组织,两者有共同的胸膜包裹,与正常支气管系统相通,并有来自体循环的异常动脉,本型约 60％位于左侧,几乎均在下叶的后基底段。叶外型者病变部分有自身的胸膜,也有来自体循环的异常动脉,多在肺下韧带内,同时有肺动脉、肺静脉回流至奇静脉、半奇静脉和门脉系统,病变部位的支气管与正常的支气管不相通,故不具呼吸功能。

(四)X 线表现

肺野下叶后基底段近脊柱旁圆形或类圆形密度增高影少数有分叶状,边界清晰,密度较均匀,常合并感染,与气道相通时可见囊状影像,可见气液平。胸片主要是发现病灶及位置(图 5-20)。

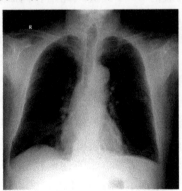

图 5-20　肺隔离症 X 线表现

（唐　琳）

第五节 肺部感染性病变

一、大叶性肺炎

(一)概述

病原体先在肺泡引起炎症,经肺泡间孔向其他肺泡扩散,致使部分肺段或整个肺段、肺叶发生炎症改变。典型者表现为肺实质炎症,通常并不累及支气管。致病菌多为肺炎链球菌。

(二)局部解剖

局部解剖图同图 5-18。

(三)临床表现与病理基础

起病急骤,寒战、高热、胸痛、咳嗽、咳铁锈色痰。早期肺部体征无明显异常,重症者可有呼吸频率增快、鼻翼翕动、发绀等。实变期可有典型体征,如患侧呼吸运动减弱,语颤增强,叩诊浊音,听诊呼吸音减低,有湿啰音或病理性支气管呼吸音。

大叶性肺炎其病变主要为肺泡内的纤维素性渗出性炎症(图 5-21)。一般只累及单侧肺,以下叶多见,也可先后或同时发生于两个以上肺叶。典型的自然发展过程大致可分为 4 个期。充血水肿期:主要见于发病后 1～2 天。肉眼观,肺叶肿胀、充血,呈暗红色,挤压切面可见淡红色浆液溢出。镜下,肺泡壁毛细血管扩张充血,肺泡腔内可见浆液性渗出物,其中见少量红细胞、嗜中性粒细胞、肺泡巨噬细胞。渗出物中可检出肺炎链球菌,此期细菌可在富含蛋白质的渗出物中迅速繁殖。红色肝变期:一般为发病后的 3～4 天进入此期。肉眼观,受累肺叶进一步肿大,质地变实,切面灰红色,较粗糙。胸膜表面可有纤维素性渗出物。镜下,肺泡壁毛细血管仍扩张充血,肺泡腔内充满含大量红细胞、一定量纤维素、少量嗜中性粒细胞和巨噬细胞的渗出物,纤维素可穿过肺泡间孔与相邻肺泡中的纤维素网相连,有利于肺泡巨噬细胞吞噬细菌,防止细菌进一步扩散。灰色肝变期:见于发病后的第 5～6 天。肉眼观,肺叶肿胀,质实如肝,切面干燥粗糙,由于此期肺泡壁毛细血管受压而充血消退,肺泡腔内的红细胞大部分溶解消失,而纤维素渗出显著增多,故实变区呈灰白色。镜下,肺泡腔渗出物以纤维素为主,纤维素网中见大量嗜中性粒细胞,红细胞较少。肺泡壁毛细血管受压而呈贫血状态。渗出物中肺炎链球菌多已被消灭,故不易检出。溶解消散期:发病后 1 周左右,随着机体免疫功能的逐渐增强,病原菌被巨噬细胞吞噬、溶解,嗜中性粒细胞变性、坏死,并释放出大量蛋白溶解酶,使渗出的纤维素逐渐溶解,肺泡腔内巨噬细胞增多。溶解物部分经气道咳出,或经淋巴管吸收,部分被巨噬细胞吞噬。肉眼观,实变的肺组织质地变软,病灶消失,渐近黄色,挤压切面可见少量脓样混浊的液体溢出。病灶肺组织逐渐净化,肺泡重新充气,由于炎症未破坏肺泡壁结构,无组织坏死,故最终肺组织可完全恢复正常的结构和功能。

二、支气管肺炎

(一)概述

病原体经支气管入侵,引起细支气管、终末细支气管及肺泡的炎症,常继发于其他疾病。其病原体有肺炎链球菌、葡萄球菌、病毒、肺炎支原体以及军团菌等。

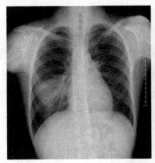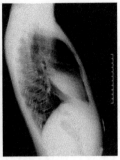

图 5-21　大叶性肺炎 X 线影像表现

可见大片状高密度影

（二）临床表现与病理基础

主要为发热、咳嗽、呼吸困难和发绀，全身中毒症状，肺部可闻及中、小湿啰音等。重症者，以上症状体征明显加重，可有呼吸衰竭，心力衰竭，中毒性脑病、脱水性酸中毒、中毒性肠麻痹、中毒性肝炎，还可并发脓胸、脓气胸、肺脓肿、肺大泡和败血症等。

病理可分为一般性和间质性两大类。一般性支气管肺炎主要病变散布在支气管壁附近的肺泡，支气管壁仅黏膜发炎。肺泡毛细血管扩张充血，肺泡内水肿及炎性渗出，浆液性纤维素性渗出液内含大量中性粒细胞、红细胞及病菌。病变通过肺泡间通道和细支气管向周围邻近肺组织蔓延，呈小点片状的灶性炎症，而间质病变多不显著。有时小病灶融合起来成为较大范围的支气管肺炎，但其病理变化不如大叶肺炎那样均匀致密。后期在肺泡内巨噬细胞增多，大量吞噬细菌和细胞碎屑，可致肺泡内纤维素性渗出物溶解吸收、炎症消散、肺泡重新充气。间质性支气管肺炎主要病变表现为支气管壁、细支气管壁及肺泡壁的发炎、水肿与炎性细胞浸润，呈细支气管炎、细支气管周围炎及肺间质炎的改变。蔓延范围较广，当细支气管壁上细胞坏死，管腔可被黏液、纤维素及破碎细胞堵塞，发生局限性肺气肿或肺不张。病毒性肺炎主要为间质性肺炎。但有时灶性炎症侵犯到肺泡，致肺泡内有透明膜形成。晚期少数病例发生慢性间质纤维化，可见于腺病毒肺炎。

（三）X 线表现

支气管肺炎又称小叶性肺炎，其典型 X 线表现为：病变多见于两肺中下肺野的内、中带；病变具有沿支气管分布的特征，多呈斑点及斑片状密度增高影，边界不清，可以融合呈大片状，液化坏死后可见空洞形成。当支气管堵塞时，可有节段性肺不张形成。支气管肺炎吸收完全，肺部组织可完全恢复，久不消散的则会引起支气管扩张等（图 5-22）。

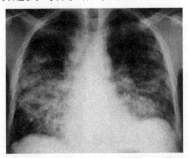

图 5-22　支气管肺炎 X 线影像表现

右中下肺及左下肺见斑片状密度增高影，边界不清

三、间质性肺炎

（一）概述

以弥漫性肺实质、肺泡炎和间质纤维化为病理基本改变，以活动性呼吸困难、X线胸片示弥漫阴影、限制性通气障碍、弥散功能降低和低氧血症为临床表现的不同类疾病群构成的临床病理实体的总称。炎症主要侵犯支气管壁肺泡壁，特别是支气管周围血管周围小叶间和肺泡间隔的结缔组织，而且多呈坏死性病变。

（二）临床表现与病理基础

起病常隐匿，病程发展呈慢性经过，机体对其最初反应在肺和肺泡壁内表现为炎症反应，导致肺泡炎，最后炎症将蔓延到邻近的间质部分和血管，最终产生间质性纤维化，导致瘢痕产生和肺组织破坏，使通气功能降低。继发感染时可有黏液浓痰，伴明显消瘦、乏力、厌食、四肢关节痛等全身症状，急性期可伴有发热。

可分为四期：一期，肺实质细胞受损，发生肺泡炎；二期，肺泡炎演变为慢性，肺泡的非细胞性和细胞性成分进行性地遭受损害，引起肺实质细胞的数目、类型、位置和/或分化性质发生变化，肺泡结构的破坏逐渐严重而变成不可逆转；三期，间质胶原紊乱，肺泡结构大部损害和显著紊乱，镜检可见大量纤维组织增生；四期，肺泡结构完全损害，代之以弥漫性无功能的囊性变化。不能辨认各种类型间质性纤维化的基本结构和特征。

（三）X线表现

病变分布广泛，多好发于两肺门及肺下野，且两肺同时受累，多见于支气管血管周围间质，呈纤细条索状密度增高影，走行僵直，可相互交织成网格状。病变也可呈细小结节影，大小一致，分布不均，通常不累及肺尖和两肺外带。由于其炎性浸润，可使肺门影增大，密度增高。病变消散较慢，部分消散不完全的可导致慢性肺间质性纤维化或支气管扩张（图5-23）。

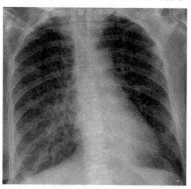

图5-23　间质性肺炎X线影像表现
双肺可见纤细条索状密度增高影，走行僵直

四、真菌性肺炎

（一）概述

引起原发性真菌性肺炎的大多是皮炎芽生菌、荚膜组织胞浆菌或粗球孢子菌，其次是申克孢子丝菌、隐球菌、曲菌或毛霉菌等菌属。真菌性肺炎可能是抗菌治疗的一种合并症，尤其见于病情严重或接受免疫抑制治疗以及患有艾滋病而致防御功能下降的患者。

(二)临床表现与病理基础

常继发于婴幼儿肺炎、肺结核、糖尿病、血液病等,滥用抗生素和激素等是主要诱因。具有支气管肺炎的各种症状和体征,但起病缓慢,多在应用抗生素治疗中肺炎出现或加剧,可有发热,咳嗽剧烈,痰为无色胶冻样,偶带血丝。肺部听诊可有中小水泡音。其病理改变可由过敏、化脓性炎症反应或形成慢性肉芽肿。

(三)X线表现

肺曲菌球是肺曲菌病的最具特征的表现,多位于肺部空洞或空洞内的圆形类圆形致密影,大小在 3～4 cm,密度一般均匀,边缘光整,可部分钙化,其位置可以改变。在曲球菌与空洞壁之间有时可见新月形空隙,称为空气半月征。如支气管黏液阻塞支气管可引起远侧肺组织的实变和不张,病灶坏死可形成脓肿,少数可见空洞形成,侵袭性曲菌病主要表现为单侧或双侧肺叶或肺段的斑片样致密影(图 5-24)。

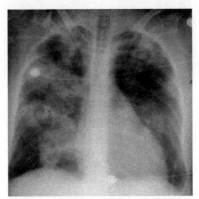

图 5-24　真菌性肺炎 X 线影像表现

双肺可见片状高密度影,其内可见空洞及空洞内可见类圆形致密影,密度尚均匀,可见空气半月征

五、过敏性肺炎

(一)概述

过敏性肺炎是一组由不同致敏原引起的非哮喘性变应性肺疾病,以弥漫性间质炎为其病理特征。系由于吸入含有真菌孢子、细菌产物、动物蛋白质或昆虫抗原的有机物尘埃微粒(直径<10 μm)所引起的变态反应,因此又称为外源性变应性肺泡炎。

(二)临床表现与病理基础

于接触抗原数小时后出现症状:有发热、干咳、呼吸困难、胸痛及发绀。少数患者接触抗原后可先出现喘息、流涕等速发变态反应,4～6 小时后呈Ⅲ型反应表现为过敏性肺炎。肺部可有湿啰音,多无喘鸣音,无实化或气道梗阻表现。

病理表现为亚急性肉芽肿样炎症,有淋巴细胞、浆细胞、上皮样细胞及朗格汉斯巨细胞浸润等,以致间质加宽。经过慢性病程后出现间质纤维化及肺实质破坏,毛细支气管为胶原沉着及肉芽组织堵塞而闭锁。持续接触致敏抗原后可发生肺纤维性变,严重时肺呈囊性蜂窝状。

(三)X线表现

急性早期 X 线胸片可以不显示明显异常。曾有报道病理活检证实有过敏性肺炎,但 X 线胸片完全正常。另有 26 例临床症状典型的蘑菇肺仅 8 例显示 X 线胸片异常。另一组报道107 个农民肺 99 例(93％)X 线胸片有弥漫性肺部阴影。阴影的多少与肺功能、BAL、临床症状严重程度不一定相平行。X 线胸片表现多为两肺弥散的结节。结节的直径从 1 mm 至数个毫米,边界不清,或呈磨玻璃阴影。有的阴影为网状或网结节型,病变分布虽无特殊的倾向但肺尖和基底段较少。细网状和结节型多为亚急性表现。Fraser 等曾见到农民肺、蘑菇肺和饲鸽者肺,急性期在暴露于重度抗原后短时内两下肺泡样阴影比较常见。肺泡样阴影常为闭塞性细支气管炎的小气道闭塞,所致肺泡内的内容物形成密度增加的影像。弥漫性网状或网状结节状阴影的持续存在再加上急性加重期的腺泡样阴影(图 5-25)。

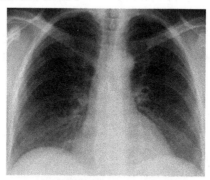

图 5-25　过敏性肺炎 X 线影像表现
两中下肺的磨玻璃影

六、肺脓肿

(一)概述

肺脓肿是多种病原菌感染引起的肺组织化脓性炎症,导致组织坏死、破坏、液化形成脓肿。以高热、咳嗽、咳大量脓臭痰为主要临床特征。常见病原体包括金黄色葡萄球菌、化脓性链球菌、肺炎克雷伯菌和铜绿假单胞菌等。

(二)临床表现与病理基础

吸入性肺脓肿起病急骤,畏寒、高热,体温达 39～40 ℃,伴有咳嗽、咳黏液痰或黏液脓性痰。炎症累及壁层胸膜可引起胸痛,且与呼吸有关。病变范围大时可出现气促。此外还有精神不振、全身乏力、食欲缺乏等全身中毒症状。如感染不能及时控制,可于发病后 10～14 天,突然咳出大量脓臭痰,偶有中、大量咯血而突然窒息致死。血源性肺脓肿多先有原发病灶引起的畏寒、高热等感染中毒症的表现。经数天或数周后才出现咳嗽、咳痰,痰量不多,极少咯血。慢性肺脓肿患者常有咳嗽、咳脓痰、反复发热和咯血,持续数周到数月。可有贫血、消瘦等慢性消耗症状。肺部体征与肺脓肿的大小和部位有关。早期常无异常体征,脓肿形成后病变部位叩诊浊音,呼吸音减低,数天后可闻及支气管呼吸音、湿啰音;随着肺脓肿增大,可出现空瓮音;病变累及胸膜可闻及胸膜摩擦音或呈现胸腔积液体征。慢性肺脓肿常有杵状指(趾)。

病理表现为肺组织化脓性炎症、坏死,形成肺脓肿,继而坏死组织液化破溃到支气管,脓液部分排出,形成有气液平的脓腔,空洞壁表面常见残留坏死组织。病变有向周围扩展的倾向,甚至超越叶间裂波及邻接的肺段。若脓肿靠近胸膜,可发生局限性纤维蛋白性胸膜炎,发生胸膜粘连;如为张力性脓肿,破溃到胸膜腔,则可形成脓胸、脓气胸或支气管胸膜瘘。肺脓肿可完全吸收或仅剩少量纤维瘢痕。若支气管引流不畅,坏死组织残留在脓腔内,炎症持续存在,则转为慢性肺脓肿。脓腔周围纤维组织增生,脓腔壁增厚,周围的细支气管受累,致变形或扩张。

(三)X线表现

急性化脓性炎症阶段,表现为大片的致密影,密度均匀,边缘模糊,如有坏死液化则密度可减低,坏死物排出后空洞形成,可见液平面,如病变好转,则显示脓肿空洞内容物及液平面减少甚至消失,愈合后可不留痕迹,或仅少许条索影。病程较快的患者,由于坏死面积较大可见肺组织体积减小。病程较慢者空洞周围纤维组织增生,空洞壁也更为清晰,肺脓肿邻近胸膜可增厚,也可形成脓胸或脓气胸(图5-26)。

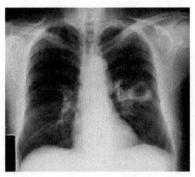

图 5-26　肺脓肿 X 线影像表现

左中肺脓肿空洞,其内可见液平面,边缘模糊

七、肺结核

(一)概述

肺结核是由结核分枝杆菌引发的肺部感染性疾病,是严重威胁人类健康的疾病。结核分枝杆菌的传染源主要是排菌的肺结核患者,通过呼吸道传播。健康人感染此菌并不一定发病,只有在机体免疫力下降时才发病。临床分型如下。

(1)原发性肺结核:多见于年龄较大儿童。婴幼儿及症状较重者可急性起病,高热可达39～40 ℃;可有低热、食欲缺乏、疲乏、盗汗等结核中毒症状。少数有呼吸音减弱,偶可闻及干性或湿性啰音。

(2)血行播散型肺结核:起病急剧,有寒战、高热,体温可达40 ℃以上,多呈弛张热或稽留热,血沉加速。亚急性与慢性血行播散性肺结核病程较缓慢。

(3)浸润型肺结核:多数发病缓慢,早期无明显症状,后渐出现发热、咳嗽、盗汗、胸痛、消瘦、咳痰及咯血。

(4)慢性纤维空洞型肺结核:反复出现发热、咳嗽、咯血、胸痛、盗汗、食欲缺乏等,胸廓变形,病侧胸廓下陷,肋间隙变窄,呼吸运动受限,气管向患侧移位,呼吸减弱。

(二)临床表现与病理基础

可出现呼吸系统症状和全身症状。呼吸系统症状主要为咳嗽咳痰、咯血、胸痛、呼吸困难等;全身症状为结核中毒症状,发热为最常见症状,多为长期午后潮热,部分患者有倦怠乏力、盗汗、食欲缺乏和体重减轻等。

1.原发性肺结核

结核分枝杆菌经呼吸道进入肺后,最先引起的病灶称原发灶,常位于肺上叶下部或下叶上部靠近胸膜处,病灶呈圆形,约1 cm 大小。病灶内细菌可沿淋巴道到达肺门淋巴结,引起结核性淋巴管炎和肺门淋巴结结核。肺原发灶、结核性淋巴管炎、肺门淋巴结结核合称为原发复合征,是原发性肺结核的特征性病变。

2.血行播散型肺结核

由结核分枝杆菌一次大量侵入引起,结核分枝杆菌的来源可由肺内病灶或肺外其他部位的结核灶经血播散。这些部位的结核分枝杆菌先进入静脉,再经右心和肺动脉播散至双肺。结核在两肺形成1.5～2 mm 大小的粟粒样结节,这些结节病灶是增殖性或渗出性的,在两肺分布均匀、大小亦较均一。

3.浸润型肺结核

多见于外源性继发型肺结核,即反复结核菌感染后所引起,少数是体内潜伏的结核分枝菌,在机体抵抗力下降时进行繁殖,而发展为内源性结核,也有由原发病灶形成者,多见于成年人,病灶多在锁骨上下,呈片状或絮状,边界模糊,病灶可呈干酪样坏死灶,引发较重的毒性症状,而成干酪性(结核性)肺炎,坏死灶被纤维包裹后形成结核球。经过适当治疗的病灶,炎症吸收消散,遗留小干酪灶,钙化后残留小结节病灶,呈现纤维硬结病灶或临床痊愈。有空洞者,也可经治疗吸收缩小或闭合,有不闭合者,也无存活的病菌,称为"空洞开放愈合"。

4.慢性纤维空洞型肺结核

由于治疗效果和机体免疫力的高低,病灶有吸收修补,恶化进展等交替发生,单或双侧,单发或多发的厚壁空洞,常伴有支气管播散型病灶和胸膜肥厚,由于病灶纤维化收缩,肺门上提,纹理呈垂柳状,纵隔移向病侧,邻近肺组织或对侧肺呈代偿性肺气肿,常伴发慢性气管炎、支气管扩张症、继发肺感染、肺源性心脏病等;更重使肺广泛破坏、纤维增生,导致肺叶或单侧肺收缩,而成"毁损肺"。

(三)X 线表现

1.原发型肺结核(Ⅰ型肺结核)

多见于儿童,少数见于青年,常无影像学异常。如果发生明显的感染,常常表现为气腔实变阴影(图 5-27),累及整个肺叶。原发性肺结核患者可发生胸腔积液,常仅表现为胸腔积液而无肺实质病变。淋巴结增大常发生于儿童原发性肺结核感染。有时可侵及肺门淋巴结(图 5-28)和纵隔淋巴结,尤其好发于右侧气管旁区域,可增大。淋巴结增大在成人原发性肺结核中罕见,除非是免疫功能低下的患者。原发复合征:即是肺部原发灶,局部淋巴管炎和所属淋巴结炎三者的合称,X 线表现多为上叶下部及下叶后部靠近胸膜处的云絮状或类圆形高密度灶,边缘可模糊不清。如有突出于正常组织轮廓的肿块影,多为肺门及纵隔肿大的淋巴结。典型的原发复合征显示为原发灶,淋巴管炎与肿大的肺门淋巴结连接在一起,形成哑铃状,此种征象已不多见。

2.胸内淋巴结结核

按病理改变分型为炎症型和结节型。炎症型多为从肺门向外扩展的高密度影,边缘模糊,与周围组织分界不清,亦可成结节状改变。结节型多表现为肺门区域突出的圆形或卵圆形边界清楚的高密度影,右侧多见。如气管旁淋巴结肿大可表现为上纵隔影增宽,如呈波浪状改变,则为多个肿大的淋巴结。对于一些隐匿于肺门阴影中或是气管隆嵴下的肿大淋巴结,通过行 CT 扫描可清楚地显示其大小及形态。

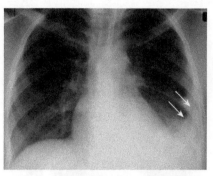

图 5-27　原发性肺结核 X 线影像表现

胸部正位片可见左肺下叶实变,伴左侧少量胸腔积液(箭头)

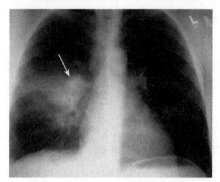

图 5-28　原发性肺结核淋巴结增大 X 线影像表现

胸部正位片显示右肺门淋巴结增大(箭头)伴肺内实变及轻度气管旁淋巴结增大

3.血行播散型肺结核(Ⅱ型肺结核)

急性粟粒性肺结核 X 线表现:典型病灶分布特点为"三均匀",即广泛均匀分布于两肺的粟粒样的结节状高密度灶,大小为 1～2 mm,部分呈磨玻璃样改变,病灶晚期可见融合。CT 扫描尤其是高分辨率 CT 扫描可清晰显示弥漫性的粟粒性病灶,并可观察病灶有无渗出。

4.亚急性或慢性血行播散型肺结核

X 线表现为"三不均匀",即双肺多发大小不一,密度不均的渗出增殖灶和纤维钙化,钙化灶多见于肺尖和锁骨下,渗出病灶多位于其下方,病灶融合可产生干酪性坏死形成空洞和支气管播散。(图 5-29、图 5-30)。

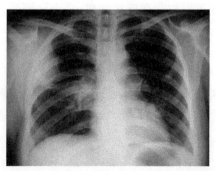

图 5-29　右侧原发性肺结核综合征 X 线影像表现

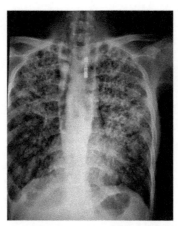

图 5-30 双肺急性粟粒型肺结核伴椎旁脓肿 X 线影像表现

5.慢性血行播散型肺结核

病变类似于亚急性血行播散型肺结核表现,只是大部分病变呈增殖性改变,病灶边缘基本清晰,纤维索条状影更明显,或者病灶钙化更多见,胸膜增厚和粘连更显著等。同时,两肺纹理增粗紊乱更明显。

6.继发型肺结核(Ⅲ型肺结核)

浸润型肺结核:病变多局限于肺的一部,以肺尖、锁骨上、下区及下叶背段为多见;X 线片上的征象多样,一般为陈旧性病灶周围出现渗出性病灶表现为中心密度较高而边缘模糊的致密影;新渗出性病灶表现为小片状云絮状影,范围较大的病灶可波及一个肺段或整个肺叶浸润;空洞常表现为壁薄、无内容物或很少液体;渗出、增殖、播散、纤维化、空洞等多种性质的病灶同时存在,活动期的肺结核易沿着支气管向同侧或对侧播散。

7.干酪性肺炎

似大叶性肺炎,显示一片无结构的、密度较不均匀的致密影,可累及一肺段或肺叶,密度较一般性肺炎高;干酪样坏死灶中心发生溶解、液化并可经支气管排出,出现虫蚀样空洞或无壁空洞;下肺野及对侧肺野可见沿支气管分布的小斑片状播散灶。

8.结核瘤

大多为孤立性球形病灶,多发者少见。多位于上叶尖后段和下叶背段。形态常为圆形或椭圆形,有时可见分叶(几个球形病灶融合在一起形成),一般 2~3 cm。其内可见点状钙化、层状钙化影;结核瘤中心的干酪改变可以液化而形成空洞,常为厚壁性;结核瘤附近肺野可见有散在的结核病灶,即"卫星病灶"。

9.慢性纤维空洞型肺结核

两上肺野广泛的纤维索条状病灶及新旧不一的结节状病灶;可见形状不规则的纤维性空洞,少有液气面;同侧或对侧可见斑片状播散病灶,密度可低可高甚至钙化;纵隔气管向患侧移位,同侧肺门影上移,其肺纹理拉长呈垂直走向如垂柳状,患侧胸部塌陷;常伴有胸膜肥厚粘连,无病变区呈代偿性肺气肿(图 5-31、图 5-32)。

10.结核性胸膜炎

结核性胸膜炎多表现为单侧及双侧的胸腔积液。当积液量>250 mL 以上时,立位胸片检查则可发现。X 线表现为两次肋膈角变钝,呈内低外高的弧形液体阴影。叶间裂积液表现为沿叶间裂走向的梭行高密度影,积液量较多时可呈圆形或卵圆形。包裹性积液表现为突向肺野内的扁丘状及半圆形密度增高影,边界清楚。

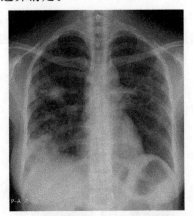

图 5-31　右侧浸润型肺结核 X 线影像学表现

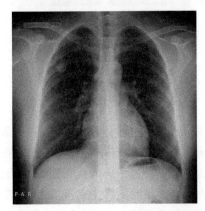

图 5-32　右上肺结核球 X 线影像学表现

八、肺炎性假瘤

(一)概述

肺炎性假瘤是肺内良性肿块,是由肺内慢性炎症产生的肉芽肿、机化、纤维结缔组织增生及相关的继发病变形成的肿块,并非真正肿瘤。它是一种病因不清的非肿瘤性病变。

(二)临床表现与病理基础

肺炎性假瘤患者多数年龄在 50 岁以下,女性多于男性。1/3 的患者没有临床症状,仅偶然在 X 线检查时发现,2/3 的患者有慢性支气管炎、肺炎、肺化脓症的病史,以及相应的临床症状,如咳嗽、咳痰、低热,部分患者还有胸痛、血痰,甚至咯血,但咯血量一般较少。

肺炎性假瘤的病理学特征是组织学的多形性,肿块内含有肉芽组织的多寡不等、排列成条索的成纤维细胞、浆细胞、淋巴细胞、组织细胞、上皮细胞以及内含中性脂肪和胆固醇的泡沫细胞或假性黄瘤细胞。肺炎性假瘤一般位于肺实质内,累及支气管的仅占少数。绝大多数单发,呈圆形或椭圆形结节,一般无完整的包膜,但肿块较局限、边界清楚,有些还有较厚而缺少细胞的胶原纤维结缔组织与肺实质分开。

(三)X线表现

病变形态不一,大小不等,多<5 cm,位于肺的表浅部位,一般为中等密度影,密度可均匀,硬化血管瘤型可见斑点状钙化影,有假性包膜时,病变边界清楚,乳头状增生型多见,有的肿块由于不规则可表现为分叶状。无假性包膜时,边界模糊,以组织细胞增生型多见。有的炎性假瘤甚至表现为周围型肺癌的毛刺样改变(图 5-33)。

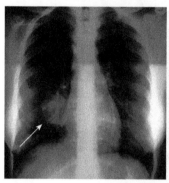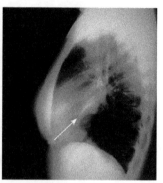

图 5-33　肺炎性假瘤 X 线影像表现
右肺中叶软组织肿块,边缘见毛刺(箭头)

九、慢性肺炎

(一)概述

慢性非特异性炎症,可分为原发性慢性肺炎和急性肺炎演变而来,促成慢性肺炎的因素有营养不良、佝偻病、先天性心脏病或肺结核患儿发生肺炎时,易致病程迁延;病毒感染引起间质性肺炎,易演变为慢性肺炎;反复发生的上呼吸道感染或支气管炎以及慢性鼻窦炎均为慢性肺炎的诱因;深入支气管的异物,特别是缺乏刺激性而不产生初期急性发热的异物(如枣核等),因被忽视而长期存留在肺部,形成慢性肺炎;免疫缺陷小儿,包括体液及细胞免疫缺陷,补体缺乏及白细胞吞噬功能缺陷皆可致肺炎反复发作,最后变成慢性;原发性或继发性呼吸道纤毛形态及功能异常亦可致肺慢性炎症。

(二)临床表现与病理基础

慢性肺炎的特点是周期性的复发和恶化,呈波浪形。由于病变的时期、年龄和个体的不同,症状多种多样。在静止期体温正常,无明显体征,几乎没有咳嗽,但在跑步和上楼时容易气喘。在恶化期常伴有肺功能不全,出现发绀和呼吸困难等。恶化后好转很缓慢,经常咳痰,甚至出现面部水肿、发绀、胸廓变形和杵状指(趾)。

炎症病变可侵及各级支气管、肺泡、间质组织和血管。特别在间质组织的炎症,每次发作时都有所进展,使支气管壁弹力纤维破坏,终因纤维化而致管腔狭窄。同时,由于分泌物堵塞管腔而发生肺不张,终致支气管扩张。由于支气管壁及肺泡间壁的破坏,空气经过淋巴管散布,进入组织间隙,可形成间质性肺气肿。局部血管及淋巴管也发生增生性炎症,管壁增厚,管腔狭窄。

(三)X线表现

1.肺纹理增强

支气管壁和支气管周围组织的细胞浸润和结缔组织增生以及小叶间隔的细胞浸润和结缔组织增生是肺纹理增强的病理基础。在胸片上前者表现为走行紊乱的不规则线条状阴影,可伴有血管的扭曲移位及全小叶肺气肿。

2.结节和斑片状阴影

气管周围的渗出与增生改变的轴位影像和腺泡病变表现为结节影。支气管的狭窄扭曲可导致小叶肺不张或盘状肺不张。小叶肺不张呈斑片状阴影,盘状肺不张呈条状阴影。

3.肺段、肺叶及团块阴影

慢性炎症局限于肺叶或肺段时则呈肺叶肺段阴影,肺叶肺段阴影可体积缩小。由于合并支气管扩张、肺气肿、肺大泡或小脓肿、肺大泡或小脓腔,肺叶或肺段阴影的密度可不均匀。在支气管体层片或支气管造影片上可见支气管扩张。但支气管狭窄或阻塞较少见。有时在肺叶肺段阴影内可见团块状阴影,其病理基础为脓肿或炎性肿块。肺叶阴影多见于右中叶慢性炎症。其他肺叶较少见,肺段阴影较常见。呈肿块阴影的慢性肺炎,其大小从不到 3 cm 至＞10 cm,肿块边缘较清楚,周围可见不规则索条状阴影,在团块内有时可见 4～6 级支气管扩张。炎性肿块阴影在正侧位胸片上各径线差有时较大,例如在正位胸片上呈圆形,在侧位胸片上呈不规则形状或椭圆形,此点有利于与周围型肺癌鉴别。

4.蜂窝状及杵状影

含空气的囊状支气管扩张可呈蜂窝状阴影、含有黏液的支气管扩张可表现为杵状阴影,其特点为与支气管走行方向一致。

5.肺气肿征象

弥漫性慢性肺炎可合并两肺普遍性肺气肿。而局限性慢性肺炎常与瘢痕旁肺气肿并存,因此慢性肺炎区的密度不均匀。有时慢性肺炎还可与肺大泡并存。

6.肺门团块状阴影

肺门区炎性肺硬化可表现为边缘不整齐、形态不规则类圆形团块状影,此时常需与肺癌鉴别。有时慢性肺炎还可伴有肺门淋巴结增大。但较少见。有时可见肺门部淋巴结肿大(图 5-34)。

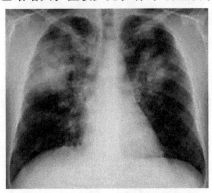

图 5-34　慢性肺炎 X 线影像表现

十、放射性肺炎

(一)概述

放射性肺炎是肺组织接受一定剂量的电离辐射后所导致的急性炎性反应,目前对该病的基础及临床研究不多,缺乏严格的诊断标准,治疗多数为对症处理、长期大剂量皮质激素治疗等。停止放疗后多数患者可以缓慢恢复,也有部分患者逐步发展成放射性肺纤维化,严重者会导致患者呼吸衰竭而死亡。

（二）临床表现与病理基础

放射性肺炎通常发生于放疗后 3 个月内,如果照射剂量较大或同时接受了化疗等,或者遗传性放射损伤高度敏感的患者,放射性肺炎也可能发生于放疗开始后 2～3 周内。肺癌患者接受放疗后 70％以上会发生轻度的放射性肺损伤,多数无症状或症状轻微,仅有 10％～20％的患者会出现临床症状。放射性肺炎的临床症状没有特异性,通常的临床表现为咳嗽、气短、发热等,咳嗽多为刺激性干咳,气短程度不一,轻者只在用力活动后出现,严重者在静息状态下也会出现明显呼吸困难。部分患者可以伴有发热,甚至发生在咳嗽气短等症状出现前,多在 37～38.5 ℃,但也有出现 39 ℃以上高热者。放射性肺炎的体征不明显,多无明显体征,部分患者会出现体温升高、肺部湿啰音等表现。放射性肺炎临床症状的严重程度与肺受照射的剂量及体积相关,也和患者的个体遗传差异相关。

电离辐射导致放射性肺炎的靶细胞包括Ⅱ型肺泡细胞、血管内皮细胞、成纤维细胞以及肺泡巨噬细胞等。Ⅱ型肺泡细胞合成和分泌肺泡表面活性物质,维持肺泡表面张力,接受电离辐射后,Ⅱ型肺泡细胞胞质内 Lamellar 小体减少或畸形,肺泡细胞脱落到肺泡内,导致肺泡张力变化,肺的顺应性降低,肺泡塌陷不张。血管内皮细胞的损伤在照射后数天内就可以观察到,毛细血管内皮细胞超微结构发生变化、细胞内空泡形成、内皮细胞脱落,并可以发生微血栓形成、毛细血管阻塞,最终导致血管通透性改变,肺泡换气功能受损。肺泡巨噬细胞及成纤维细胞在接受电离辐射损伤后也会出现相应的变化,促进和加重放射性肺炎的发生。

（三）X 线表现

其表现取决于放射线照射的部位、照射的方向、照射野及照射量。乳腺癌术后放射照射所引起的放射性肺炎病灶多位于第 1～2 肋间。肺癌放疗后引起的放射性肺炎发生在原发病灶所在的肺叶,食管癌于恶性淋巴瘤放疗后引起的放射性肺炎位于两肺内带。放射性肺炎的 X 线表现:急性期:通常表现为大片状高密度阴影,密度较均匀,边缘较模糊;慢性期:由于病灶纤维结缔组织增生明显,原来的大片状阴影范围缩小,病灶较前密度增高而不均匀,可见网状及纤维索条状阴影。大范围的慢性放射性肺炎体积缩小可伴纵隔向患侧移位,同侧胸膜肥厚粘连,胸廓塌陷变形,膈升高(图 5-35)。

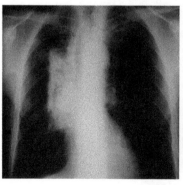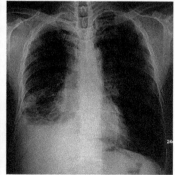

图 5-35　放射性肺炎 X 线影像表现

十一、特发性肺间质纤维化

（一）概述

特发性肺间质纤维化是一种原因不明,以弥漫性肺泡炎和肺泡结构紊乱最终导致肺间质纤维化为特征的疾病,按病程有急性、亚急性和慢性之分,临床更多见的是亚急性和慢性型。现认为该病与免疫损伤有关。预后不良,早期病例即使对激素治疗有反应,生存期一般也仅有 5 年。

(二)临床表现与病理基础

通常为隐匿性起病,主要的症状是干咳和劳力性气促。随着肺纤维化的发展,发作性干咳和气促逐渐加重。进展的速度有明显的个体差异,经过数月至数年发展为呼吸衰竭和肺心病。起病后存活时间为 2.8～3.6 年。通常没有肺外表现,但可有一些伴随症状,如食欲缺乏,消瘦等。体检可发现呼吸浅快,双肺底可闻及吸气末期 Velcro 啰音。晚期可出现发绀等呼吸衰竭和肺心病的表现。50% 以上患者有杵状指(趾)。

特发性肺纤维化的病理改变与病变的严重程度有关。主要特点是病变在肺内分布不均一,肺泡壁增厚,伴有胶原沉积、细胞外基质增加和灶性单核细胞浸润。炎症细胞不多,通常局限在胶原沉积区或蜂窝肺区。肺泡腔内可见到少量的 II 型肺泡上皮细胞聚集。可以看到蜂窝肺气囊、纤维化和纤维增殖灶。

(三)X 线表现

1.磨玻璃样影及实变影

病变早期,两下肺后外基底段部位可见小叶状轻度密度增高影;其内可见含气支气管影,支气管血管树增粗。实变影可相互融合成肺段甚或肺叶实变。

2.线状影

表面与胸膜面垂直的细线形影,长 1～2 mm,宽约 1 mm,多见于两肺下叶,也可见其他部位。两肺中内带区域的小叶间隔增厚则表现为分枝状细线形影。

3.胸膜下弧形线影

表现为胸膜下 0.5 cm 以内的与胸壁内面弧度一致的弧形线影,长 5～10 cm,边缘较清楚或较模糊,多见于两下肺后外部。

4.蜂窝状影

表现为数 1 mm 至 2 cm 大小不等的圆形或椭圆形含气囊腔,壁较薄而清楚,与正常肺交界面清楚。主要分布于两肺基底部胸膜下区。

5.小结节影

在蜂窝、网、线影基础上,可见少数小结节影,边缘较清楚,并非真正的间质内结节,而是纤维条索病变在横断面上的表现,或相互交织而成。

6.肺气肿

小叶中心性肺气肿表现为散在的、直径 2～4 mm 的圆形低密度区,无明确边缘,多见于肺部外围,但随病变发展可逐渐见于肺中央部。有时胸膜下可见直径 1～2 cm 大小的圆形或椭圆形肺气囊。

7.支气管扩张症

主要为中小支气管扩张,多为柱状扩张,可伴支气管扭曲、并拢。

十二、肺结节病

(一)概述

肺结节病是一种病因未明的多系统多器官的肉芽肿性疾病,近来已引起国内广泛注意。常侵犯肺、双侧肺门淋巴结、眼、皮肤等器官。其胸部受侵率高达 80%～90%。本病呈世界分布,欧、美国家发病率较高，亚洲国家少见。多见于 20～40 岁，女性略多于男性。病因尚不清楚，部分病例呈自限性，大多预后良好。

(二)临床表现与病理基础

早期结节病的症状较轻，常见的呼吸道症状和体征有咳嗽、无痰或少痰，偶有少量血丝痰，可有乏力、低热、盗汗、食欲缺乏、体重减轻等。病变广泛时可出现胸闷、气急，甚至发绀。后期主要是肺纤维化导致的呼吸困难。肺部体征不明显，部分患者有少量湿啰音或捻发音。

结节病的病理特点是非干酪样坏死性类上皮肉芽肿。肉芽肿的中央部分主要是多核巨噬细胞和类上皮细胞，后者可以融合成朗格汉斯巨细胞。周围有淋巴细胞浸润，而无干酪样病变。

(三)X 线表现

有 90% 以上的患者伴有 X 线胸片的改变，而且常是结节病的首次发现。

1.纵隔、肺门淋巴结肿大

纵隔、肺门淋巴结肿大为结节病最常见表现，为唯一异常表现。多组淋巴结肿大是其特点，其中两侧肺门对称性淋巴结肿大且状如土豆，多为本病典型表现，其肿大淋巴结一般在 6～12 个月期间可自行消退，恢复正常；或在肺部出现病变过程中，开始缩小或消退；或不继续增大，为结节病的发展规律。

2.肺部病变

肺部病变多发生在淋巴结病变之后。最常见的病变为两肺弥漫性网状结节影，但肺尖或肺底少或无。结节大小不一，多为 1～3 mm 大小，轮廓尚清楚。其次为圆形病变，直径 1.0～1.5 cm，密度均匀，边缘较清楚，单发者类似肺内良性病变或周围型肺癌，多发者酷似肺内转移瘤。此外为阶段性或小叶性浸润，类似肺部炎性病变，一般伴或不伴胸腔内淋巴结病变。少数表现为单纯粟粒状颇似急性粟粒型肺结核。以纤维性病变为主，不易与其他原因所致的肺纤维化区别，且可引起多种继发性改变。

3.胸膜病变

胸膜渗液可能为胸膜脏、壁层广泛受累所致。肥厚的胸膜为非干酪性肉芽肿。

4.骨骼病变

较少见，约占全部结节病的 10%。骨损害一般限于手、足的短管状骨，显示小囊状骨质缺损并伴有末节指(趾)变细、变短(图 5-36)。

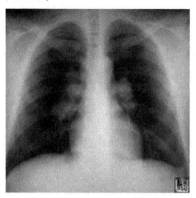

图 5-36 肺结节病 X 线影像表现
两侧纵隔、肺门淋巴结肿大

十三、硅肺

(一)概述

硅肺是由长期吸入石英粉尘所致的以肺部弥漫性纤维化为主的全身性疾病,是我国目前常见的且危害较为严重的职业病。目前是职业病中发病率最高的病种之一,也是12种尘肺中较重的一种。

(二)临床表现与病理基础

硅肺的早期可能没有自觉症状,或症状很轻。Ⅱ、Ⅲ期硅肺患者多有症状,但症状轻重和X线胸片改变的程度不一定平行,在有肺部并发症时,症状加重。早晨咳嗽较重,无痰或有少量黏液痰。肺内有并发感染时,则痰量增多,或有脓性痰。单纯硅肺多无胸痛或有轻微胸痛,一旦有明显胸痛应考虑有肺内感染或并发肺结核的可能。胸膜摩擦音常是并发肺结核的征象。早期硅肺气短不明显,晚期硅肺并发肺结核、肺气肿时,气短明显。早期患者一般状态尚好,晚期则营养欠佳。晚期患者,特别是并发肺结核或肺部感染时,肺部可听到呼音,也可出现发绀。

硅肺基本病变是矽结节形成,眼观矽结节呈圆形灰黑色、质韧、直径 2~3 mm。在人体,最早的改变是吸入肺内的粉尘粒子聚集并沉积在相对固定的肺泡内,巨噬细胞及肺泡上皮细胞(主要是Ⅱ型)相继增生,肺泡隔开始增厚。聚集的细胞间出现网织纤维并逐渐转变成胶原纤维,形成矽结节。典型矽结节,结节境界清晰,胶原纤维致密扭曲排列或呈同心圆排列,纤维间无细胞反应,出现透明性变,周围是被挤压变形的肺泡。

(三)X线表现

1.圆形小阴影

圆形小阴影是硅肺最常见和最重要的一种 X 线表现形态,其病理变化以结节型硅肺为主,呈圆形或近似圆形,边缘整齐或不整齐,直径<10 mm;不规则形小阴影多为接触游离二氧化硅含量较低的粉尘所致,病理基础主要是肺间质纤维化。表现为粗细、长短、形态不一的致密阴影。之间可互不相连,或杂乱无章的交织在一起,呈网状或蜂窝状;致密度多持久不变或缓慢增高。早期也多见于两肺中下区,弥漫分布,随病情进展而逐渐波及肺上区(图 5-37)。

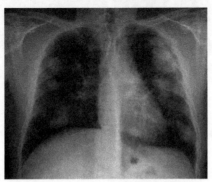

图 5-37　硅肺 X 线影像表现
两肺散在类圆形结节影,边界尚清

2.大阴影

长径超过 10 mm 的阴影,为晚期硅肺的重要 X 线表现,边界清楚,周围有明显的肺气肿;多见于两肺上、中区,常对称出现;大阴影长轴多与后肋垂直,不受叶间裂限制。

3.胸膜变化

胸膜粘连增厚,先在肺底部出现,可见肋膈角变钝或消失;晚期膈面粗糙,由于肺纤维组织收缩和膈胸膜粘连,呈"天幕状"阴影。

4.肺气肿

多为弥漫性、局限性、灶周性和泡性肺气肿,严重者可见肺大泡。

5.肺门和肺纹理变化

早期肺门阴影扩大,密度增高,有时可见淋巴结增大,包膜下钙质沉着呈蛋壳样钙化,肺纹理增多或增粗变形;晚期肺门上举外移,肺纹理减少或消失。

（赵建峰）

第六节　肺实质性病变

一、肺水肿

（一）概述

肺水肿是指由某种原因引起肺内组织液的生成和回流平衡失调,使大量组织液在很短时间内不能被肺淋巴和肺静脉系统吸收,从肺毛细血管内外渗,积聚在肺泡、肺间质和细小支气管内,从而造成肺通气与换气功能严重障碍。在临床上表现为极度的呼吸困难,端坐呼吸,发绀,大汗淋漓,阵发性咳嗽伴大量白色或粉红色泡沫痰,双肺布满对称性湿啰音。肺水肿分为心源性和非心源性两大类。本病可严重影响呼吸功能,是临床上较常见的急性呼吸衰竭的病因。

（二）局部解剖

局部解剖同图 5-18。

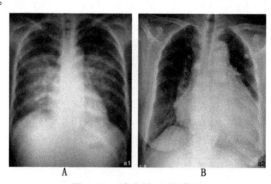

图 5-38　肺水肿 X 线表现

A.肺泡性肺水肿 X 线表现"蝶翼征";B.间质性肺水肿 X 线表现

（三）临床表现与病理基础

肺水肿间质期,患者常有咳嗽、胸闷,轻度呼吸浅速、急促,查体可闻及两肺哮鸣音。肺水肿液体渗入肺泡后,患者可表现为面色苍白,发绀,严重呼吸困难,咳大量白色或血性泡沫痰,两肺满布湿啰音。

肉眼可见肺表面苍白,含水量增多,切面有大量液体渗出。显微镜下观察,可将其分为间质期、肺泡壁期和肺泡期。间质期是肺水肿的最早表现,液体局限在肺泡外血管和传导气道周围的疏松结缔组织中,支气管、血管周围腔隙和叶间隔增宽,淋巴管扩张。液体进一步潴留时,进入肺泡壁期。液体蓄积在厚的肺泡毛细血管膜一侧,肺泡壁进行性增厚。发展到肺泡期时,可见充满液体的肺泡壁丧失了环形结构,出现褶皱。无论是微血管内压力增高还是通透性增加引起的肺水肿,肺泡腔内液体的蛋白均与肺间质内相同,提示表面活性物质破坏,而且上皮丧失了滤网能力。

(四)X 线表现

间质性肺水肿 X 线主要表现肺静脉影增粗,肺门影变大、变模糊,可见 Kerley 氏线征,肺叶间裂增厚等;肺泡性肺水肿表现为两肺可见大片状模糊影,多位于肺中心部或基底部,及可见"蝶翼征",可伴少量胸腔积液,肺泡性肺水肿病变动态变化大。急性呼吸窘迫征引起的肺水肿 X 线表现通常为散在片状模糊影,随病变发展融合成大片毛玻璃样影或实变影,广泛肺影密度增高称为"白肺",对复张性肺水肿、神经性肺水肿结合病史即可做诊断(图 5-38)。

二、肺气肿

(一)概述

肺气肿是指终末细支气管远端的气道弹性减退,过度膨胀、充气和肺容积增大或同时伴有气道壁破坏的病理状态。按其发病原因肺气肿有如下几种类型:老年性肺气肿,代偿性肺气肿,间质性肺气肿,灶性肺气肿,旁间隔性肺气肿,阻塞性肺气肿。

(二)局部解剖

局部解剖同图 5-18。

(三)临床表现与病理基础

临床表现症状轻重视肺气肿程度而定。早期可无症状或仅在劳动、运动时感到气短,随着肺气肿进展,呼吸困难程度随之加重,以至稍一活动甚或完全休息时仍感气短。此外尚可感到乏力、体重下降、食欲缺乏、上腹胀满。除气短外还有咳嗽、咳痰等症状。典型肺气肿者胸廓前后径增大,呈桶状胸,呼吸运动减弱,语音震颤减弱,叩诊过清音,心脏浊音界缩小,肝浊音界下移,呼吸音减低,有时可听到干、湿啰音,心率增快,心音低远,肺动脉第二心音亢进。

肺气肿按解剖组织学部位分为肺泡性肺气肿和间质性肺气肿。肺泡性肺气肿按发生部位又可细分为腺泡中央型、腺泡周围型、全腺泡型肺气肿。腺泡中央型指肺腺泡中央区的呼吸细支气管呈囊状扩张,肺泡管及肺泡囊无明显改变,腺泡周围型则是肺泡管及肺泡囊扩张,而呼吸细支气管未见异常改变,从呼吸细支气管至肺泡囊及肺泡均扩张即是全腺泡型肺气肿。肺内陈旧瘢痕灶邻近发生的瘢痕旁若肺气肿囊腔超过 2 cm,累及小叶间隔称为肺大泡。间质性肺气肿是因肺内压骤然升高,气体从破裂的肺泡壁或支气管管壁进入肺间质,在肺膜下或下叶间隔内形成小气泡形成,气泡可扩散至肺门、纵隔,甚至颈胸部皮下软组织内。

(四)X 线表现

X 线主要表现为肺野扩大,肺血管纹理变疏变细,肺透亮度增加,肋间隙增宽,纵隔向一侧偏移,横膈下移,心缩小等,侧位像显示胸腔前后径增大(图 5-39)。

三、Wegener 肉芽肿

(一)概述

Wegener 肉芽肿是一种坏死性肉芽肿性血管炎,属自身免疫性疾病。该病在 1931 年由

Klinger 首次描述,在 1936 年由 Wegener 进一步作了病理学的描述。该病男性略多于女性,从儿童到老年人均可发病,未经治疗的 Wegener 肉芽肿病死率可高达 90％以上,经激素和免疫抑制剂治疗后,Wegener 肉芽肿的预后明显改善。尽管该病有类似炎性的过程,但尚无独立的致病因素,病因至今不明。

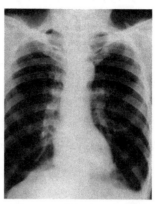

图 5-39　肺气肿 X 线表现

(二)局部解剖

局部解剖同图 5-18。

(三)临床表现与病理基础

Wegener 肉芽肿临床表现多样,可累及多系统。典型的 Wegener 肉芽肿有三联征:上呼吸道、肺和肾病变。可以起病缓慢,持续一段时间,也可表现为快速进展性发病。病初症状包括发热、疲劳、抑郁、食欲缺乏、体重下降、关节痛、盗汗、尿色改变和虚弱。其中发热最常见。大部分患者以上呼吸道病变为首发症状。通常表现是持续地流鼻涕,而且不断加重。肺部受累是本病基本特征之一,约 50％的患者在起病时即有肺部表现,总计 80％以上的患者将在整个病程中出现肺部病变。胸闷、气短、咳嗽、咯血以及胸膜炎是最常见的症状,及肺内阴影。大部分病例有肾脏病变,出现蛋白尿,红、白细胞及管型尿,严重者伴有高血压和肾病综合征,终可导致肾衰竭,是 Wegener 肉芽肿的重要死因之一。

全身系统和脏器均可受累,病理特点:呼吸道上部(鼻,鼻窦炎,鼻咽部,鼻中隔为主)或下部(气管,支气管及肺)坏死性肉芽肿性病变,小血管管壁纤维素样变,全层有单核细胞,上皮样细胞和多核巨细胞浸润,病变严重时可侵犯骨质引起破坏。肺部可见空洞形成。肉芽肿也见于上颌骨、筛骨眼眶等处,广泛的血管炎引起的梗死及溃疡造成鞍状鼻畸形,眼球突出等。肾脏病变呈坏死性肾小球肾炎的改变。全身性灶性坏死性血管炎,主要侵犯小动脉、细动脉、小静脉、毛细血管及其周围组织,血管壁有多形核细胞浸润,纤维蛋白样变性,肌层及弹力纤维破坏,管腔中血栓形成,管壁坏死,形成小动脉瘤,出血等。

(四)X 线表现

肺野内单发或多发大小不等类圆形影或团状影,少数为粟粒型。多分布于两肺中下野及肺尖部。球形病灶可出现肉芽肿坏死、液化而形成空洞,厚薄不规则,可为单房或多房。肺浸润病变多表现大小不一边缘模糊斑片状影。以上表现可同时存在,可伴有胸腔积液、肺不张、肺梗死或气胸等(图 5-40)。

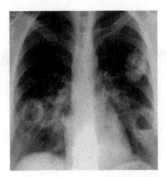

图 5-40 Wegener 肉芽肿 X 线表现

四、肺泡蛋白质沉积症

(一)概述

肺泡蛋白质沉积症（pulmonary alveolar proteinosis，PAP）是以肺泡和细支气管腔内充满 PAS 染色阳性，来自肺的富磷脂蛋白质物质为其特征。好发于青中年，男性发病率约 3 倍于女性。病因未明，可能与免疫功能障碍（如胸腺萎缩、免疫缺损、淋巴细胞减少等）有关。

(二)局部解剖

局部解剖同图 5-18。

(三)临床表现与病理基础

发病多隐袭，典型症状为活动后气急，以后进展至休息时亦感气急，咳白色或黄色痰、乏力、消瘦。继发感染时，有发热、脓性痰。少数病例可无症状，仅 X 线有异常表现。呼吸功能障碍随着病情发展而加重，呼吸困难伴发绀亦趋严重。

肉眼肺大部分呈实变，胸膜下可见黄色或黄灰色结节，切面有黄色液体渗出。镜检示肺泡及细支气管内有嗜酸 PAS 强阳性物质充塞，是Ⅱ型肺泡细胞产生的表面活性物质磷脂与肺泡内液体中的其他蛋白质和免疫球蛋白的结合物，肺泡隔及周围结构基本完好。电镜可见肺泡巨噬细胞大量增加，吞噬肺表面活性物质，胞浆肿胀，呈空泡或泡沫样外观。

(四)X 线表现

典型表现为从两肺弥漫且基本对称的由肺门向外放散的弥漫细小的羽毛状或结节状阴影，呈"蝶翼"状，类似肺泡性肺水肿；可表现两肺弥漫性颗粒状致密影，融合成斑片状，边缘模糊；可因支气管沉积物阻塞表现节段性肺不张、肺气肿等（图 5-41）。

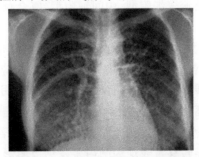

图 5-41 肺泡蛋白沉积症 X 线表现

（尹德军）

第七节　肺部肿瘤

一、肺癌

（一）概述

肺癌发生于支气管黏膜上皮称支气管肺癌。肺癌一般指的是肺实质部的癌症，通常不包含其他肋膜起源的中胚层肿瘤，或者其他恶性肿瘤如类癌、恶性淋巴瘤，或是转移自其他来源的肿瘤。特指来自支气管或细支气管表皮细胞的恶性肿瘤，占肺实质恶性肿瘤的90%～95%。肺癌目前是全世界癌症死因的首位，而且每年人数都在上升。而女性得肺癌的发生率尤其有上升的趋势。本病多在40岁以上发病，发病年龄高峰在60～79岁。种族、家族史与吸烟对肺癌的发病均有影响。

肺癌起源于支气管黏膜上皮局限于基底膜内者称为原位癌，可向支气管腔内或邻近的肺组织浸润生长并可通过淋巴血行或经支气管转移扩散。生长速度和转移扩散的情况与肿瘤的组织学类型分化程度等生物学特性有一定关系。

右肺多于左肺，上叶多于下叶，从主支气管到细支气管均可发生。起源于主支气管肺叶支气管的肺癌位置靠近肺门者称为中央型肺癌；起源于肺段支气管以下的肺癌位置在肺的周围部分者称为周围型肺癌。

（二）临床表现与病理基础

临床表现按部位可分为原发肿瘤、肺外胸内扩展、胸外转移和胸外表现四类。原发肿瘤引起的症状和体征主要为咳嗽、血痰或咯血、气短或喘鸣、发热、体重下降等；肺外胸内扩展引起的症状和体征主要为胸痛、声音嘶哑、咽下困难、胸腔积液、上腔静脉阻塞综合征、Horner综合征等；胸外转移至中枢神经系统可引起颅内压增高，精神状态异常等，转移至骨骼可引起骨痛和病理性骨折等，转移至胰腺，表现为胰腺炎症状或阻塞性黄疸；胸外表现，指肺癌非转移性胸外表现，或称之为副癌综合征，主要表现为肥大性肺性骨关节病、异位促性腺激素、分泌促肾上腺皮质激素样物、分泌抗利尿激素、神经肌肉综合征、高钙血症、类癌综合征等。

肺癌按病理组织学可分为非小细胞癌和小细胞癌两类。非小细胞癌包括鳞状上皮细胞癌、腺癌、大细胞癌等；小细胞癌包括燕麦细胞型、中间细胞型、复合燕麦细胞型。

（三）X线表现

在大体病理形态上，肿瘤的发生部位不同，其X线平片表现亦不同。中央型肺癌X线胸片显示肺门肿块阴影，边缘清楚。若支气管被肿块阻塞，可引起相应肺段肺气肿、肺不张、肺炎，称为"肺癌三阻征"。中央型肺癌转移到邻近肺门淋巴结引起肺门阴影增大，若侵犯到膈神经可导致横膈的矛盾运动。周围型肺癌X线表现为肺内结节阴影，肿瘤密度一般较均匀，亦可发生钙化或形成空洞。肿瘤边缘多分叶不光滑，呈"分叶征""毛刺征"。若肿瘤侵犯邻近脏层胸膜，可表现为"胸膜凹陷征"。周围型肺癌转移常表现为肺内多发结节阴影。弥漫型肺癌表现为双肺多发弥漫结节或斑片状影像，结节呈粟粒大小至1 cm不等，以两肺中下部较多（图5-42、图5-43）。

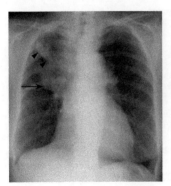

图 5-42　中央型肺癌 X 线影像表现

右肺门淋巴结增大,右上肺不张

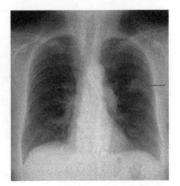

图 5-43　周围型肺癌 X 线影像表现

左上肺均匀结节影

二、肺转移瘤

(一)概述

原发于身体其他部位的恶性肿瘤经血道或淋巴道转移到肺称为肺转移瘤。据统计在死于恶性肿瘤的病例中,20%～30%有肺转移。恶性肿瘤发生肺转移的时间早晚不一,大多数病例在原发癌出现后 3 年内发生转移,亦有长达 10 年以上者,但也有少数病例肺转移灶比原发肿瘤更早被发现。转移到肺的原发恶性肿瘤多来自乳腺、骨骼、消化道和泌尿生殖系统。

(二)临床表现与病理基础

症状轻重与原发肿瘤的组织类型、转移途径、受累范围有密切关系。多数病例有原发癌的症状。早期肺转移多无明显的呼吸道症状。肺部病变广泛,则可出现干咳、痰血和呼吸困难等。病理表现与原发肿瘤的组织类型相关。以血行转移多见,即肺内或肺外肿瘤细胞经腔静脉回流至右心从而转移到肺内,癌细胞浸润并穿过肺小动脉及毛细血管壁,在邻近肺间质及肺泡内生长形成转移瘤;淋巴道转移前期类似血行转移,瘤细胞穿过血管壁累及支气管血管周围淋巴管,并在内增殖形成转移瘤;胸膜、胸壁或纵隔内肿瘤还可直接向肺内侵犯。

(三)X 线表现

原发性恶性肿瘤向肺内转移的途径有血性转移、淋巴转移及直接侵犯,转移方式不同其X线胸片表现亦不同。血行性转移表现为两肺多发结节及肿块阴影、边缘清楚,以两中下肺野常见。也可表现为单发的结节及肿块,也有的表现为多发空洞影像,成骨肉瘤与软骨肉瘤的转移可有钙化。淋巴道转移表现为网状及多发细小结节阴影,若小叶间隔增生可见"Kerley B 线"。纵隔、胸膜、胸壁向肺内直接侵犯表现为原发肿瘤邻近的肺内肿块(图 5-44)。

三、肺错构瘤

(一)概述

肺错构瘤的来源和发病原因尚不十分清楚,比较容易被接受的假说认为,错构瘤是支气管的一片组织在胚胎发育时期倒转和脱落,被正常肺组织包绕,这一部分组织生长缓慢,也可能在一定时期内不生长,以后逐渐发展才形成瘤。错构瘤大多数在 40 岁以后发病这个事实支持这一假说。常无临床表现,多为体检时影像学检查偶然发现。合理手术是最佳治疗方法,预后良好。

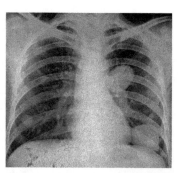

图 5-44　肺转移瘤 X 线影像表现

(二)临床表现与病理基础

错构瘤的发生年龄多数在 40 岁以上,男性多于女性。绝大多数错构瘤(80%以上)生长在肺的周边部,紧贴于肺的脏层胸膜之下,有时突出于肺表面,因此临床上一般没有症状,查体也没有阳性体征。只有当错构瘤发展到一定大小,足以刺激支气管或压迫支气管造成支气管狭窄或阻塞时,才出现相应等临床症状。

错构瘤病理学特征是正常组织的不正常组合和排列,这种组织学的异常可能是器官组织在数量、结构或成熟程度上的错乱。错构瘤的主要组织成分包括软骨、脂肪、平滑肌、腺体、上皮细胞,有时还有骨组织或钙化。

(三)X 线表现

根据肿瘤的发生部位,错构瘤可分为周围型及中央型。周围型错构瘤发生于肺段以下支气管与肺内,主要由软骨组织构成。中央型错构瘤发生于肺段及肺段以上支气管,主要由脂肪组织构成。周围型错构瘤表现为肺内的孤立结节,边缘清楚,无分叶,部分病变内会有爆米花样钙化。中央型错构瘤阻塞支气管引起阻塞性肺炎或肺不张,表现为斑片状模糊阴影或肺叶、肺段的实变、体积缩小(图 5-45)。

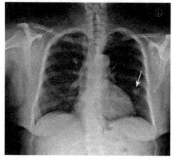

图 5-45　肺错构瘤 X 线表现
左上肺结节,边界清楚,无分叶(箭头)

(刘亚军)

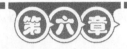

腹部疾病的X线诊断

第一节　胃肠疾病

一、胃溃疡

(一)病理改变

溃疡呈圆形或椭圆形,底部多较平坦,口部光滑整齐。溃疡穿破浆膜层造成穿孔,若穿入腹腔为急性穿孔。

(二)X线表现

1.胃溃疡的直接征象

(1)切线位:龛影突出于胃轮廓之外,呈乳头状、半圆形或其他形状,边缘光滑整齐,密度均匀。龛影口部特征性X线征象:黏膜线又称Hampton线,或狭颈征、项圈征。

(2)正面观:龛影显示为圆形、椭圆形致密钡斑,边缘光滑整齐。龛影周围环形透明带。

(3)黏膜皱襞纠集。

2.胃溃疡的间接征象

(1)胃小弯溃疡相对大弯侧痉挛切迹。

(2)胃小弯缩短。

(3)幽门狭窄和梗阻。

(4)胃分泌增多。

(5)蠕动改变。

(6)局部压痛。

二、胃癌

好发部位是胃窦部和胃小弯,其次是贲门区。

(一)病理

1.早期

早期癌组织仅侵及黏膜层或黏膜下层的胃癌,不论有无转移及侵及范围的大小,统称为早期胃癌。

2.中晚期

中晚期胃癌分为 4 型:增生型、浸润型、溃疡型、混合型。

(二)X 线表现

1.早期

早期主要 X 线表现为胃小区、胃小沟破坏消失,可见不规则小龛影和小充盈缺损,胃轮廓局部轻微凹陷和僵直。

2.中晚期各型胃癌的 X 线表现

(1)增生型:突入胃腔内的不规则或分叶状充盈缺损,黏膜纹中断或消失,局部胃壁僵硬,蠕动消失。

(2)浸润型:胃腔向心性环形狭窄,胃壁僵硬,蠕动消失。依其范围大小,可分为局限性和弥漫性两种:局限性者,环形狭窄,漏斗状狭窄,"X 形胃"或"沙钟胃";弥漫性者,形成"皮革胃"。

(3)溃疡型:龛影位于胃轮廓之内;龛影形状不规则呈半月形,指压迹征和裂隙征;环堤征;半月综合征或 Carman 综合征。

(三)胃良性溃疡与恶性溃疡的 X 线鉴别诊断

1.龛影位置

(1)良性溃疡:突出于胃轮廓线之外。

(2)恶性溃疡:位于胃轮廓线之内。

2.龛影形态

(1)良性溃疡:圆形、卵圆形,边缘光滑整齐。

(2)恶性溃疡:扁平、呈半月形或不规则形。

3.龛影口部

(1)良性溃疡:可见黏膜线、狭颈征、项圈征。

(2)恶性溃疡:可见指压迹征和裂隙征。

4.龛影周围

(1)良性溃疡:黏膜皱襞均匀性纠集,可直达龛影口部并逐渐变细。

(2)恶性溃疡:可见环堤征,黏膜皱襞至环堤处突然中断呈杵状。

5.邻近胃壁

(1)良性溃疡:柔软,有蠕动波。

(2)恶性溃疡:僵硬,峭直,蠕动消失。

三、十二指肠溃疡

胃和十二指肠同时发生溃疡者,称为复合性溃疡。

X 线表现:①龛影;②球部变形;③其他征象,如激惹征象、局部有固定压痛、幽门痉挛或幽门梗阻、常合并胃窦炎和胃分泌增多;④溃疡愈合。

四、结肠癌

(一)病理改变

大体形态可分为 3 型:增生型、浸润型、溃疡型。

(二)X线表现

主要X线表现为黏膜皱襞破坏、不规则充盈缺损、环形狭窄和恶性龛影。

各型表现如下。

1.增生型

腔内不规则充盈缺损阴影。肠壁僵硬平直、黏膜皱襞破坏,病变区常可扪及肿块。

2.浸润型

浸润型主要表现为肠管向心性环形狭窄。

3.溃疡型

腔内恶性龛影,形态多不规则,边缘不整齐,龛影周围常可见宽窄不一环堤,肠壁僵硬,蠕动消失,黏膜皱襞破坏。

(张英雄)

第二节　急　腹　症

一、胃肠道穿孔

胃肠道穿孔常发生于溃疡、外伤、炎症及肿瘤。

X线表现:①膈下游离气体。②左侧卧位水平摄片,示右侧腹壁与肝右缘间出现气体透亮影。③麻痹性肠梗阻与急性腹膜炎征象。④膈下无游离气体亦不能排除胃肠道穿孔。

二、肠梗阻

(一)基本X线征象

基本X线征象是肠管充气扩张和肠腔内气液平面形成。单纯性肠梗阻的梗阻近端肠曲胀气扩张,肠内可见高低不等、长短不一的液平面;梗阻远侧肠曲无气影。

(二)绞窄性肠梗阻的典型表现

(1)闭襻呈"假肿瘤"征。

(2)空回肠换位征。

(3)呈"C"形、"8"字形、花瓣状或香蕉串状小跨度蜷曲肠襻。

(三)肠套叠钡剂灌肠典型表现

(1)钡剂至套入部受阻。

(2)阻塞端呈杯口状或圆形充盈缺损。

(3)钡剂进入套入部与套鞘之间形成弹簧状影像。

(4)局部可摸到软组织肿块。

(刘　锴)

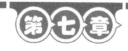

第七章

颅脑疾病的CT诊断

第一节　脑血管疾病

一、脑出血

（一）病理和临床概述

脑出血是指脑实质内的出血，依原因可分为创伤性和非创伤性，后者又称原发性或自发性脑内出血，多指高血压、动脉瘤、血管畸形、血液病和脑肿瘤等引起的出血，以高血压性脑出血常见，多发于中老年高血压和动脉硬化患者。出血好发于基底核、丘脑、脑桥和小脑，易破入脑室。血肿及伴发的脑水肿引起脑组织受压、软化和坏死。血肿演变分为急性期、吸收期和囊变期，各期时间长短与血肿大小和年龄有关。

（二）诊断要点

边界清楚的肾形、类圆形或不规则形均匀高密度影，周围水肿带宽窄不一，局部脑室受压移位。破入脑室可见脑室内积血（图7-1）。

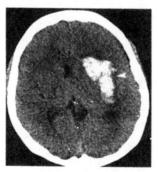

图 7-1　脑出血

女性患者，68 岁，突发言语不清、右侧肢体偏瘫 4 小时就诊，

CT 显示左侧基底核区条片状高密度影，左侧侧脑室受压变形

急性期表现为脑内密度均匀一致的高密度灶，呈卵圆形或圆形为主，CT 值为 50～80 HU；吸收期始于 3～7 天，可见血肿周围变模糊，水肿带增宽，血肿缩小并密度减低，小血肿可完全吸

收；囊变期始于2个月以后，较大血肿吸收后常遗留大小不等的囊腔，伴有不同程度的脑萎缩。

(三)鉴别诊断

脑外伤出血，结合外伤史可以鉴别。

(四)特别提示

血肿不同演变时期CT显示的密度不同，容易误诊，应密切结合临床。

二、脑梗死

(一)病理和临床概述

脑梗死包括缺血性和出血性脑梗死及腔隙性脑梗死。缺血性脑梗死是指脑血管闭塞导致供血区域脑组织缺血性坏死。原因：脑血栓形成，继发于脑动脉硬化、动脉瘤、血管畸形、炎性或非炎性脉管炎等；脑栓塞，如血栓、空气、脂肪栓塞；低血压和凝血状态。病理上分为缺血性、出血性和腔隙性脑梗死。出血性脑梗死是指部分缺血性脑梗死继发梗死区内出血。腔隙性脑梗死为深部髓质小动脉闭塞所致，为脑深部的小梗死，在脑卒中病变中占20%，主要好发中老年人，常见于基底核、内囊、丘脑、放射冠及脑干。

(二)诊断要点

1.缺血性梗死

CT示低密度灶，其部位和范围与闭塞血管供血区一致，皮髓质同时受累，多呈扇形。基底贴近硬膜。可有占位效应。2～3周时可出现"模糊效应"，病灶变为等密度而不可见。增强扫描可见脑回状强化。1～2个月后形成边界清楚的低密度囊腔(图7-2A)。

2.出血性梗死

CT示在低密度脑梗死灶内，出现不规则斑点、片状高密度出血灶，占位效应较明显(图7-2B)。

3.腔隙性梗死

CT表现为脑深部的低密度缺血灶，大小5～15 mm，无占位效应(图7-2C)。

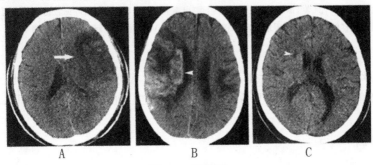

图7-2　脑梗死

A.男性患者,75岁,突发肢体偏瘫1天,CT显示左侧额、颞叶大片低密度梗死灶；B.女性患者,64岁,突发肢体偏瘫5小时,经诊断为右颞大片脑梗死后入院后行溶栓治疗。3天后病情加重,CT显示右侧颞顶叶大片出血性脑梗死；C.女性患者,67岁,头昏3天,CT显示右侧基底核区腔隙性脑梗死(箭头)

(三)鉴别诊断

脑炎：结合病史和临床症状及实验室检查。

(四)特别提示

CT对急性期及超急性期脑梗死的诊断价值不大，应行MRI弥散加权扫描。病情突然加重时应行 CT 复查,明确有无梗死后出血即出血性脑梗死,以指导治疗。

三、动脉瘤

(一)病理和临床概述

动脉瘤好发于脑底动脉环及附近分支,是蛛网膜下腔出血的常见原因,发生的主要原因是血流动力学改变,尤其是血管分叉部血液流动对血管壁形成剪切力及搏动压力造成血管壁退化;动脉粥样硬化也是常见因素;另外常与其他疾病伴发,如纤维肌肉发育异常、马方综合征等。按形态可分为常见的浆果形、少见的梭形及罕见的主动脉夹层。浆果形的囊内可有血栓形成。

(二)诊断要点

1.Ⅰ型

无血栓动脉瘤(图 7-3A),平扫呈圆形高密度区,均一性强化。

2.Ⅱ型

部分血栓动脉瘤(图 7-3B),平扫中心或偏心处高密度区,中心和瘤壁强化,其间血栓无强化,呈"靶征"。

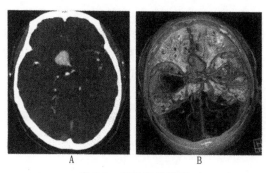

图 7-3 前交通动脉瘤

A.男性患者,24 岁,因不明原因蛛网膜下腔出血而行 CT 检查,增强可见鞍上池前方

见一囊样结节灶,强化程度与动脉相仿;B.CTA 的 VRT 重建显示前交通动脉瘤

3.Ⅲ型

完全血栓动脉瘤,平扫呈等密度灶,可有弧形或斑点状钙化,瘤壁环形强化。动脉瘤破裂时 CT 图像上多数不能显示瘤体,但可见并发的蛛网膜下腔出血、脑内血肿、脑积水、脑水肿和脑梗死等改变。

(三)鉴别诊断

1.脑膜瘤

与脑膜宽基相接。

2.脑出血

结合病史及临床症状。

(四)特别提示

CTA 对动脉瘤显示价值重大,可以立体旋转观察载瘤动脉、瘤颈及其同周围血管的空间关系。

四、脑血管畸形

(一)病理和临床概述

脑血管畸形为胚胎期脑血管的发育异常,根据 Mc Cormick 1996 年分类,分为动、静脉畸形,毛细血管扩张症,血管曲张和海绵状血管瘤等。动、静脉畸形最常见,好发于大脑中动脉、后动脉系统,由供血动脉、畸形血管团和引流静脉构成。好发于男性,以 20～30 岁最常见。儿童常以脑出血、成人以癫痫就诊。

(二)诊断要点

CT 显示不规则混杂密度灶,可有钙化,并呈斑点或弧线形强化,水肿和占位效应缺乏(图 7-4A)。可合并脑血肿、蛛网膜下腔出血及脑萎缩等改变。

(三)鉴别诊断

海绵状血管瘤,增强扫描呈轻度强化,病灶周围无条状、蚓状强化血管影。MRI 可显示典型的网格状或爆米花样高低混杂信号,周围见低信号环。

(四)特别提示

CTA 价值重大,可以立体旋转观察供血动脉和引流静脉(图 7-4B)。MRI 显示更清楚。

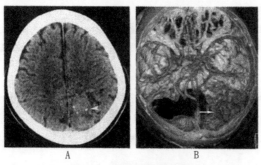

A   B

图 7-4 颅内动静脉畸形

A.男性患者,19 岁,因癫痫不规则发作 5 年来院检查,CT 平扫显示左侧顶、枕部脑实质内可见多发斑点状钙化影,局部脑实质密度增高。DSA 证实为颅内动静脉畸形;B.CTA 的 VRT 重建显示为左侧顶枕叶 AVM

(刘　芸)

第二节　颅 内 感 染

颅内感染的病种繁多,包括细菌、病毒、真菌和寄生虫感染,主要通过血行性感染或邻近感染灶直接扩散侵入颅内,少数可因开放性颅脑损伤或手术造成颅内感染。改变包括脑膜炎、脑炎和动静脉炎。

一、脑脓肿

(一)病理和临床概述

脑脓肿以耳源性常见,多发于颞叶和小脑;其次为血源性、鼻源性、外伤性和隐源性等。病理上分为急性炎症期、化脓坏死期和脓肿形成期。

(二)诊断要点

急性炎症期呈大片低密度灶,边缘模糊,伴占位效应,增强无强化;化脓坏死期,低密度区内出现更低密度坏死灶,轻度不均匀性强化;脓肿形成期,平扫见等密度环,内为低密度并可有气泡影,呈环形强化,其壁完整、光滑、均匀,或多房分隔(图7-5)。

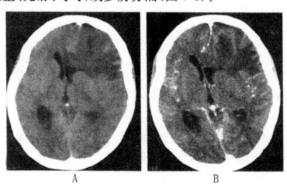

A   B

图 7-5　脑脓肿

男性患者,24岁,因头痛、呕吐 2 天入院,CT 平扫显示左额叶不规则低密度灶,占位效应明显。增强可见病灶呈环形均匀强化,未见明显壁结节,中心低密度区无明显变化,周围水肿明显,左侧侧脑室前角明显受压移位变形。考虑为脓肿形成,经抗感染治疗后情况好转

(三)鉴别诊断

(1)胶质瘤:胶质瘤的环状强化厚薄不均,形态不规则,常呈花环状、结节状强化,中心坏死区密度不等,CT 值常大于 20 HU。

(2)脑梗死多见于老年高血压患者,有明确突发病史,经复查随访,占位效应减轻。

(3)与肉芽肿病鉴别。

(四)特别提示

CT 诊断该病应结合病史、脑脊液检查。

二、结核性脑膜脑炎

(一)病理和临床概述

结核性脑膜脑炎是结核菌引起脑膜弥漫性炎性反应,并波及脑实质,好发于脑底池。脑膜渗出和肉芽肿为其基本病变,可合并结核球、脑梗死和脑积水。

(二)诊断要点

CT 早期可无异常发现。脑底池大量炎性渗出时,其密度增高,失去正常透明度;增强扫描脑膜广泛强化,形态不规则。肉芽肿增生则见局部脑池闭塞并结节状强化。

脑结核球平扫呈等或低密度灶,增强扫描呈结节状或环形强化。

(三)鉴别诊断

蛛网膜下腔出血,平扫呈高密度,增强扫描无明显强化,脑底池形态规则,无局部闭塞及扩张改变;此外需同脑囊虫病,转移瘤及软脑膜转移等鉴别,需结合病史。

(四)特别提示

CT 诊断应结合脑脊液检查、X 线胸片检查等。

三、脑猪囊尾蚴病

(一)病理和临床概述

脑猪囊尾蚴病由猪绦虫囊尾蚴在脑内异位寄生所致。人误食绦虫卵或节片后,卵壳被胃液消化后,蚴虫经肠道血流而散布于全身寄生。脑猪囊尾蚴病为其全身表现之一,分为脑实质型、脑室型、脑膜型和混合型。脑内囊虫的数目不一,呈圆形,直径 4～5 mm。囊虫死亡后退变为小圆形钙化点。

(二)诊断要点

脑实质型 CT 表现为脑内散布多发性低密度小囊,多位于皮、髓质交界区,囊腔内可见致密小点代表囊虫头节。不典型者可表现为单个大囊、肉芽肿、脑炎或脑梗死。脑室型以第四脑室多见;脑膜型多位于蛛用膜下隙,和脑膜粘连,CT 直接征象有限,多间接显示局部脑室或脑池扩大,相邻脑实质受压。常合并脑积水。囊壁、头节和脑膜有时可强化。

(三)鉴别诊断

1.蛛网膜囊肿

蛛网膜囊肿常位于颅中窝、侧裂池,边缘较平直,可造成颅骨压迫变薄。

2.转移癌

大小不一的圆形低密度灶,增强扫描环状、结节状强化,病灶周围明显水肿。

3.脑结核

结合病史、CT 特点可以区别。

(四)特别提示

需要结合有无疫区居住史、有无生食史等。

四、急性播散性脑脊髓炎

(一)病理和临床概述

急性播散性脑脊髓炎或称急性病毒性脑脊髓炎,可见于病毒(如麻疹、风疹、水痘等)感染后或疫苗(如牛痘疫苗、狂犬病疫苗等)接种后,临床表现为发热、呕吐、嗜睡、昏迷。一般在病毒感染后 2～4 天或疫苗接种后 10～13 天发病。发病可能与自身免疫机制有关。

(二)诊断要点

CT 表现急性期脑白质内多发、散在性低密度灶,半卵圆中心区明显,有融合倾向,增强呈环形强化。慢性期表现为脑萎缩。

急性病毒性脑炎时,主要表现为早期脑组织局部稍肿胀,中、后期可以出现密度减低(图 7-6),增强扫描可以有局部软脑膜强化,增厚改变,脑沟显示欠清。

(三)鉴别诊断

同软脑膜转移、结核性脑膜炎等鉴别。

(四)特别提示

应进行脑脊液检查。MRI 成像及增强扫描对显示该病有很好的效果。

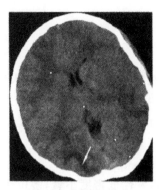

图 7-6　病毒性脑炎

女童患儿,11 岁,因头昏嗜睡 2 天,CT 可见右侧枕叶局部脑皮

质肿胀、白质水肿改变,经脑脊液检查证实为病毒性脑炎

五、肉芽肿性病变

(一)病理和临床概述

肉芽肿种类繁多,主要有炎症性和非炎症性。侵犯脑内的肉芽肿主要有炎症性,其中以结核性最常见。炎症性肉芽肿是炎症局部形成主要以巨噬细胞增生构成的境界清楚的结节样病变。病因有结核、麻风、梅毒、真菌及寄生虫、异物、其他疾病等。临床表现与颅内占位类似。

(二)诊断要点

CT 平扫表现等或稍高密度的边界清楚的结节灶(图 7-7)。增强扫描呈结节样强化,也可以因内部发生坏死而呈环形强化,后者常见于结核性肉芽肿。少部分肉芽肿内可见钙化。可以单发或多发。好发于大脑皮质灰质下。

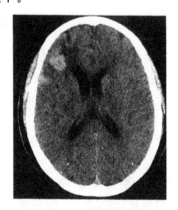

图 7-7　结核性肉芽肿

男性患者,32 岁,因头晕嗜睡 3 天就诊,CT 平扫显示右侧额、颞叶大脑皮质灰质下及灰质区可见高

密度结节灶,右侧侧脑室前角扩大伴局部白质区低密度改变,手术病理检查为结核性肉芽肿

(三)鉴别诊断

(1)脑转移肿瘤,水肿较明显,增强扫描呈环状或结节状,一般有原发病史,临床复查随访进展明显。

(2)同部分脑肿瘤鉴别困难。

（四）特别提示

应进行脑脊液检查。MRI成像及增强扫描对显示该病有很好的效果。

（刘　芸）

第三节　颅脑外伤

颅脑外伤是脑外科常见病，国内统计占损伤的第1～2位，为年轻人第一位死因。颅脑外伤多由直接暴力所致，极少可由间接暴力引起。目受力部位不同和外力类型、大小、方向不同，可造成不同程度的颅内损伤，如脑挫裂伤、脑内、外出血等，脑外出血又包括硬膜外、硬膜下和蛛网膜下腔出血。急性脑外伤病死率高。CT应用以来，脑外伤诊断水平不断提高，极大降低了病死率和病残率。

一、脑挫裂伤

（一）病理和临床概述

脑挫裂伤是临床最常见的颅脑扭伤之一，包括脑挫伤和脑裂伤。脑挫伤是指外力作用下脑组织发生局部静脉淤血、脑水肿、脑肿胀和散在的小灶性出血。脑裂伤则是指脑膜、脑组织或血管撕裂。两者常合并存在，故统称为脑挫裂伤。

（二）诊断要点

CT表现为低密度脑水肿区内，散布斑点状高密度出血灶。小灶性出血可以互相融合，病变小而局限时可以没有占位效应，但广泛者可以有占位征象（图7-8）。

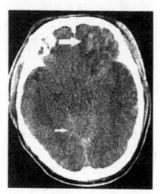

图7-8　颅脑外伤2小时后CT检查

大箭头所示为左额叶挫裂伤，小箭头为小脑上池蛛网膜下腔出血

早期低密度水肿不明显，随着时间推移，水肿区逐渐扩大，第3～5天达到高峰，以后出血灶演变为低密度，最终形成软化灶。

（三）鉴别诊断

（1）部分容积效应，前颅底骨可能因部分容积效应反映到脑额叶高密度影，但薄层扫描后即消失。

（2）出血性脑梗死，有相应的临床表现和病史。

（四）特别提示

CT 可以快速诊断，病变小者如治疗及时一般能痊愈，不遗留或很少有后遗症。病变较大者形成软化灶。

二、脑内血肿

（一）病理和临床概述

外伤性脑内血肿约占颅内血肿的 5％。多发生于额、颞叶，即位于受力点或对冲部位脑表面区，与高血压性脑出血好发位置不同。绝大多数为急性血肿且伴有脑挫裂伤和/或急性硬膜下血肿。少数为迟发血肿，多于伤后 48～72 小时内复查 CT 时发现。

（二）诊断要点

CT 表现为边界清楚的类圆形高密度灶（图 7-9）。血肿进入亚急性期时呈等密度，根据占位效应和周围水肿，结合外伤史，CT 仍能诊断。

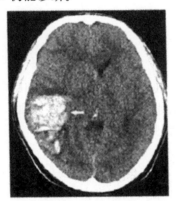

图 7-9　脑内血肿

颅脑急性外伤后 6 小时行 CT 检查，可见右颞脑内血肿，周边可见低密度水肿带，右侧侧脑室受压改变，中线结构左移

（三）鉴别诊断

主要与高血压性脑出血鉴别，根据有无外伤史很容易鉴别。

（四）特别提示

CT 可以快速诊断，如果血肿较大，可以进行立体定向血肿穿刺抽吸术。如外伤后 CT 扫描原来无血肿患者有进行性意识障碍者，应及时进行 CT 复查，以除外迟发性血肿。

三、硬膜外血肿

（一）病理和临床概述

硬膜外血肿位于颅骨内板与硬膜之间的血肿，临床常见，占 30％。主要因脑膜血管破裂所致，脑膜中动脉常见，血液聚集硬膜外间隙。硬膜与颅骨内板粘连紧密，故血肿较局限，呈梭形。临床表现因血肿大小、部位及有无合并伤而异。典型表现为外伤后昏迷、清醒、再昏迷。此外，有颅内压增高表现，严重者可出现脑疝。

（二）诊断要点

CT 表现为颅板下见局限性双凸透镜形、梭形或半圆形高密度灶（图 7-10），多数密度均匀，但亦可不均匀,呈高、等混杂密度影,主要是新鲜出血与血凝块收缩时析出的血清混合所致。

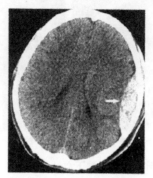

图 7-10　硬膜外血肿

颅脑外伤后 3 小时行 CT 检查,左颞可见梭形高密度影,手术证实为硬膜外血肿

硬膜外血肿多位于骨折附近,一般不跨越颅缝。跨越者常以颅缝为中心呈"3"字形。

(三)鉴别诊断

主要与高血压性脑出血鉴别,根据有无外伤史很容易鉴别。

(四)特别提示

CT 对硬膜外血肿具有很重要的诊断价值,应注意的是硬膜外血肿一般伴有局部颅骨骨折。

四、硬膜下血肿

(一)病理和临床概述

硬膜下血肿是位于硬膜与蛛网膜之间的血肿,临床常见,占颅内血肿 40%。主要因静脉窦损伤出血所致,血液聚集于硬膜下腔,沿脑表面分布。急性期是指外伤后 3 天内发生的血肿,约占硬膜下血肿的 70%。病情多较危重,常有意识障碍;亚急性期是指外伤后 4 天至 3 周内发生的血肿,约占硬膜下血肿 5%,原发损伤一般较轻,出血较慢,血肿形成较晚,临床表现较急性者出现晚且轻;慢性期是指伤后 3 周以上发生的血肿,约占 20%。慢性硬膜下血肿并非是急性或亚急性硬膜下血肿的迁延,而是有其自身的病理过程。可为直接损伤或间接的轻微损伤,易忽略。好发老年人,为脑萎缩使脑表面与颅骨内板间隙增宽,外伤时脑组织在颅腔内移动度较大所致血管断裂出血。慢性硬膜下血肿常不伴有脑挫裂伤,为单纯性硬膜下血肿。患者症状轻微,多于伤后数周或数月出现颅内压增高、神经功能障碍及精神症状来就诊。

(二)诊断要点

急性期见颅板下新月形或半月形高密度影,常伴有脑挫裂伤或脑内血肿,脑水肿和占位效应明显(图 7-11)。亚急性表现为颅板下新月形或半月形高、等密度或混杂密度区。1~2 周后可变为等密度;慢性期表现为颅板下新月形或半月形低密度、等密度、高密度或混杂密度区。血肿的密度和形态与出血时间、血肿大小、吸收情况及有无再出血有关。

(三)鉴别诊断

主要与硬膜外血肿鉴别,硬膜下血肿呈新月形,可以跨越颅缝。

(四)特别提示

CT 对急性硬膜下血肿诊断很有价值,但对亚急性、慢性硬膜下血肿却显示欠佳,血液因其顺磁性,所以在 MRI 下显示非常清楚,应进一步行 MRI 检查。

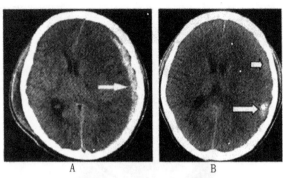

图 7-11　硬膜下血肿 CT 检查

A.颅脑外伤 5 小时后行 CT 检查,可见左侧额、颞、顶颅板下新月形高密度影,手术证实为硬
膜下血肿;B.1 周前有颅脑外伤史的患者,CT 检查发现左侧额、颞、顶颅板下新月形等密度影
(小箭头),部分有高密度(长箭头)为新鲜出血,手术证实为慢性硬膜下血肿伴少量新鲜出血

五、外伤性蛛网膜下腔出血

(一)病理和临床概述

外伤性蛛网膜下腔出血,近期外伤史,蛛网膜小血管破裂所致,多位于大脑纵裂和脑底池。脑挫裂伤是外伤性蛛网膜下腔出血的主要原因,两者常并存。

(二)诊断要点

CT 表现为脑沟、脑池内密度增高影,可呈铸形。大脑纵裂出血多见,形态为中线区纵行窄带形高密度影。出血亦见于外侧裂池、鞍上池、环池、小脑上池或脑室内。蛛网膜下腔出血一般 7 天左右吸收。

(三)鉴别诊断

结核性脑膜炎,根据近期外伤史和临床症状容易鉴别。

(四)特别提示

CT 在急性期显示较好,积血一般数天后吸收消失。伤后 5～7 天后,CT 难以显示,血液因其顺磁性,所以在 MRI 下显示非常清楚,故应行 MRI 检查。

六、硬膜下积液

(一)病理和临床概述

硬膜下积液又称硬膜下水瘤。占颅脑外伤的 0.5%～1.0%。系外伤致蛛网膜撕裂,使裂口形成活瓣,导致脑脊液聚积。可因出血而成为硬膜下血肿。临床上可无症状,也可以有颅内压增高的临床表现。

(二)诊断要点

颅骨内板下方新月形均匀低密度区,密度与脑脊液相似,多位于双侧额部。纵裂硬膜下积液表现为纵裂池增宽,大脑镰旁为脑脊液样低密度区(图 7-12)。

(三)鉴别诊断

老年性脑萎缩,根据年龄情况和其他部分脑实质有无萎缩等情况可以鉴别。

(四)特别提示

CT 诊断硬膜下积液时应结合临床病史及年龄等因素。

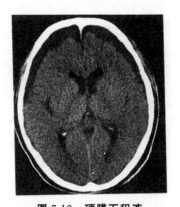

图 7-12　硬膜下积液

颅脑外伤 7 天后 CT 复查示双侧额、颞部颅板下可见新月形低密度影,为硬膜下积液

（刘　芸）

第四节　颅脑肿瘤

CT 检查目的主要在于确定颅脑中有无肿瘤,并对其做出定位、定量乃至定性诊断。根据病灶所在的位置及其与脑室、脑池和脑叶的对应关系及同相邻硬膜与颅骨结构的比邻关系多不难做出定位诊断,但临界部位肿瘤,仅轴位扫描可能出现定位困难,需要薄层扫描后再进一步多方位重建。MRI 因多方位扫描,一般定位无困难。

CT 灌注扫描有助于脑瘤内血管生成及血流状态的研究,而脑瘤内血管生成对肿瘤生长、分级、预后有重要影响。CT 灌注可以反映血管生成引起血流量、血容量和毛细血管通透性的改变,从而有助于判断肿瘤的生物学特性,并估计预后情况。

一、星形细胞肿瘤

(一)病理和临床概述

星形细胞肿瘤成人多发生于大脑,儿童多见于小脑。按肿瘤组织学分为六种类型,且依细胞分化程度不同分属于不同级别。1993 年 WHO 分类,将星形细胞瘤分为局限性和弥漫性两类。Ⅰ级,即毛细胞型、多形性黄色星形细胞瘤及室管膜下巨细胞型星形细胞瘤,占胶质瘤 5%～10%,小儿常见。Ⅱ级星形细胞瘤,包括弥漫性星形细胞瘤、多形性黄色星形细胞瘤(Ⅱ级),间变性星形细胞瘤为Ⅲ级,胶质母细胞瘤为Ⅳ级。Ⅰ～Ⅱ级肿瘤的边缘较清楚,多表现为瘤内囊腔或囊腔内瘤结节,肿瘤血管较成熟;Ⅲ～Ⅳ级肿瘤呈弥漫浸润生长,肿瘤轮廓不规则,分界不清,易发生坏死、出血和囊变,肿瘤血管丰富且分化不良。

(二)诊断要点

1.Ⅰ级星形细胞瘤

(1)毛细胞型常位于颅后窝,具有包膜,一般显示为边界清楚的卵圆形或圆形囊性病变,但内部囊液 CT 值较普通囊液高,20～25 HU。瘤周水肿和占位效应较轻。部分可呈实质性,但密度仍较脑实质为低(图 7-13)。增强扫描无或轻度强化,延迟扫描可见造影剂进入囊内。

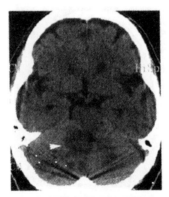

图 7-13　毛细胞型星形细胞瘤

男性患者,63 岁,因头昏不适 3 个月来院就诊,CT 显示小脑右侧低密度影,边界尚清;

第四脑室受压变形。病变内部 CT 值约 20 HU。手术病理为毛细胞型星形细胞瘤

(2)多形性黄色星形细胞瘤通常位于大脑皮质的表浅部位,一半以上为囊性,增强后囊内可见强化结节,囊壁不强化。不足一半为实质性,密度不均,有钙化及出血,增强后不均强化。

(3)10%～15%结节性硬化患者可以发生此瘤,常位于室间孔附近,形成分叶状肿块,并可见囊变及钙化。增强扫描有明显强化。

2.Ⅱ级星形细胞瘤

平扫呈圆形或椭圆形等或低密度区,边界常清楚,但可见局部或弥漫性浸润生长,15%～20%有钙化及出血,增强扫描一般不强化。Ⅲ～Ⅳ级肿瘤多呈高、低或混杂密度的囊性肿块,可有斑点状钙化和瘤内出血,肿块形态不规则,边界不清,占位效应和瘤周水肿明显,增强扫描多呈不规则环形伴壁结节强化,有的呈不均匀性强化(图 7-14、图 7-15)。

(三)鉴别诊断

(1)脑梗死:同Ⅱ级星形细胞瘤相鉴别。一般脑梗死与相应供血血管的区域形态相似,如楔形、扇形、底边在外的三角形等,无或轻微占位效应,并且 2～3 周后增强扫描可见小斑片状或结节状强化。

(2)脑脓肿:有相应的临床症状,增强扫描厚壁强化较明显。

(3)转移瘤一般多发,有明显的水肿。

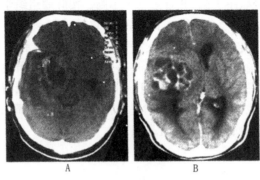

图 7-14　Ⅲ级星形细胞瘤

A、B 两图为男性患者,26 岁,因头昏 1 个月,癫痫发作 2 天,行 CT 扫描示右侧颞叶片状不规则高低

混杂密度囊性肿块,边界不清,增强扫描呈不规则环形伴壁结节强化。手术病理为Ⅲ级星形细胞瘤

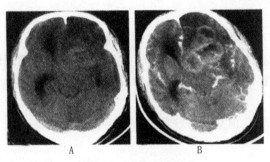

图 7-15　胶质母细胞瘤

A、B 两图为男性患者,17 岁,因头痛 2 个月来院就诊,CT 示:左额叶密度不均肿块影,边界不清,中
心及周围低密度,侧脑室受压变形,中线结构向右移位,增强呈环状中度不均强化肿块影,环形欠规
则,厚薄不均,内为不均低密度,病灶前较大低密度水肿区。手术病理为胶质母细胞瘤

(四)特别提示

CT 对星形细胞瘤诊断价值有限,MRI 对颅内病变显示尤为清晰,并可以多方位、多参数成
像,应补充 MRI 检查。

二、脑膜瘤

(一)病理和临床概述

脑膜瘤多见于中年女性,起源于蛛网膜粒帽细胞,多居于脑外,与硬脑膜粘连。好发部位为
矢状窦旁、脑凸面、蝶骨嵴、嗅沟、脑桥小脑角、大脑镰和小脑幕等,少数肿瘤位于脑室内。肿瘤包
膜完整,多由脑膜动脉供血,血运丰富,常有钙化,少数有出血、坏死和囊变。组织学分为上层型、
纤维型、过渡型、砂粒型、血管瘤型等 15 型。脑膜瘤以良性为最常见,少部分为恶性,侵袭性
生长。

(二)诊断要点

平扫肿块呈等或略高密度,常见斑点状钙化。多以广基底与硬膜相连,类圆形,边界清楚,瘤
周水肿轻或无,静脉或静脉窦受压时可出现中度或重度水肿。颅板侵犯引起骨质增生或破坏。
增强扫描呈均匀性显著强化(图 7-16)。

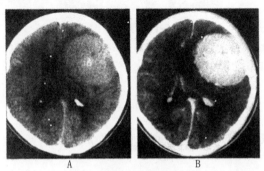

图 7-16　纤维型脑膜瘤

A、B 两图 CT 检查显示肿瘤为卵圆形,均匀的略高密度灶,与硬脑膜相连,邻近
脑沟消失,有白质受压征,增强后明显均匀强化。术后病理为纤维型脑膜瘤

少数恶性或侵袭性脑膜瘤可以侵犯脑实质及局部骨皮质,但基本也基于局部脑膜向内、外
发展。

（三）鉴别诊断

（1）转移瘤：一般有大片裂隙样水肿及多发病变，较容易鉴别。

（2）胶质瘤：一般位于脑内，与脑膜有关系者，可见为窄基相接，增强强化不如脑膜瘤。

（3）神经鞘瘤：位于脑桥小脑角区时较难鉴别，但 MRI 有较大意义。

（四）特别提示

CT 对该病有较好的价值，但显示与脑膜的关系不如 MRI。

三、垂体瘤

（一）病理和临床概述

绝大多数为垂体腺瘤。按其是否分泌激素可分为非功能性腺瘤和功能性腺瘤。直径 <10 mm 者为微腺瘤，>10 mm 者为大腺瘤。肿瘤包膜完整，较大肿瘤常因缺血或出血而发生坏死、囊变，偶可钙化。肿瘤向上生长可穿破鞍隔突入鞍上池，向下可侵入蝶窦，向两侧可侵入海绵窦。

（二）诊断要点

肿瘤较大时，蝶鞍可扩大，鞍内肿块向上突入鞍上池，或侵犯一侧或者两侧海绵窦。肿块呈等或略高密度，内常有低密度灶，均匀、不均匀或环形强化。

局限于鞍内 <10 mm 的微腺瘤，宜采取冠状面观察，平扫不易显示，增强呈等、低或稍高密度结节（图 7-17）。间接征象有垂体高度 >8 mm，垂体上缘隆突，垂体柄偏移和鞍底下陷。

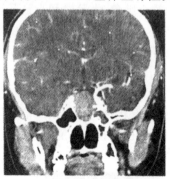

图 7-17　垂体腺瘤

CT 检查示垂体窝内可见类圆形稍高密度影，边界清楚，蝶鞍扩大，
鞍底下陷；增强扫描肿瘤均匀强化。术后病理为垂体腺瘤

（三）鉴别诊断

1.颅咽管瘤

位于鞍区一侧，位于鞍区时鞍底无下陷或鞍底骨质无变化。

2.脑膜瘤

位于蝶峰的脑膜瘤与脑膜关系密切。

（四）特别提示

注意部分垂体微腺瘤 CT 需要冠状位扫描，可以显示垂体柄偏移，正常垂体柄位正中或下端极轻的偏斜（倾斜角为 1.5°左右），若明显偏移肯定为异常。MRI 矢状位、冠状位扫描对显示正常垂体及垂体病变有重要价值。

四、听神经瘤

(一)病理和临床概述

听神经瘤为成人常见的颅后窝肿瘤。起源于听神经鞘膜,早期位于内耳道内,以后长入脑桥小脑角池,包膜完整,可出血、坏死、囊变。

(二)诊断要点

头颅X线平片示内耳道呈锥形扩大,骨质可破坏。CT示脑桥小脑角池内等、低或高密度肿块,瘤周轻、中度水肿,偶见钙化或出血,均匀、非均匀或环形强化(图7-18)。第四脑室受压移位,伴幕上脑积水。骨窗观察内耳道呈锥形扩大。

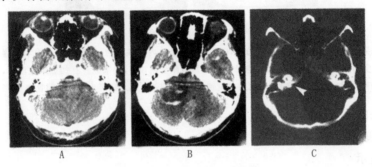

图7-18　听神经瘤CT检查

A、B.女性患者,29岁,右侧耳鸣7个月,近来加重伴共济失调,CT扫描可见右侧脑桥小脑角区肿块,宽基于岩骨尖,内有大片囊变区。增强呈实质部分明显强化;C.骨窗观察可见右侧内听道喇叭口扩大(箭头所指)

(三)鉴别诊断

1.桥小脑角区的脑膜瘤

CT骨窗观察可见内听道无喇叭口样扩大是重要征象。

2.表皮样囊肿

匍行生长、沿邻近蛛网膜下腔铸型发展、包绕其内神经和血管、无水肿等可以鉴别,MRI对诊断该疾病有很好的优势。

3.颅咽管瘤

CT可见囊实性病变伴包膜蛋壳样钙化。

4.特别提示

内听道处应薄层扫描,内耳道呈锥形扩大。高强场MRI行局部轴位、冠状位扫描可以显示位于内听道内较小的肿瘤。

五、颅咽管瘤

(一)病理和临床概述

颅咽管瘤来源于胚胎颅咽管残留细胞的良性肿瘤,以儿童多见,多位于鞍上。肿瘤可分为囊性和实性,囊性多见,囊壁和实性部分多有钙化,常见为鸡蛋壳样钙化。

(二)诊断要点

鞍上池内类圆形肿物,压迫视交叉和第三脑室前部,可出现脑积水。肿块呈不均匀低密度为主的囊实性改变或呈类圆形囊性灶(图 7-19A),囊壁可以有鸡蛋壳形钙化,实性部分也可以不规则钙化,呈高密度。囊壁和实性部分呈环形均匀或不均匀强化,部分颅咽管瘤呈实性见图 7-19B。

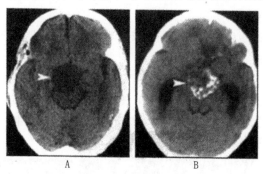

图 7-19　颅咽管瘤

A.男童患儿,13 岁,头昏来院检查,CT 显示鞍上池内囊性占位,边界清楚。手术病理证实为囊性颅咽管瘤;B.男性患者,65 岁,因双眼复视 3 年,近来数月有加重来院就诊,CT 显示鞍上池区囊实性肿块,壁多发钙化,边界清楚。手术病理为实性颅咽管瘤

(三)鉴别诊断

垂体瘤及囊变、脑膜瘤等。

(四)特别提示

冠状位扫描更有帮助,应补充 MRI 扫描。

六、转移瘤

(一)病理和临床概述

转移瘤多发于中老年人。顶枕区常见,也见于小脑和脑干。多来自肺癌、乳腺癌、前列腺癌,肾癌和绒癌等原发灶,经血行转移而来。常为多发,易出血、坏死、囊变,瘤周水肿明显。临床上一般有原发肿瘤病史后出现突发肢体障碍或头痛等症状,也有部分患者因神经系统症状,经检查发现脑内转移灶后再进一步查找原发灶。

(二)诊断要点

典型征象是"小肿瘤、大水肿",部分肿瘤平扫无显示,增强扫描有明显强化后显示清晰,可以只有很小的肿瘤病灶,便可出现大片指压状水肿低密度影(图 7-20)。

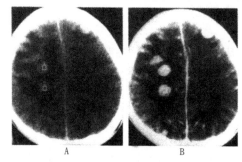

图 7-20　转移瘤

男性患者,68 岁,1 年前右下肺癌手术切除病史,7 天前无明显诱因下出现头痛、呕吐,CT 检查可见双侧额顶叶可见多发类圆形结节灶,周围可见大片水肿带,增强病灶明显均匀强化,边界清晰

（三）鉴别诊断

（1）脑猪囊尾蚴病：有疫区居住史，可见壁结节或钙化，脑炎，一般结合临床表现及实验室检查可以做出诊断。

（2）多发脑膜瘤：根据有无水肿及与脑膜关系可以鉴别。

（3）胶质母细胞瘤：瘤内有出血、坏死，显著不均匀强化等。

（四）特别提示

需要注意的是部分肿瘤要增强扫描才能显示，MRI 显示效果要优于 CT。

七、少突胶质瘤

（一）病理和临床概述

少突胶质瘤多发于 30～50 岁，约占颅内肿瘤 3％。以额叶、顶叶等常见，很少发生于小脑和脑桥。肿瘤发生于白质内，沿皮质灰质方向生长，常累及软、硬膜，可侵及颅骨和头皮。肿瘤乏血供，多钙化，钙化常位于血管壁和血管周围。可以伴囊变和出血。病理上可以分为单纯型和混合型，但影像学上难以区分。

（二）诊断要点

本病好发于额叶。肿瘤位置一般较表浅，位于皮质灰质或灰质下区，边界清楚或不清楚。肿瘤内囊变及钙化使密度不均匀，呈高、低混杂密度。钙化多为条带状、斑块状及大片絮状，囊变可以单或多囊，少见出血。瘤周水肿及占位效应较轻微（图 7-21）。

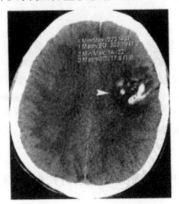

图 7-21　少突胶质瘤

男性患者，42 岁，癫痫偶发 1 年，发作间隔缩短约 2 个月，CT 显示左侧额顶叶边界清楚肿瘤，内可见条片状钙化，钙化 CT 值约 303 HU，占位效应轻微。手术病理结果为少突胶质瘤

（三）鉴别诊断

1.星形细胞瘤

星形细胞瘤常位于脑白质及其深部，而少支胶质瘤位于脑表浅皮质和皮质灰质下区。

2.神经颜面综合征

一般为小点状钙化，有明显的三叉神经分布区域颜面部血管痣等。

（四）特别提示

需要注意的是与一般钙化和血管畸形的钙化相鉴别。MRI 显示软组织肿瘤的效果要优于

CT,但显示钙化的效果较差。

八、室管膜瘤

(一)病理和临床概述

室管膜瘤为发生于脑室壁与脊髓中央管室管膜细胞的神经上皮瘤,多发于儿童及青少年,占颅内肿瘤1.9%～7.8%。占小儿颅内肿瘤的13%,男女比例为3∶2。室管膜瘤为中等恶性程度肿瘤。多于术后通过脑脊液种植转移。好发部位第四脑室底部最为常见,其次为侧脑室、第三脑室、脊髓、终丝和脑实质。临床表现因肿瘤生长部位不同而异。一般主要有颅内高压、抽搐、视野缺损等,幕下肿瘤还可以伴有共济失调。

(二)诊断要点

幕下室管膜瘤为等、稍低密度软组织肿块,有时可以在肿瘤周围见到残存第四脑室及瘤周水肿,呈低密度环状影。CT可以显示瘤内钙化及出血,钙化约占一半,呈点状或位于瘤周。增强扫描肿瘤有轻至中度强化(图7-22)。

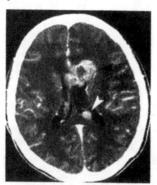

图 7-22　侧脑室内室管膜瘤伴种植转移

男性患者,19岁,因头昏1个月,抽搐1天就诊,CT扫描可见左侧侧脑室前角肿块,瘤内有囊变,左侧侧脑室体部后壁可见一结节灶。增强扫描肿块及结节有明显强化。手术病理为侧脑室内室管膜瘤伴种植转移幕上室管膜瘤囊变及出血较幕下多见,肿瘤有较显著强化

(三)鉴别诊断

(1)髓母细胞瘤:一般位于幕下,应行MRI矢状位扫描,可见显示发生部位为小脑蚓部。

(2)毛细胞星形细胞瘤。

(四)特别提示

MRI矢状位及冠状位扫描显示肿瘤与第四脑室关系非常有优势,对诊断有重大价值。

九、髓母细胞瘤

(一)病理和临床概述

髓母细胞瘤好发于颅后窝,以小脑蚓部最常见,多发于男童患儿,约占儿童颅后窝肿瘤的18.5%。髓母细胞瘤为原始神经外胚层瘤,恶性程度较高。一般认为起源于髓帆生殖中心的胚胎残余细胞,位于蚓部或下髓帆,再向下生长而填充枕大池。本病起病急,病程短,多在3个月内死亡。

(二)诊断要点

平扫为边缘清楚的等或稍高密度肿瘤,周边可见低密度第四脑室影(图7-23)。增强扫描主

要呈中等或轻度强化,少部分可以明显强化或不强化。

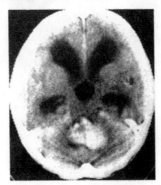

图 7-23 髓母细胞瘤

3 岁患儿,因呕吐、步态不稳 2 周就诊,CT 增强扫描可见第四
脑室内肿块,有中等均匀强化。手术病理为髓母细胞瘤

(三)鉴别诊断
同第四脑室室管膜瘤、毛细胞星形细胞瘤等鉴别。

(四)特别提示
MRI 矢状位及冠状位扫描显示肿瘤与第四脑室关系,非常有优势,对诊断有重大价值。

十、原发性淋巴瘤

(一)病理和临床概述
中枢神经系统原发性淋巴瘤是相对罕见的颅内肿瘤,占颅内原发瘤的 0.8%～1.5%。均为非霍奇金病。但近年来由于获得性免疫缺陷综合征(AIDS)及器官移植术后服用大量免疫抑制药的患者增多,淋巴瘤的发生率逐年增高。原发性淋巴瘤恶性程度高,病程短,如不及时治疗。患者将会在短期内死亡。因此早期诊断意义重大。好发于额叶、颞叶、基底核区、丘脑,也可以发生于侧脑室周围白质、胼胝体、顶叶、三角区、鞍区及小脑半球、脑干。临床表现无特异性,主要有基底部脑膜综合征,头痛、颈项强直、脑神经麻痹及脑积水等,脑脊液检查可见瘤细胞;颅内占位症状,癫痫、精神错乱、痴呆、乏力及共济失调等。

(二)诊断要点
平扫大多数为稍高密度肿块,也可以表现为等密度,一般密度均匀,呈圆形或类圆形,边界多数较清楚或呈浸润性生长使边界欠清。瘤内囊变、出血、钙化相对少见。肿瘤可以单发亦可以多发,大小不等。病灶占位效应轻微,瘤周水肿轻或中等(图7-24)。

继发于 AIDS 或其他免疫功能缺陷时,病理上常有瘤中心坏死,CT 上表现为低密度灶。增强扫描肿瘤大多数均匀强化,少数形态不规则,边缘不清及强化不均匀。沿室管膜种植转移者可见室管膜不均匀增厚并明显强化。侵及脑膜者亦如此。AIDS 患者,病灶可见低密度周围的环形强化。

(三)鉴别诊断
1.继发淋巴瘤

临床上有 AIDS 或器官移植史,一般难以鉴别。

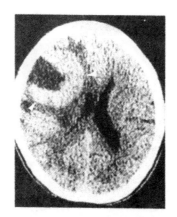

图 7-24 原发性淋巴瘤

男性患者,36 岁,因头痛 1 周来院就诊,CT 平扫见右侧额叶巨大肿块,呈类圆

形稍高密度,中央有低密度影,宽基于脑膜。手术病理为原发性淋巴瘤

2.转移瘤

多发,大片水肿。

3.其他

需要鉴别的还有星形细胞瘤、脑膜瘤等。

(四)特别提示

CT 与 MRI 均可以作为首选方法,但 MRI 增强扫描时剂量增加后可以显示小病变,T_2WI 显示瘤周水肿效果非常好。

十一、血管母细胞瘤

(一)病理和临床概述

血管母细胞瘤又叫成血管细胞瘤,系起源于内皮细胞的良性肿瘤,占中枢神经系统原发性肿瘤的1.1%～2.4%。好发于小脑,亦见于延髓及脊髓,罕见于幕上。发生于任何年龄,以中年男性多见。病理上常为囊性,含实性壁结节,壁结节常靠近软脑膜,以便于接受血供。实性者常为恶性,预后较差。临床症状较轻微或呈间歇性,有头痛、头晕、呕吐、眼球震颤、言语不清等症状。

(二)诊断要点

平扫时囊性肿瘤表现为均匀的低密度灶,囊液内因含蛋白及血液,密度较脑脊液稍高,囊性肿瘤的壁结节多为等或稍低密度(图 7-25A)。增强后囊性肿瘤壁不强化或轻度强化,壁结节明显强化(图 7-25B)。

实性肿瘤多为等或稍低密度混杂灶,呈轻度或中等强化。

(三)鉴别诊断

囊性肿瘤需要与星形细胞瘤、脑脓肿、转移瘤相鉴别。实性肿瘤需要与星形细胞瘤等相鉴别。

(四)特别提示

CT 平扫不容易发现壁结节,增强效果较好,但与 MRI 比较应以后者作为首选方法,MRI 增强多方位扫描,显示壁结节效果极佳。

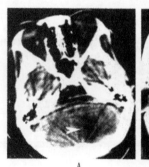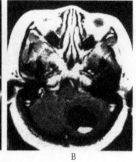

图 7-25　血管母细胞瘤

A.男性患者,48 岁,因头痛、呕吐及共济失调来院就诊,CT 平扫可见左侧小脑半球可见囊性灶,边界及壁结节显示欠清,手术病理为血管母细胞瘤;B.与前者为同一患者,MRI 增强显示囊性灶,壁轻微强化,后壁上有明显强化的壁结节

（刘　芸）

面部疾病的CT诊断

第一节　眼部常见疾病

一、眼部外伤

(一)眼部异物

1.病理和临床概述

眼部异物为常见眼部外伤,异物分为金属性(铜、铁、钢、铅及其合金)和非金属性(玻璃、塑料、橡胶、沙石等);眼部异物可产生较多并发症,如眼球破裂、晶状体脱位、眼球固缩、出血和血肿形成、视神经创伤、眶骨骨折、海绵窦动静脉瘘、感染等;临床表现多样。

2.诊断要点

金属异物CT表现为高密度影,CT值>2 000 HU,周围可有明显的放射状金属伪影。非金属异物又分为:①高密度,如沙石、玻璃,CT值>300 HU,一般无伪影;②低密度,如植物类、塑料,CT值为-199~+20 HU(图8-1)。

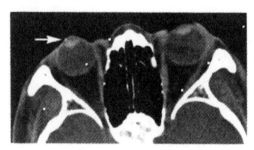

图 8-1　右眼异物

右侧眼角膜见小点状高密度影,临床证实为石头溅入

3.鉴别诊断

(1)眼内钙化:分为眼球内钙化和球后眶内钙化,多见于肿瘤、血管性病变,CT可见肿块影,可以区别。

(2)人工晶体:询问病史可以区别。

(3)眶内气肿:异物具有固定的形状,有助于区别。

4.特别提示

X线不易确定异物位于眼球内或眼球外,CT能准确显示异物的部位、数目及其并发症,并能定位。对于密度同玻璃体相近的异物,CT不能显示,MRI显示良好。

(二)眼球及眶部外伤

1.病理和临床概述

眼球及眶部外伤包括软组织损伤和眼部骨折。前者以晶状体破裂和眼球穿通伤多见。晶状体破裂表现为外伤性白内障,视力下降或丧失;穿通伤致眼球破裂,最终致眼球萎缩,眼球运动障碍,视力丧失。后者以眶壁、视神经管骨折多见。

2.诊断要点

(1)晶状体破裂CT表现为晶状体密度减低直至晶状体影像和玻璃体等密度而消失。

(2)穿通伤常伴局部出血(血肿)、少量积气、晶状体脱位、视神经损伤及眼球破裂等表现。

(3)眼眶骨折多发生于骨壁较薄弱部位,如眼眶内侧壁、眶底、眶尖、蝶骨大翼骨折等。表现为骨质连续性中断。

(4)CT还可以确定眼内容物、视神经、眼肌、球后脂肪损伤情况及视神经管骨折情况(图8-2)。

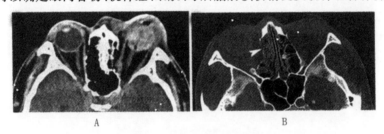

图 8-2　眼球及眶部外伤
A.左侧眼球密度增高及球内可见少量气体,眼睑软组织肿胀;
B.右侧眼眶内侧壁骨折,筛窦密度增高,内直肌挫伤肿胀

3.鉴别诊断

一般多有明确外伤史。正常眼眶内侧壁局部可为膜状结构,需与骨折鉴别,骨折时内直肌常表现挫伤改变。

4.特别提示

早期诊断眼部外伤情况,对决定治疗方法和预后很重要。CT能充分提供外伤信息。对于眼外肌和其周围纤维化情况CT有时不能区分,MRI显示更好。

二、眶内炎性病变

(一)炎性假瘤

1.病理和临床概述

炎性假瘤病因不清,可能与免疫功能有关。本病男性多于女性,中年以上为主,一般为单侧发病,少数病例可以双侧发病。根据炎症累及的范围,可分为眶隔前炎型、肌炎型、泪腺炎型、巩膜周围炎、神经束膜炎及弥漫性炎性假瘤。也有人将炎性假瘤分为4型:弥漫型、肿块型、泪腺型和肌炎型。急性期主要为水肿和轻度炎性浸润,浸润细胞包括淋巴细胞、浆细胞和嗜酸性粒细胞,发病急,表现为眼周不适或疼痛、眼球转动受限、眼球突出、球结膜充血水肿、眼睑皮肤红肿、复视和视力下降等,症状的出现与炎症累及的眼眶结构有关。亚急性期和慢性期为大量纤维血管基质形成,病变逐渐纤维化,症状和体征可于数周至数月内缓慢发生,持续数月或数年。对激素治疗有效但容易复发。

2.诊断要点

按 CT 表现可以一般按后者分型:肿块型、肌炎型、泪腺型和弥漫型,以肌炎型和肿块型较为常见。肿块型表现为球后边缘清楚、密度均匀的软组织肿块,可以同时显示眼环增厚、眼外肌和视神经增粗、密度增高及边缘不整齐等改变;肌炎型表现为眼外肌肥大,边缘不整齐,常累及眼肌附着点,可同时显示泪腺肿大;泪腺型表现为泪腺呈半圆形、扁形、肿块状增大,边界清楚;弥漫型表现为眼外肌肥大和视神经增粗,且密度增高、眼环增厚,泪腺弥漫性增大,球后间隙密度增高,眶内各结构显示欠清(图 8-3)。

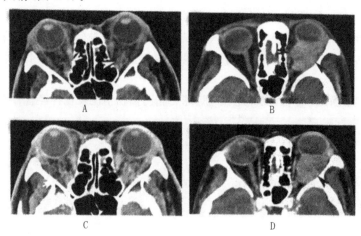

图 8-3　炎性假瘤

A、B.为弥漫型炎性假瘤,眼外肌肥大和视神经增粗,且密度增高、眼环增厚,泪腺弥漫性增大,球后间隙密度增高,眶内各结构显示欠清,增强扫描呈不均匀中等强化;C、D.为肿块型炎性假瘤,左眼眶球后视神经与外直肌间可见一肿块,边界尚清,增强扫描有轻度均匀强化

3.鉴别诊断

格氏眼病表现为肌腹增粗,附着于眼球壁上的肌腱不增粗,常是双侧下直肌、上直肌、内直肌肌腹增粗,临床有甲状腺功能亢进表现。部分患者横断位扫描眼外肌增粗如肿块样,应行冠状位或 MRI 检查。

4.特别提示

临床激素治疗可以明显好转。

(二)眶内蜂窝织炎

1.病理和临床概述

眶内蜂窝织炎为细菌引起的软组织急性炎症,病菌多为溶血性链球菌或金黄色葡萄球菌。大多为鼻窦或眼睑炎症蔓延所致,或由于外伤、手术、异物及血行感染等引起。临床表现为发热、眼睑红肿,球结膜充血,运动障碍,视力降低,感染未及时控制,可引起海绵窦及颅内感染。

2.诊断要点

CT 检查可以明确显示病变范围,区别炎症与脓肿。表现为眼睑软组织肿胀;眼外肌增粗,边缘模糊;眶内脂肪影为软组织密度取代,内见条状高密度影,泪腺增大;骨膜下脓肿表现为紧贴骨壁肿块,见小气泡影或环状强化(图 8-4)。

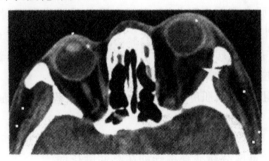

图 8-4　眶内蜂窝织炎
左侧球后脂肪密度增高,可见条状影及模糊改变,左侧眼睑肿胀、眼球突出

部分患者有眼球壁增厚,密度同眼外肌或略低,增强后病变明显不均匀强化。

发生骨髓炎表现为眶骨骨质破坏,伴骨膜反应,周围见不规则软组织。

3.鉴别诊断

眶内转移性肿瘤,发生在眶骨、肌锥内外、眼外肌,其中 60％发生在肌锥外,20％为弥漫性,2/3 患者伴有眶骨改变,临床有原发病史。

4.特别提示

眼部 CT 检查可以明确炎症范围、侵袭眼眶途径、观察疗效及有无颅内侵犯。MRI 检查对诊断亦有帮助。

(三)格氏眼病

1.病理和临床概述

甲状腺功能改变可有眼部症状。仅有眼症状而甲状腺功能正常者称为眼型 Graves 病;甲状腺功能亢进伴有眼征者称为 Graves 眼病,多数 Graves 眼病有甲状腺功能亢进,甲状腺增大和眼球突出。病理改变眼外肌肥厚、眶脂肪体积增加,镜下表现为淋巴细胞、浆细胞浸润。临床表现:格氏眼病发作缓慢,有凝视、迟落等表现;严重者眼球明显突出固定,视力明显减退。

2.诊断要点

CT 检查多数为对称性眼外肌增大,眼肌增大呈梭形,肌腹增大为主;边缘光滑清晰,以内直肌、下直肌较多累及(图 8-5)。

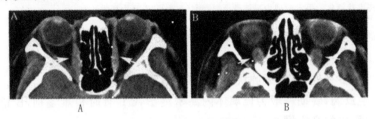

图 8-5　Graves 眼病
甲状腺功能亢进,眼球突出,A 图双眼内直肌肌腹明显增粗(箭头所
指),肌腱未见增粗;B 图双眼下直肌明显增粗(箭头所指)

视神经增粗和眼球突出,球后脂肪体积增加,显示清晰,眶隔前移,可与炎性假瘤鉴别。

少数患者表现为眶内脂肪片状密度增高影,泪腺增大,眼睑水肿,甚至视神经增粗等征象。

3.鉴别诊断

(1)炎性假瘤:主要是肌炎型假瘤需鉴别,表现为眼外肌肌腹和肌腱均增粗,上直肌、内直肌最易受累,眶壁骨膜与眼外肌之间脂肪间隙消失。

(2)颈动脉海绵窦瘘:有外伤病史,眼球突出明显,听诊及血管搏动音,增强扫描显示眼上静脉明显增粗,MRI斜矢状位可以清晰显示。

(3)外伤性眼外肌增粗:表现眼肌肿胀,常见眶壁骨折、眼睑肿胀等征象。

4.特别提示

CT和MRI均能较好显示增粗的眼外肌,但MRI更易获得理想的冠状面和斜矢状面,显示上直肌、下直肌优于CT,并可区分病变是炎性期还是纤维化期。

三、眼部肿瘤

(一)视网膜母细胞瘤

1.病理和临床概述

视网膜母细胞瘤是儿童常见肿瘤,90％见于3岁以下,单眼多见。该肿瘤起源于视网膜内层,向玻璃体内或视网膜下生长,呈团块状,常有钙化和坏死,病灶可表现一侧眼球内多发结节或两侧眼球发病。临床表现早期多无症状,肿瘤较大可出现白瞳征、视力丧失,晚期出现青光眼、球后扩散、眼球突出等。肿瘤常沿视神经向颅内侵犯,累及脉络膜后可远处转移。

2.诊断要点

CT表现眼球后半部圆形或椭圆性高密度肿块,大部分见不规则钙化或一致性钙化,钙化呈团块状、斑点状或片状,钙化亦是本病的特征表现(图8-6)。

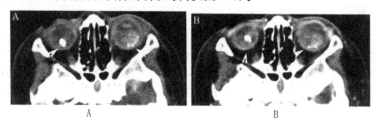

图8-6 视神经母细胞瘤

女童患儿,4岁,发现左眼瞳孔内黄光反射来院就诊。CT可见双侧眼球内混杂密度肿块,其内有斑点状钙化。手术病理为视神经母细胞瘤(A为平扫,B为增强)

侵犯视神经时显示视神经增粗,肿瘤非钙化部分增强扫描呈轻、中度强化。

3.鉴别诊断

(1)眼球内出血,多有外伤史,无肿块。

(2)眼球内寄生虫病,晚期一般为玻璃体内高密度影,CT有时很难鉴别,B超有助于区分钙化和寄生虫坏死后形成的高密度影。

4.特别提示

CT是诊断视网膜母细胞瘤的最佳方法,薄层高分辨率CT对肿瘤钙化显示达90％以上。CT和MRI显示肿瘤的球后扩散较清楚,但MRI对于视神经和颅内转移及颅内异位视网膜母细胞瘤的显示率优于CT。

(二)视神经胶质瘤

1.病理和临床概述

视神经胶质瘤是发生于视神经内胶质细胞的肿瘤,儿童多见,发生于成人具有恶性倾向,女性多于男性。本病伴发神经纤维瘤者达15%～50%。

临床最早表现为视野盲点,但由于患者多为儿童而被忽视。95%患者以视力减退就诊,还表现为眼球突出,视盘水肿或萎缩。

2.诊断要点

视神经条状或梭形增粗,边界光整,密度均匀,CT值在40～60 HU,轻度强化,侵及视神经管内段引起视神经管扩大(图8-7)。

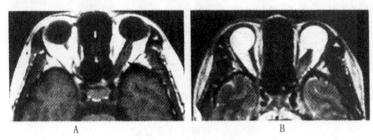

图 8-7　视神经胶质瘤

女性患者,39 岁,左眼视力减退 5 个月就诊,CT 显示左侧视神经明显梭形增粗,边界光整,信号基本均匀

3.鉴别诊断

(1)视神经鞘脑膜瘤:主要见于成年人。CT 表现为高密度并可见钙化,边界欠光整;MRI 上 T_1WI 和 T_2WI 均呈低或等信号,肿瘤强化明显,而视神经无强化,形成较具特征性的"轨道"征。

(2)视神经炎:主要指周围视神经鞘的炎性病变,有时与胶质瘤不易鉴别。

(3)视神经蛛网膜下腔增宽:见于颅内压增高,一般有颅内原发病变。

4.特别提示

MRI 检查容易发现肿块是否累及球壁段、管内段或颅内段;有利于区别肿瘤与蛛网膜下腔增宽,因此为首选检查方法。MRI 增强显示更好。

(三)皮样囊肿或表皮样囊肿

1.病理和临床概述

眼眶皮样囊肿或表皮样囊肿由胚胎表皮陷于眶骨间隙内没有萎缩退化形成,可不定期地潜伏,儿童期发病多见。临床表现为缓慢进行性无痛性肿物,伴眼球突出、眼球运动障碍等。

2.诊断要点

CT 表现为均匀低密度或混杂密度肿块,其内含有脂肪密度结构。常伴邻近骨壁局限性缺损,囊壁强化而囊内无强化。眼球、眼外肌、视神经受压移位。

3.鉴别诊断

应与泪腺肿瘤、组织细胞增殖症等病变鉴别。根据病变特征一般可以鉴别。

4.特别提示

CT 能很好地显示囊肿典型 CT 密度和骨质缺损,一般容易诊断。若 CT 诊断困难,MRI 能显示肿块信号特点,一般可明确诊断。

(四)泪腺良性混合瘤

1.病理和临床概述

泪腺良性混合瘤又称良性多形性腺瘤。见于成人,平均发病年龄 40 岁,无明显性别差异。多来源于泪腺眶部,肿物呈类圆形,有包膜,生长缓慢,可恶变。表现为眼眶前外上方相对固定、无压痛的包块,眼球向前下方突出,肿瘤生长较大时可引起继发性视力下降等。

2.诊断要点

CT 表现为泪腺窝区肿块,软组织密度,均匀,少见钙化,边界光整;泪腺窝扩大,骨皮质受压,无骨质破坏征象;明显强化。还可有眼球、眼外肌及视神经受压移位改变(图 8-8)。

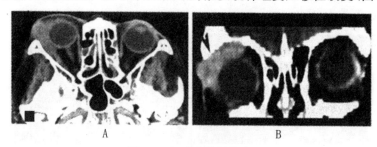

图 8-8 泪腺良性混合瘤

男性患者,52 岁,发现右眼眶外侧肿块 3 年,近来感觉有增大,CT 检查显示右侧泪腺区占位,呈等稍高均匀密度,边界欠清,眼球轻度受压移位。手术病理为泪腺良性混合瘤,有恶变倾向

3.鉴别诊断

(1)泪腺恶性上皮性肿瘤:肿瘤边缘多不规则,常伴有泪腺窝区骨质破坏改变。

(2)泪腺非上皮性肿瘤:形态不规则,一般呈长扁平形,肿块常包绕眼球生长。

4.特别提示

CT 能较好地显示肿块的形态、边缘和眶骨改变,定性诊断优于 MRI。但 MRI 在显示泪腺肿瘤是否累及额叶脑膜或脑实质方面具有优势。

(五)海绵状血管瘤

1.病理和临床概述

海绵状血管瘤是成年人最常见的原发于眶内的肿瘤,占眶内肿瘤的 4.6%～14.5%,发病年龄平均38 岁,女性占 52%～70%,多单侧发病。本病为良性,进展缓慢。临床表现缺乏特征性。最常见的为轴性眼球突出,呈渐进性,晚期引起眼球运动障碍。

2.诊断要点

CT 检查肿瘤呈圆形、椭圆形或梨形,边界光整,密度均匀,CT 值平均 55 HU。肿瘤不侵及眶尖脂肪。增强扫描有特征的"渐进性强化",即肿瘤内首先出现小点状强化,逐渐扩大,随时间延长形成均匀的显著强化。强化出现时间快,持续时间长也是本病的强化特点,因此,增强扫描对本病诊断有重要临床意义(图 8-9)。

此外,有眼外肌、视神经、眼球受压移位、眶腔扩大等征象。

3.鉴别诊断

(1)神经鞘瘤:典型的神经鞘瘤密度较低且不均匀,增强后呈轻、中度快速强化。眶尖神经鞘瘤可形成眶颅沟通性肿瘤。MRI 检查更有利于显示神经鞘瘤的病理特征。

(2)海绵状淋巴管瘤:肿瘤内密度不均匀,可并发出血,有时难以鉴别。

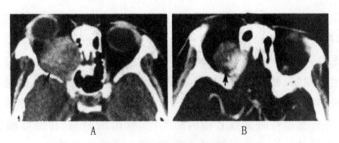

图 8-9　球后海绵状血管瘤

女性患者,43岁,右眼突出半年就诊,CT检查见右眼球后方视神经与内直肌间肿块,密度稍

高,均匀,筛骨板受压变形(A),增强扫描动脉期有明显片状强化,静脉期呈明显均匀强化(B)

4.特别提示

MRI 显示肿瘤信号,显示"渐进性强化"征象、定位和定性诊断优于 CT。

(六)脉络膜黑色素瘤

1.病理和临床概述

脉络膜黑色素瘤是成年人中最常见的原发性恶性肿瘤,主要发生于 40～50 岁。多起自先天性黑痣,好发于脉络膜后 1/3 部位,肿瘤形成典型的蘑菇状肿物,伴有新生血管,可引起出血和渗血。常向玻璃体内扩展。肿瘤易侵犯血管,较早发生转移。临床表现与肿瘤位置和体积相关。

2.诊断要点

CT 表现为眼环局限性增厚,肿瘤蘑菇状或半球形,同玻璃体相比为高密度,向球内或球外突出,增强扫描明显强化(图 8-10)。

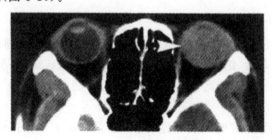

图 8-10　脉络膜黑色素瘤

男性患者,57岁,因视物变形 3 个月,加重 2 天来院就诊。CT 平扫可见左眼

球内等密度球形肿块,密度均匀,边界清楚。手术病理为脉络膜黑色素瘤

如肿块内有坏死或囊变,则强化不均。典型脉络膜黑色素瘤表现为蘑菇状,基底宽,颈细。不典型可呈半球形或平盘状。

3.鉴别诊断

(1)脉络膜血管瘤,一般呈圆形,T_1WI 同脑实质呈低信号或等信号,T_2WI 与玻璃体相比呈等或略高信号,强化不明显。

(2)脉络膜转移瘤,主要根据眼底镜表现和有无原发肿瘤鉴别。

(3)脉络膜剥离出血,通过增强鉴别,无强化。

4.特别提示

由于黑色素瘤含有顺磁性物质,MRI 表现为短 T_1 短 T_2 信号,表现较具有特征性,可以首先选择 MRI 检查。增强扫描有助于清楚显示较小肿瘤,鉴别肿瘤与血肿、视网膜剥离,鉴别恶性黑色素瘤与黑色素细胞瘤。脂肪抑制技术与增强扫描联合运用可更好地显示较小肿瘤。

(七)转移性肿瘤

1.病理和临床概述

转移性肿瘤发生于眼眶、眼球、球后组织和视神经鞘,当侵犯软组织、时可位于肌锥内或肌锥外。成人的转移一般多来自肺癌、乳腺癌、胃癌等,主要表现为眼球突出、疼痛,眼球运动障碍,视力减退等;儿童则多为肾脏恶性肿瘤或其他肉瘤类,如肾母细胞瘤、神经母细胞瘤、尤因肉瘤等,常转移至眼眶,表现为迅速发生的进行性眼球突出,伴有眼睑皮肤淤血。

2.诊断要点

转移瘤可发生在眶骨、肌锥内外、眼外肌,也可为弥漫性;CT通常表现为单发或多灶性不规则肿块,呈浸润性,与眼外肌等密度,增强后有不同程度强化(图8-11);大多数有肿块效应,可引起突眼;大部分患者有眶骨破坏,为溶骨性改变,少数发生成骨性转移。

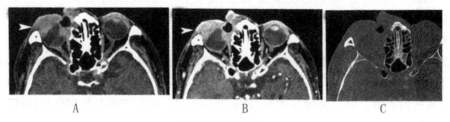

图 8-11 转移瘤

男性患者,67岁,发现右眼视物不清伴肿块半年,3年前有结肠癌手术史。CT平扫可见右眼前部分、内直肌及鼻根部肿块影(A);增强扫描肿块有明显强化(B);鼻根部骨质有破坏吸收征象(C)

3.鉴别诊断

(1)眶内炎症性病变:应与眶骨骨髓炎鉴别,主要根据临床表现,鉴别困难者行活检。

(2)淋巴瘤:常发生于眼睑、结膜、泪腺,并沿肌锥外间隙向后延伸,肿块后缘锐利,常包绕眼球生长,转移瘤大多为多灶性,伴有眶骨改变,多有原发病史。

4.特别提示

CT和MRI均能清楚显示肿瘤,CT对显示眶骨骨质破坏有优势;MRI对侵犯眶骨的软组织肿块和颅内结构肿瘤侵犯显示较好。

(赵建峰)

第二节 耳部常见疾病

一、耳部外伤

(一)病理和临床概述

耳部外伤中颞骨外伤包括颞骨骨折和听小骨脱位。其中乳突部骨折为最多见,多因直接外伤所致,分为纵行骨折、横行骨折、粉碎性骨折。听小骨外伤表现为传导性耳聋。面神经管外伤则于外伤后出现延迟性面神经麻痹。

(二)诊断要点

颞骨外伤引起的骨折,需在12 mm薄层扫描观察,骨折可形成气颅,还可以显示乳突内积液或气液平面。岩部骨折分为纵行(图8-12)(平行于岩骨长轴,占80％)、横行(垂直于岩骨长轴,占10％～20％)及粉碎性骨折。骨折好发于上鼓室外侧,常累及上鼓室及面神经前膝。迷路骨折多为横行骨折,但累及岩部的纵行骨折亦可累及迷路,均致感音神经性聋。少见迷路出血机化,表现为膜迷路密度增高。

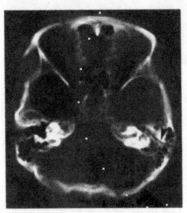

图8-12　左侧乳突骨折
左侧乳突见斜行骨折线,乳突气房密度增高

听小骨外伤HRCT显示听小骨骨折或脱位,因结构细小容易漏诊,三维螺旋CT对显示听小骨有独特的优越性,锤砧关节脱位或砧镫关节脱位常见。

(三)鉴别诊断

正常耳部,有明确外伤史及乳突积液等情况。

(四)特别提示

临床怀疑颞骨部骨折时首选HRCT,必要时应加扫冠状位;面神经管损伤者,MRI显示较好。

二、耳部炎性病变

(一)中耳乳突炎

1.病理和临床概述

中耳乳突炎多见于儿童,为最常见的耳部感染性病变。急性分泌性中耳乳突炎鼓膜充血、膨隆,慢性中耳乳突炎鼓膜内陷或穿孔。临床常表现为听力减退,耳鸣、耳痛、耳瘘等症状。

2.诊断要点

CT表现为中耳腔内水样密度增高影,黏膜增厚。部分病例转为慢性,中耳内肉芽组织形成,表现为中耳软组织样密度增高,鼓室、鼓窦开口扩大,乳突密度增高、硬化,听小骨破坏、消失(图8-13)。

3.鉴别诊断

(1)胆脂瘤:边界清楚甚至硬化,而骨疡型乳突炎边缘模糊不整。

(2)耳部肿瘤:两者骨质破坏有时难以鉴别。

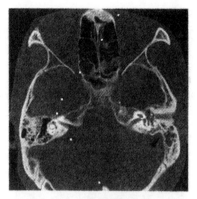

图 8-13　左侧中耳乳突炎

左侧中耳及乳突区密度增高,骨质未见破坏

4.特别提示

中耳炎检查可首选平片检查,怀疑骨疡型或颅内并发症者可选 CT 检查。

(二)胆脂瘤

1.病理和临床概述

胆脂瘤一般在慢性炎症基础上发生,上鼓室为好发部位,胆脂瘤的发展途径为上鼓室、鼓窦入口、鼓窦,随着角化碎片增多,肿块逐渐增大。由于膨胀压迫,慢性炎症活动导致骨质破坏,上述部位窦腔明显扩大。有长期流脓病史,鼓膜穿孔位于松弛部。

2.诊断要点

CT 表现为上鼓室、鼓窦入口、鼓窦骨质受压破坏,腔道扩大,边缘光滑伴有骨质硬化,扩大的腔道内为软组织密度,增强扫描无强化。CT 检查还在于发现并发症:鼓室盖骨质破坏、乙状窦壁破坏、内耳破坏、乳突外板破坏(图 8-14)。

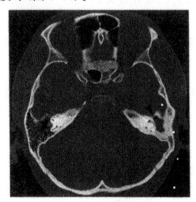

图 8-14　左侧胆脂瘤

上鼓室及乳突开口扩大,骨质破坏,边缘较光整

3.鉴别诊断

(1)慢性中耳炎:骨质破坏模糊不清,以此鉴别。

(2)中耳癌:中耳癌表现为鼓室内软组织肿块,周边骨壁破坏,增强 CT 见肿块向颅中窝或颅后窝侵犯。

(3)面神经瘤:MRI 增强扫描明显强化,而胆脂瘤扫描无强化。

4.特别提示

CT除能确定诊断外,还能清晰显示鼓室盖及乙状窦情况,为手术提供良好帮助。

三、耳部肿瘤

(一)颞骨血管瘤

1.病理和临床概述

颞骨血管瘤包括血管瘤和血管畸形,可发生于外耳道、中耳、面神经管前膝、内耳道底,少见于后膝。临床表现为进行性面肌力弱,搏动性耳鸣及听力障碍等。

2.诊断要点

(1)鼓室、上鼓室软组织肿块。

(2)肿块内钙化或骨针。

(3)骨质蜂窝状或珊瑚状结构和骨质膨大。

(4)面神经管前膝破坏或迷路扩大。

(5)内耳道壁破坏。

(6)岩骨广泛破坏,骨质破坏边缘不整。

3.鉴别诊断

(1)面神经肿瘤:首发面瘫,面神经管区占位,局部管腔扩大,骨破坏,CT鉴别困难者,DSA可帮助诊断。

(2)鼓室球瘤:CT增强明显强化,MRI特点为肿块内多数迂曲条状或点状血管流空影,DSA检查可确诊。

4.特别提示

CT为首选,MRI可确定肿瘤范围,DSA显示异常血管结构,有较大诊断价值。

(二)外中耳癌

1.病理和临床概述

外中耳癌少见,多见于中老年人,病理为鳞癌,常有慢性耳部感染或外耳道炎病史。少数为基底细胞癌及腺癌。临床表现早期为耳聋,耳道分泌物呈水样、带血或有臭味,多耳痛难忍。晚期常有面瘫。

2.诊断要点

CT示外耳道、鼓室内充满软组织肿块。外耳道骨壁侵蚀破坏边缘不整。肿块可累及外耳道骨壁、上鼓室、耳蜗、面神经管、颈静脉窝及岩骨尖,增强见肿块向颅中窝、颅后窝侵入破坏(图8-15)。

3.鉴别诊断

(1)恶性外耳道炎:鉴别困难,需活检。

(2)颞骨横纹肌肉瘤:多见于儿童,表现为颞骨广泛破坏,并有软组织肿块,增强有高度强化。

4.特别提示

CT增强扫描是目前常用检查方法。MRI显示肿瘤范围更佳,T_1加权呈中等稍低信号,T_2加权呈稍高信号,增强有强化。最后确诊需病理活检。

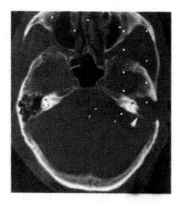

图 8-15　左外中耳中分化鳞癌

男性患者,78 岁,左耳部肿块 1 年余,CT 平扫可见外耳道、鼓室内充满软组织
肿块,外耳道、鼓室骨壁侵蚀破坏边缘不整。术后病理为外中耳中分化鳞癌

四、耳部先天性畸形

(一)病理和临床概述

外耳和中耳起源于第一、二鳃弓和鳃沟及第一咽囊,内耳由外胚层的听泡发育而来。这些结构的发育异常常可导致畸形单独发生或同时存在。外耳、中耳畸形临床上较多见。

(二)诊断要点

外耳道闭锁表现为骨性外耳道狭窄或缺如(图 8-16);中耳畸形可见鼓室狭小和听小骨排列紊乱或缺如;内耳畸形显示前庭、半规管和耳蜗结构发育不全或完全不发育,呈单纯的圆形膜性腔影或致密骨。

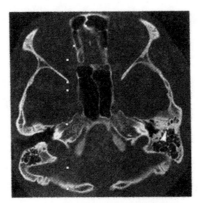

图 8-16　外耳道先天性骨性闭锁畸形

CT 高分辨率扫描可见左侧骨性外耳道缺如,但耳蜗、听小骨存在

(三)鉴别诊断

一般无须鉴别。

(四)特别提示

CT 为确定骨性畸形的首选,MRI 容易观察迷路,很好诊断内耳畸形。

(赵建峰)

第三节　鼻部常见疾病

一、鼻窦炎

（一）病理和临床概述

鼻窦炎按病因分有化脓性、过敏性和特源性炎症，炎症可发生于单个窦腔，亦可多个。慢性期黏膜可以肥厚或萎缩，表现为息肉样肥厚、息肉、黏膜下囊肿等。化脓性炎症慢性期骨壁增厚、硬化。

（二）诊断要点

CT表现为黏膜增厚和窦腔密度增高，长期慢性炎症可导致窦壁骨质增生肥厚和窦腔容积减小（图8-17）。窦腔软组织影内见不规则钙化提示并发真菌感染。窦腔扩大，窦腔呈低密度影，增强后周边强化，窦壁膨胀性改变提示鼻窦黏液囊肿。

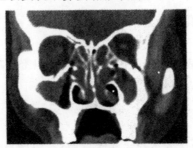

图 8-17　鼻窦炎

鼻窦炎，双侧上颌窦、筛窦黏膜不规则增厚

（三）鉴别诊断

（1）鼻窦内良性肿瘤，鼻窦内肿块密度较高，增强扫描轻中度强化。

（2）而鼻窦炎症积液不会发生强化。

（3）毛霉菌、曲霉菌等真菌感染时，窦腔内密度较高，可见钙化，部分引起骨质破坏，须与恶性病变鉴别。

（四）特别提示

鼻窦炎临床无明显症状而影像学检查可有阳性表现，X线平片发现率约20％，CT对鼻窦炎的分型及分期具有重要意义。MRI检查T_2WI窦腔常为较高信号，增强后只有黏膜呈环形强化。

二、黏液囊肿

（一）病理和临床概述

鼻窦黏液囊肿系鼻窦自然开口受阻，窦腔内黏液潴留，长时间后形成囊肿。黏液囊肿多见于额窦、筛窦，蝶窦较少见。较大的囊肿可产生面部畸形或压迫症状，如头痛、眼球突出及移位等，囊肿继发感染则有红、肿、热、痛等症状。

(二)诊断要点

CT表现为窦腔内均质密度增高影,CT值20～30 HU,窦腔膨大,窦壁变薄。增强扫描囊壁可有线样强化。若经常继发感染,则出现窦壁骨质毛糙、增生(图8-18)。

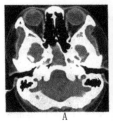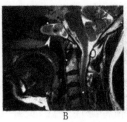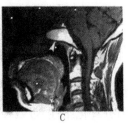

图 8-18　蝶窦黏液囊肿

图 A.CT横断位平扫显示右侧蝶窦密度明显增高,边缘骨质压迫吸收;图 B、C 为 MRI 矢状位 T_2、T_1WI扫描,可见蝶窦内蛋白含量较高的囊液,T_2WI图呈等低信号,T_1WI图呈均匀高信号

(三)鉴别诊断

(1)鼻窦炎症的主要表现为黏膜肥厚和积液,而囊肿主要为局限性有张力的肿块,边界光整规则。

(2)良性肿瘤应根据有无强化进行鉴别。

(四)特别提示

X线片观察以瓦氏位最佳,表现为窦腔内半球形软组织密度减低影,可见弧形边缘。

三、黏膜下囊肿

(一)病理和临床概述

黏膜下囊肿是鼻窦黏膜内腺体在炎症或变态反应后,腺体导管开口阻塞,黏液潴留,腺体扩大所致,或黏膜息肉囊性变,此类囊肿均位于黏膜下。上颌窦好发,额窦、蝶窦次之。

(二)诊断要点

CT扫描见鼻窦内类圆形偏低密度影,边缘光滑,基底常位于上颌窦底壁、内壁或外侧壁。增强扫描无强化(图8-19)。

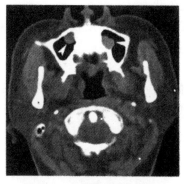

图 8-19　上颌窦黏膜下囊肿

上颌窦见小囊状高密度灶,边缘较光整

(三)鉴别诊断

鼻窦炎症,良性肿瘤。

(四)特别提示

X线片表现各异,基本表现为窦腔密度减低和窦腔膨大,窦壁受压改变。MRI扫描因黏液囊肿信号差异较大,应用不多。

四、鼻和鼻窦良性肿瘤

(一)病理和临床概述

最多见的是乳头状瘤。男性多见,多发生于40～50岁,主要临床表现有鼻塞、流涕、鼻出血、失嗅、溢泪等。常复发,有2%～3%恶变概率。

(二)诊断要点

CT表现为鼻腔或筛窦软组织肿块,较小时呈乳头状,密度均匀,轻度强化。阻塞窦口引起继发性鼻窦炎改变,增强检查有助于区别肿瘤与继发炎性改变,肿瘤有强化。可侵入眼眶或前颅窝(图8-20)。

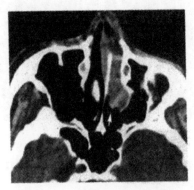

图8-20　左侧鼻腔乳头状瘤

男性患者,45岁,反复鼻塞、出血半年,CT显示左侧鼻腔内密度不均
匀软组织影,左侧上颌窦壁有受压变形,手术病理为乳头状瘤

(三)鉴别诊断

(1)慢性鼻窦炎、鼻息肉,一般骨质破坏不明显。

(2)血管瘤,可有明显强化。

(3)黏液囊肿,窦腔膨胀性扩大。

(4)恶性肿瘤有骨质明显破坏。定性诊断需要病理学检查。

(四)特别提示

鼻和鼻窦良性肿瘤少见,但组织学种类众多,准确鉴别比较困难,主要依靠病理检查。首先选择CT检查,对于手术后或放疗后纤维瘢痕与复发鉴别困难者,可辅以MRI检查。

肿瘤迅速增大,骨质破坏明显应考虑有恶变可能。

五、鼻窦恶性肿瘤

(一)病理和临床概述

鼻窦恶性肿瘤包括上皮性恶性肿瘤(鳞癌、腺癌和未分化癌等)和非上皮性恶性肿瘤(嗅神经母细胞瘤、横纹肌肉瘤、淋巴瘤和软骨肉瘤等),鳞癌最常见。鼻窦恶性肿瘤较罕见,以上颌窦癌最常见。上颌窦癌大多数为鳞状上皮癌。早期肿瘤局限于窦腔内时,无窦壁骨质破坏,难以明确诊断,需组织学诊断定性。临床常表现血性鼻涕、鼻塞、牙齿疼痛及松动、面部隆起及麻木、眼球运动障碍、张口困难等。

(二)诊断要点

CT 表现为鼻腔和/或鼻窦内软组织肿块,一般密度均匀。肿块较大时可有液化坏死,部分病例还可见钙化,如腺样囊性癌、软骨肉瘤、恶性脊索瘤等。肿物呈侵袭性生长,恶性上皮性肿瘤随肿瘤的发展直接侵及邻近结构如眼眶、翼腭窝、颞下窝、面部软组织甚至颅内等。绝大多数有明显的虫蚀状骨质破坏,中度或明显强化。

上颌窦癌向前侵犯时,前壁骨质破坏伴有皮下软组织增厚或肿块隆起;后壁破坏时可累及翼腭窝、颞下窝及翼内外板,翼腭窝见软组织肿块;向上侵犯时,肿瘤破坏眼眶底壁伴有肿块,下直肌和下斜肌可受累;向内上方侵犯时,可破坏筛窦,在鼻腔内形成肿块(图 8-21)。

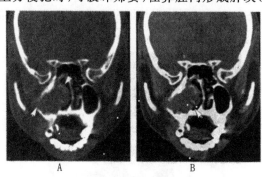

图 8-21　上颌窦癌

右侧上颌窦内见软组织肿块(B 图箭头所指),内、外侧窦质破坏(A 图箭头所指)

(三)鉴别诊断

(1)炎症,早期肿瘤局限于窦腔内时,无窦壁骨质破坏,与炎症难以鉴别,明确诊断须组织学诊断定性。

(2)转移瘤,有原发病史,骨质破坏一般范围较广泛。

(四)特别提示

不同部位恶性肿瘤的 CT 表现及诊断各具有一定特点。CT 对定位诊断和定量诊断具有重要作用。CT 检查对肿瘤侵犯的部位、范围、颈部淋巴结转移情况以及放疗或手术后复查同样具有重要意义。

(赵建峰)

第四节　口腔颌面部常见疾病

一、造釉细胞瘤

(一)病理和临床概述

造釉细胞瘤是颌面部常见肿瘤,来源于牙板和造釉器的残余上皮和牙周组织的残余上皮。

多见于20~40岁的青壮年,男女无差异,多发生于下颌骨。生长缓慢,初期无症状,后期颌骨膨大,面部畸形,牙齿松动、脱落。可产生吞咽、咀嚼、语言、呼吸障碍,4.7％恶变概率。

(二)诊断要点

病变呈囊状低密度区,周围囊壁境界清晰,呈锐利高密度囊壁。可清晰观察肿瘤的位置、边缘、内部结构、密度及局部骨皮质情况(图8-22)。

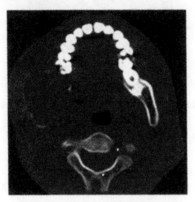

图8-22 造釉细胞瘤

男性患者,18岁,右侧下颌角肿胀半年,CT检查显示右侧下颌角区膨胀性
病变,内囊状低密度区,周围囊壁境界清晰,呈锐利高密度骨质影

(三)鉴别诊断

造釉细胞瘤需要和牙源性囊肿和骨巨细胞瘤鉴别。牙源性囊肿呈圆形低密度影,边缘光滑锐利,囊壁硬化完整,囊内可见牙齿。骨巨细胞瘤鉴别呈分隔状,瘤壁无硬化。

(四)特别提示

临床常以X线检查为主,分为4型:多房型占59％,蜂窝型占22％,单房型占14％,恶变约占5％。表现为单囊状、砂粒状、蜂窝状或多囊状低密度影,内见厚度不一的骨间隔,囊壁边缘硬化,囊内有时见到牙齿,局部骨皮质受压变形、膨隆、变薄。MRI检查有一定的价值。

二、口腔癌

(一)病理和临床概述

口腔癌是颌面部常见肿瘤,其中舌癌最为常见。临床表现为舌痛,肿瘤表面溃疡。病变发展引起舌运动受限,涎液多,进食、言语困难。

(二)诊断要点

肿瘤呈低密度,境界不清,侵犯舌根时局部不规则膨突,不均匀强化,常见颈部淋巴结肿大(图8-23)。

(三)鉴别诊断

需要与炎性包块相鉴别。

(四)特别提示

MRI检查:T_1WI呈均匀或不均匀低信号,境界不清,T_2WI呈明显高信号。Gd-DTPA增强肿瘤呈不均匀强化。同时伴颈淋巴结肿大。

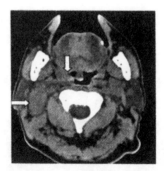

图 8-23　右侧口腔癌

男性患者,78 岁,舌右侧放射性痛半年,CT 检查显示右
侧口咽部肿块(下箭头),右侧颈部淋巴结肿大(横箭头)

三、腮腺肿瘤

(一)病理和临床概述

腮腺肿瘤 90% 来自腺上皮,良性者以混合瘤多见,多位于腮腺浅部;恶性者以黏液表皮样癌多见。良性病史长,可达 30 余年,无痛性包块,肿块质软,边界清楚。恶性病史短,侵犯神经引起疼痛和面神经麻痹,侵犯咀嚼肌群发生开口困难。

(二)诊断要点

良性肿瘤呈圆形或分叶状边界清楚的等密度或稍高密度影,轻至中等强化。恶性肿瘤呈境界不清稍高密度影,其内密度不均匀,呈不均匀强化,以及下颌骨骨质破坏,常合并颈部淋巴结肿大(图 8-24)。

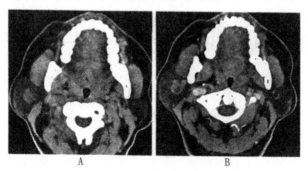

图 8-24　右侧腮腺混合瘤恶变

男性患者,45 岁,发现右侧腮腺区结节 3 年,近来感觉有增大,CT 检查示
右侧腮腺内稍高密度结节影,增强扫描有中度强化,有小片状低密度影

(三)鉴别诊断

包括下颌骨升支肿瘤、咽旁间隙肿瘤、淋巴瘤、淋巴结核、腮腺转移瘤等。

(四)特别提示

腮腺造影具有重大诊断价值:良性者导管纤细、变直、撑开、聚拢、消失、移位;恶性者导管受压移位、破坏、缺损、中断及对比剂外溢。MRI 检查作为补充:良性边界清,呈圆形或分叶状;恶性呈不规则状,伴淋巴结肿大。良性肿瘤强化较均匀者居多;恶性肿瘤不均匀强化者居多,转移淋巴结呈均匀或环状强化。

(赵建峰)

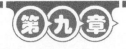

第九章
颈部疾病的CT诊断

第一节　咽部常见疾病

一、鼻咽腺样体增生

(一)病理和临床概述

腺样体(咽扁桃体)是位于鼻咽顶部的一团淋巴组织,在儿童期可呈生理性肥大,腺样体增生5岁时最明显,以后逐渐缩小,15岁左右达成人状态。腺样体肥大可引起呼吸道不畅或反复性上呼吸道感染,临床主要表现有鼻塞、张口呼吸、打鼾,影响咽鼓管时导致分泌性中耳炎。

(二)诊断要点

CT表现为顶壁、后壁软组织对称性增厚,表面可不光滑,增强后均匀强化,两侧咽隐窝受压狭窄,咽旁间隙、颈长肌等结构形态密度正常,颅底无骨质破坏(图9-1)。

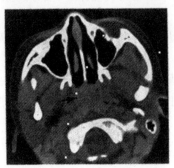

图 9-1　腺样体肥大

男童患儿,8岁,打鼾加重就诊,CT检查可见顶壁、后壁软
组织对称性增厚,表面光滑,两侧咽隐窝受压狭窄

(三)鉴别诊断

一般可明确诊断。

(四)特别提示

临床检查即可以明确诊断,X线平片侧位检查有助于了解腺样体大小,CT检查可以明确显

示腺样体情况,并有助于鉴别诊断。

二、鼻咽部纤维血管瘤

(一)病理和临床概述

纤维血管瘤是常见的良性肿瘤,多见于男性青少年。组织学上,肿瘤由结缔组织和扩张的血管组成,由于血管缺乏肌层,容易出血,随着年龄增长,病灶可纤维化,部分可自行消退。主要症状为鼻阻塞、鼻出血。

(二)诊断要点

肿瘤常位于鼻咽顶壁或后鼻孔,呈软组织密度,边界清晰,呈膨胀生长,周围骨质可压迫吸收,肿块有沿自然孔道、裂隙生长趋势,可经后鼻孔长入同侧鼻腔,蝶腭孔扩大,肿瘤长入翼腭窝、颞下窝,向上可破坏颅底骨质,侵入蝶窦或海绵窦,肿块境界清楚,密度一般均匀,肿瘤强化异常明显(图 9-2)。

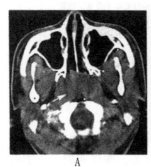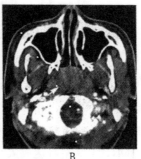

图 9-2　鼻咽部纤维血管瘤
A.鼻咽部顶后壁软组织肿块;B.增强扫描明显均匀强化

(三)鉴别诊断

(1)鼻咽癌:一般年龄较大,临床见回吸性涕血,咽旁间隙一般显示清晰,DSA 检查肿块血管多显著,可作鉴别。

(2)腺样体增生:多发生于婴幼儿,一般 15 岁后逐渐萎缩,无鼻出血症状。

(四)特别提示

MRI T_1WI 呈低信号,T_2WI 呈明显高信号,强化明显,瘤内可见低信号条状或点状影,称为"椒盐征"。DSA 肿瘤富含血管,可明确肿瘤供血动脉及引流静脉,同时可进行介入治疗。

三、鼻咽癌

(一)病理和临床概述

鼻咽癌(NPC)占鼻咽部恶性肿瘤的 90%,以结节型多见。好发年龄 30～60 岁,男性较多见。临床见回吸性涕血,单侧耳鸣及听力减退,不明原因的复视及偏头痛。

(二)诊断要点

鼻咽癌病灶较小时,CT 表现为咽隐窝变浅或咽鼓管变平;肿瘤较大时,向鼻咽腔生长,顶后壁或侧壁不规则肿块,咽鼓管隆起变厚。咽旁间隙变小。鼻咽癌常侵犯周围结构,颅底骨质破坏多表现为溶骨性,部分病例为成骨性。鼻咽癌淋巴转移常位于颈后三角、颈内静脉二腹肌淋巴结等,常显示中央低密度,周围有增强(图 9-3)。

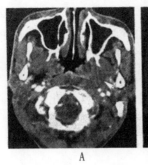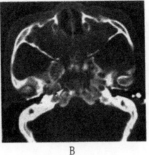

A　　　　　　　　　　B

图 9-3　鼻咽癌

A.图示左侧咽隐窝变浅,鼻咽部左后壁、咽旁间隙见软组织肿块(箭
头),颈部血管旁淋巴结肿大;B.图示颅底见骨质破坏吸收(箭头)

(三)鉴别诊断

需要与鼻咽部慢性炎症、淋巴瘤、颈部淋巴结结核等鉴别。

(四)特别提示

CT 能明确鼻咽癌的侵犯范围及有无转移,并用于放疗后随访。

四、咽部脓肿

(一)病理和临床概述

咽部脓肿为临床常见疾病。咽周为疏松结缔组织、肌肉、筋膜构成的间隙,这些间隙感染较
易形成积脓。根据感染的部位又分为扁桃体周围脓肿、咽后脓肿、咽旁间隙感染或脓肿。急性脓
肿多见于儿童,常因咽壁损伤、异物刺伤、耳部感染、化脓性淋巴结炎等引起。慢性脓肿多见于颈
椎结核、淋巴结结核所致的脓肿。临床上急性脓肿有全身炎症症状,咽痛,吞咽及呼吸困难等,脓
肿破坏血管可引起出血。

(二)诊断要点

CT 显示软组织肿胀,呈略低密度,结核脓肿有时见脓肿壁钙化。脓肿突向咽腔,导致气道
变形,脓肿与深部组织分界清或不清。增强呈不规则环形强化(图 9-4)。

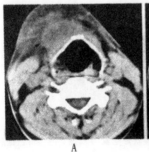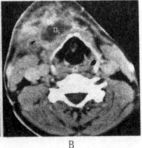

A　　　　　　　　　　B

图 9-4　咽部脓肿

男童患儿,12 岁,外伤后 10 天,发现右侧咽部肿胀,触之有波动感,CT 检查可见软组织明
显肿胀,皮下脂肪间隙模糊,有低密度团块影,增强扫描低密度影呈环形强化,为脓肿

(三)鉴别诊断

鉴别诊断包括外伤血肿、咽部囊性淋巴管瘤、鼻咽血管纤维瘤等。血肿 CT 呈高密度,MRI

T_1WI、T_2WI 呈高信号。囊性淋巴管瘤为儿童头颈部较常见疾病,范围较广,与脓肿改变不同。鼻咽纤维血管瘤见于男性青少年,DSA 检查呈富血管肿瘤,CT 和 MRI 强化明显。

(四)特别提示

CT 增强扫描有重要价值;MRI T_1WI 见脓肿呈不均匀低信号,T_2WI 呈高信号,脓肿范围显示清楚,压迫周围组织器官移位。增强后脓肿壁强化,脓腔无强化。

（杨俊彦）

第二节 喉部常见疾病

一、喉癌

(一)病理和临床概述

喉癌是喉部常见的恶性肿瘤,大多数为鳞状细胞癌。好发年龄为 50~70 岁,喉癌按位置分为声门下区癌、声门癌、声门上区癌,所有肿瘤均可通过黏膜层、黏膜下层向深部组织扩散。临床上声门上癌早期表现异物感,晚期咳嗽、痰中带血、呼吸困难、声音嘶哑。声门癌早期出现声音嘶哑,逐渐加重。声门下癌早期无症状,晚期出现呼吸困难及颈部淋巴结转移。

(二)诊断要点

声门癌多数位于真声带前部,早期表现声带局限性增厚,中、晚期声带显著增厚变形,有软组织肿块,杓状软骨移位,周围软组织及软骨破坏(图 9-5)。

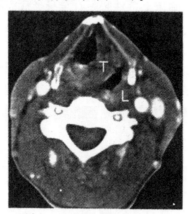

图 9-5 喉癌

左侧声带增厚,呈团块状高密度影,左侧梨状窝受累(T),颈动脉旁淋巴结肿大(L)

(三)鉴别诊断

喉部息肉,呈小结节状,常见歌手及教师等用嗓子较多的人群,位于声带游离缘前、中 1/3 处,双侧多见。

(四)特别提示

CT 检查可以发现甲状软骨、环甲膜及会厌前间隙有无肿瘤侵犯。

二、甲状舌管囊肿

(一)病理和临床概述

甲状舌管囊肿(TDCs)是由于胚胎早期甲状腺舌导管未完全闭合,部分开放管壁所衬之上皮细胞发育成长,并分泌黏液而形成。因此,甲状舌管囊肿大多数位于颈中线,少数病例也可略为偏向一侧,是颈部常见无痛性肿块,可随伸舌运动而上下移动。

(二)诊断要点

颈中线区或略偏一侧可见一囊性病灶,边界清楚,内部密度均匀,偶尔可因囊肿内少量出血或蛋白含量增高,可见密度较高(图 9-6)。

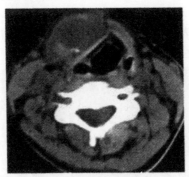

图 9-6 甲状舌管囊肿

男性患者,15 岁,3 年前发现颈中线区肿块,近 1 年来有增大并向右侧略偏移。

CT 可见中线偏右侧囊性肿块,边界清楚。手术病理为甲状舌管囊肿

(三)鉴别诊断

1.声门癌

多数位于真声带前部,早期表现声带局限性增厚,中、晚期声带显著增厚变形,有软组织肿块,杓状软骨移位,周围软组织及喉软骨破坏。

2.颈前部炎症

起病急,颈前部软组织肿胀,脓肿形成时可见积气及环状强化,实验室检查白细胞增高。

(四)特别提示

CT 检查增强扫描囊性病变无强化及边界相对清晰者应该考虑本病。CT 检查可以发现甲状软骨有无侵犯,观察囊肿边缘是否光整及有无瘘管形成。

（王小龙）

第三节 甲状腺与甲状旁腺常见疾病

CT 检查能够清晰显示甲状腺形态、大小、密度的变化,正常甲状腺密度高于周围颈部组织,甲状腺病变时,病变组织含碘量降低,在 CT 上表现为低密度灶。临床上,影像学检查首先选择超声检查,CT 作为二线检查手段,主要应用于:①观察甲状腺肿大的程度并分析可能的原因;

②检查甲状腺结节并鉴别良恶性；③对于甲状腺癌，检查有无周围结构侵犯、淋巴结转移或远处转移，治疗过程中有无复发或转移；④区别前上纵隔肿块是否与甲状腺相连；⑤颈部肿块是否为异位甲状腺组织。

一、弥漫性甲状腺肿大

(一)病理和临床概述

弥漫性甲状腺肿大又叫 Graves 病，其临床 3 个主要特点：高代谢、弥漫性甲状腺肿大、突眼。在甲状腺功能亢进患者中，Graves 病患者约占 85％，20～40 岁女性多见。临床症状有甲状腺肿大、突眼、心悸、神经质、易激动、畏热多汗、多食、体重减轻等。

(二)诊断要点

CT 检查时弥漫性甲状腺肿表现为甲状腺侧叶及峡部明显增大，边缘清楚，密度均匀或不均匀，与颈部肌肉密度相仿。增强扫描更明显(图 9-7)。

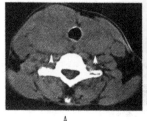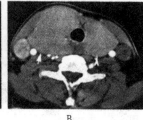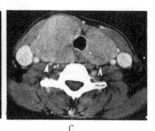

A B C

图 9-7 弥漫性甲状腺肿大

图 A～C 分别为平扫、动脉期、静脉期扫描图像，双侧甲状腺弥漫性肿大，密度均匀，增强时呈均匀性强化

(三)鉴别诊断

结节性甲状腺肿：甲状腺轮廓呈结节状或波浪状，密度不均，见多发结节状低密度灶。

(四)特别提示

临床怀疑有甲状腺肿或甲状腺功能亢进时，慎行 CT 碘对比剂增强扫描。

二、结节性甲状腺肿

(一)病理和临床概述

结节性甲状腺肿为甲状腺激素合成不足，刺激甲状腺滤泡上皮增生、肥大所致。病理分为弥漫性或结节性甲状腺肿。结节性甲状腺肿镜下可见胶体潴留性结节和腺瘤样结节。临床多无症状表现，较大者可出现压迫症状。

(二)诊断要点

CT 表现为低密度结节，较小时密度均匀，较大时密度不均匀，多结节甲状腺肿表现为多发低密度区，有时边缘可见钙化，腺瘤样增生结节可有轻度强化，一般不侵犯邻近器官或结构。有两种结节表现：胶体潴留性结节表现为边界不清低密度结节，可有囊变或钙化，钙化为弧状或粗斑点状；腺瘤样结节呈实性，可有轻度强化(图 9-8)。

(三)鉴别诊断

甲状腺癌：临床上结节生长迅速，结节边界不清，病灶侵犯周围结构，颈部淋巴结肿大，提示甲状腺癌。

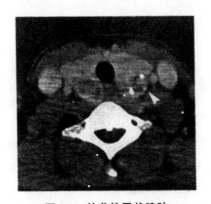

图 9-8　结节性甲状腺肿

双侧甲状腺增大,密度不均,见结节状低密度灶,边缘见小点状钙化

(四)特别提示

临床怀疑有甲状腺肿或甲状腺功能亢进时,慎行对比剂增强扫描。MRI 表现为长 T_2 信号,T_1 信号强度则根据胶体中蛋白质含量而定,信号由低信号到高信号不等。

三、甲状腺腺瘤

(一)病理和临床概述

甲状腺腺瘤是最常见的甲状腺良性肿瘤,好发于 30～50 岁女性。病理上分为滤泡状和乳头状囊性腺瘤。临床上,患者常无症状,部分有颈部压迫和吞咽困难,通常生长缓慢,出血时明显增大。

(二)诊断要点

CT 检查腺瘤呈圆形或类圆形低密度灶,多数单发,直径 1～5 cm,边缘清晰、光整、锐利,密度均匀,部分病灶可有囊变,急性出血时呈高密度。增强扫描轻度强化,强化程度低于正常甲状腺组织。邻近甲状腺及气管受压、移位(图 9-9)。

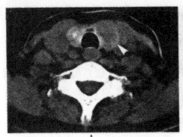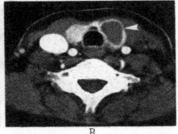

A　　　　　　　　　　　B

图 9-9　甲状腺腺瘤

A.CT 平扫显示左侧甲状腺见结节状低密度灶,边缘光整,
密度较均匀;B.增强扫描可见结节无明显强化

(三)鉴别诊断

甲状腺癌:临床上结节生长迅速,结节边缘不清,病灶侵犯周围结构,颈部淋巴结肿大,提示甲状腺癌。

(四)特别提示

10%的甲状腺腺瘤有癌变危险,且可引起甲状腺功能亢进,一般应早期切除。

四、甲状腺癌

(一)病理和临床概述

甲状腺癌为内分泌系统中最常见的恶性肿瘤,女性多见。组织学上,甲状腺癌分为乳头状癌、滤泡癌、未分化癌和髓样癌。颈前或颈侧区肿块是其主要临床表现。

(二)诊断要点

CT 平扫甲状腺癌大小不一,2～5 cm,常单发,部分病例可累及一叶或双侧甲状腺,呈形态不规则、边界不清的不均匀低密度影,约半数可见细盐状钙化及更低密度坏死区,病变与周围组织分界不清,颈部淋巴结肿大。不均匀明显强化,转移淋巴结多呈环状强化。甲状腺肿块生长迅速或侵犯包膜和邻近组织、器官是恶性的较为可靠征象,可伴有局部淋巴结转移。增强扫描不均匀强化,强化程度低于正常组织,病灶边缘变清晰,边界模糊;甲状腺癌侵犯邻近组织包括肌肉、气管、食管及颈部血管。颈部淋巴结转移表现淋巴结肿大,密度不均,可呈环状强化(图 9-10)。

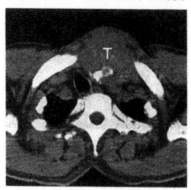

图 9-10　甲状腺癌

左侧甲状腺不规则肿块,肿块内见不定形钙化,周围间隙不清,气管受压右移

(三)鉴别诊断

结节性甲状腺肿、甲状腺腺瘤,当甲状腺癌较小时,鉴别诊断困难,需在 B 超引导下活检定性。

(四)特别提示

总体上,CT 对甲状腺癌的定性较超声没有明显优势。但 CT 可显示甲状腺癌对周围器官的侵犯、淋巴结转移情况以及肿瘤同血管的关系较佳。MRI 能辨别肿瘤切除术后甲状腺内组织特征,将纤维化和肿瘤复发区别开来,利于随访。

五、甲状旁腺疾病

甲状旁腺分泌的甲状旁腺激素(PTH)具有调节钙、磷代谢的作用,主要的疾病为甲状旁腺功能亢进和特发性甲状旁腺功能减退,以原发性甲状旁腺功能亢进最多见。甲状旁腺检查方法:X 线平片、US、PET、CT、MRI 检查以及血管造影和选择性静脉采样等。

(一)病理和临床概述

甲状旁腺腺瘤是原发性甲状旁腺功能亢进最常见原因,常单发,肿瘤包膜完整,无分叶表现,与残存甲状旁腺分界明显。甲状旁腺腺瘤约 80% 位于颈部甲状腺区,常位于气管-食管旁沟内,呈软组织肿块,该区正常的脂肪密度消失。小部分甲状旁腺腺瘤位于甲状腺叶下极附近或稍下方。临床上主要有以下两点：①屡发活动性尿结石或肾钙盐沉着；②骨质吸收、脱钙，甚而囊肿形成，特别当累及上述好发部位时，应高度怀疑本病。

原发性甲状旁腺功能亢进的病因还有甲状旁腺增生、甲状旁腺癌等。原发性甲状旁腺功能亢进占10%～30%，常为多个腺体增生肥大，程度不一。甲状旁腺增生病理表现分两型：主细胞型和亮细胞型，以主细胞型多见，表现为所有的腺体均增大，病变与正常组织分界不清。

在原发性甲状旁腺功能亢进中，甲状旁腺癌少见，仅占0.4%～3.2%。临床上，血钙及PTH明显增高，颈部见增长迅速的肿块，质地较硬，肿瘤细胞排列成小梁状，被厚的纤维束分隔，细胞核大、深染、易出血、纤维化，部分病灶内见显著钙化。

甲状旁腺功能减退是因甲状旁腺分泌不足或先天性肾小管和/或骨对甲状旁腺素反应不良而引起的疾病，临床常分三种：特发性、继发性、低镁血性。临床特点：手足搐搦，癫痫样发作，儿童常有智力低下、发育畸形、低钙血症、高磷血症。特发性甲状旁腺功能减退病因不明，多认为是自身免疫性疾病，可伴有其他自身免疫性疾病。多数有家族遗传性。

（二）诊断要点

（1）甲状旁腺腺瘤（图9-11）：CT表现为类圆形软组织肿块，常1～3 cm，边缘清晰，密度较均匀，CT值35～60 HU，少部分病灶内见囊变，常为陈旧性出血所致。较大肿瘤表现邻近甲状腺、气管受压或移位。增强扫描，肿瘤强化明显，CT值90～105 HU。

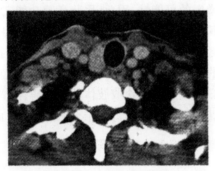

图9-11　甲状旁腺腺瘤
患者有多次尿路结石病史，血钙明显升高而行颈部CT检
查，可见右侧气管食管间隙结节，增强扫描有均匀强化

（2）增生的甲状旁腺通常很小，只有增生的甲状旁腺明显增大时，方能被影像学检查发现。CT检查能发现的增生性显著增大的腺体的表现与甲状旁腺腺瘤相似，难以鉴别。

（3）CT表现颈部甲状旁腺区较大的软组织肿块，常呈分叶状，肿块密度不均，常见坏死、出血、钙化，增强扫描瘤体实性部分明显强化。较大肿块可压迫或侵犯相邻结构如甲状腺、气管、食管和颈部血管。

（4）甲状旁腺功能减退（图9-12）：甲状旁腺功能减退患者约93%有脑内钙化，而临床症状一般在甲状旁腺素分泌减少到正常的50%以下时出现。CT表现：双侧基底节、丘脑、小脑、齿状核、皮质下及皮髓质交界区高密度钙化。钙化常对称性，多发，大小不等。其形态常片状、点状、弯曲条状、条带状。钙化好发于基底节（苍白球、壳核、尾状核），常对称，其次是脑叶、丘脑、小脑、齿状核。脑叶深部钙化多发于额顶叶。

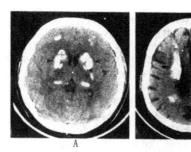

图 9-12 甲状旁腺功能减退

患者反复抽搐就诊,CT 检查可见苍白球、壳核、尾状核多发对称性
钙化,提示甲状腺功能减退,经血钙、磷检查证实

(三)鉴别诊断

需要与正常颈部血管和肿大淋巴结相鉴别:颈部血管呈连续性,多层面均可清晰显示,动态增强扫描,血管强化明显,腺瘤强化程度略低。颈部肿大淋巴结,常位于颈部血管旁,增强扫描轻度强化。

(四)特别提示

原发性甲状旁腺功能亢进患者行各种影像学检查时,发现甲状旁腺区结节或肿块影,除考虑腺瘤外,也需要想到甲状旁腺增生的可能性,因此,甲状旁腺功能亢进患者手术时,除切除影像学发现的增大腺体外,还需探查其余的腺体并行术中甲状旁腺激素(PTH)测定。在原发性甲状旁腺功能亢进者,如果甲状旁腺区 CT 检查未发现异常,需继续向上扫描至下颌水平、向下扫描至主动脉根部水平,以寻找移位的甲状旁腺腺瘤。

临床怀疑甲状旁腺功能减退,癫痫样发作或肢体功能障碍伴有低血钙或高血磷者,均应行颅脑 CT 检查。反之,CT 上发现脑内多发钙化者,应结合临床表现,血清钙、磷及甲状旁腺素的检查确定有无甲状腺功能减退。

(刘晓伟)

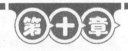

胸部疾病的CT诊断

第一节　先天性气管、支气管发育异常

一、先天性气管瘘

单纯的先天性气管瘘少见,多数为合并食管闭锁伴食管气管瘘。

(一)影像检查方法的选择

主要影像检查方法为胸部 X 线检查、支气管造影及 CT 检查。胸部 X 线检查是基本的检查方法,支气管镜或支气管造影可确诊,但均为有创性。螺旋 CT 为无创检查方法,应作为首选。

(二)影像与病理

气管瘘分先天性和后天性。先天性气管瘘病因不明,现多认为是正常气管发育受损所致,主要为气管食管瘘,且伴或不伴有食管闭锁。后天性气管瘘多为气管胸膜瘘,是因气管或肺部手术后造成。

(三)影像诊断要点及比较影像学

1.胸部 X 线检查

胸部 X 线检查不能显示气管瘘,但能发现肺部病变,表现为两肺不同程度的炎症。

2.支气管造影

转动患儿体位或呛咳时对比剂可通过瘘管到达气管外,可确诊。

3.CT 表现

CT 平扫后处理技术如表面重建和多平面重建(MPR)可显示气管瘘。

4.比较影像学

胸部 X 线检查可显示肺部病变,对本病确诊帮助不大。螺旋 CT 为首选检查方法,可通过多平面重建及仿真内镜直接显示气管瘘。

(四)影像与临床

患者表现为反复呛咳、吐沫、肺炎。食管闭锁患儿如果胃肠道充气,考虑有气管食管瘘存在。

二、先天性气管、支气管狭窄

先天性气管狭窄是因气管软骨发育异常或胚胎期前肠分隔气管与食管过程异常引起,常伴有食管发育异常。病变可为气管纤维性狭窄形成隔膜,或是气管软骨环发育不全或畸形引起,亦可是大血管畸形所形成的血管环压迫气管引起局部狭窄。

(一)影像检查方法的选择

胸部 X 线检查尤其是 CR 和 DR 可显示气管大小和形态,但对支气管显示不够清楚,对先天性气管狭窄的诊断有一定价值,但对支气管狭窄诊断帮助不大;同时可发现肺部的继发改变如炎症、肺不张等。螺旋 CT 扫描及后处理技术如多平面重建、三维重建及仿真内镜能准确显示支气管气管狭窄的部位、程度、范围及与邻近组织的关系,可明确诊断,是本病首选影像学检查方法。

(二)影像与病理

气管狭窄可以是局限性的,或是弥漫性的。局限性气管狭窄多位于下 1/3 处,病变段管腔可呈漏斗状向心性狭窄,或呈新月形偏心性狭窄,也可为纤维索带。弥漫性气管狭窄累及整个气管,且由上向下逐渐加重,气管分叉位置偏低。先天性支气管狭窄原因不明,常见发生于主支气管,也可仅发生在肺叶支气管。

(三)影像诊断要点及比较影像学

1.胸部 X 线检查

(1)先天性气管狭窄,表现为两肺程度不等肺气肿,如肺部感染,则肺内有斑片状致密影,缺乏特征性。侧位片可显示狭窄段的气管,严重者管腔直径可小于 5 mm。

(2)先天性主支气管狭窄,患侧肺呈气肿表现;肺叶支气管狭窄引起相应肺叶炎性病变,且反复出现,或持续存在肺不张。

2.CT 表现

轴位上可见病变段气管内径变小,<10 mm,甚至于不到 5 mm,新生儿<3 mm。气管环完整,管壁通常无增厚。应当注意气管纤维性狭窄或闭锁形成气管内隔膜,CT 平扫轴位有时也难以显示,应结合仿真内镜,判断管腔是否阻塞。

3.比较影像学

胸部平片简便易行,较为清晰显示气管,但对支气管显示欠佳,对肺部病变显示较好。CT 扫描能直接显示气管支气管形态,准确测量冠状径及矢状径,多平面重建及表面遮盖法重建可清楚显示狭窄气管、支气管的程度、范围及与邻近组织的关系。

(四)影像与临床

临床表现差异较大,轻者常无临床症状。严重的气管狭窄表现为出生后呼吸困难、持续性喘憋及上呼吸道反复感染;支气管狭窄重者则表现为呼气和吸气时喘息,下呼吸道反复感染。

(五)鉴别诊断

(1)气管外肿物及血管畸形压迫引起的气管狭窄,CT 平扫及增强可明确诊断。

(2)结核性支气管狭窄患者年龄较小,结核菌素试验阴性可排除结核病。

(3)其他病因所致的气管狭窄,如白喉感染引起炎症后纤维化、化学腐蚀及气管切开引起肉芽组织增生和瘢痕挛缩,导致气管狭窄。CT 扫描显示此类狭窄病变范围较广,且管腔宽窄不一。

三、气管性支气管

气管性支气管为气管分支发生异常,被认为起源于气管的右上叶支气管,发病率为 0.1%～2%。

（一）影像检查方法的选择

螺旋 CT 扫描是首选检查方法，其后处理技术即多平面重建、最小密度投影、容积重组、表面阴影成像和 CT 仿真内镜可清楚显示气管及两侧主支气管的形态及分支。而胸部 X 线检查虽可显示气管及主支气管及肺部改变，但难以发现气管性支气管。

（二）影像与病理

病因目前尚无定论，假设性理论有复位学说、迁移学说和选择学说，分成额外型和移位型，额外型为正常支气管分支都存在，移位型为正常的支气管分支部分缺如。

（三）影像诊断要点及比较影像学

1.CT 表现

CT 表现为直接开口于气管侧壁，由内向外走行的低密度气管影，部分可伴气管狭窄。异常的支气管开口多在距气管隆嵴 20 mm 以内，右侧多见，常单独一支，也可双侧。

2.比较影像学

胸部 X 线检查对本病诊断无帮助。胸部 CT 气道后处理重建即最小密度重建、表面遮盖法重建、仿真内镜能较好地显示气管及两侧主支气管的形态，尤其是最小密度重建图像操作简单，不仅可显示支气管的形态，并可同时看到肺野情况，有无感染和/或肺不张等。

（四）影像与临床

临床上通常无症状，部分患儿可因反复性右上叶肺炎或支气管扩张而偶然发现。部分可有喘息、反复感染、气管插管并发症。

（五）鉴别诊断

本病需与支气管桥相鉴别，支气管桥与左主支气管形成的气管分叉常被误认为气管隆嵴。

四、气管、支气管软化症

气管、支气管软化症是引起呼吸道阻塞的发育异常之一，为呼吸道管腔纵行弹性纤维的萎缩或气道软骨结构被破坏所致的管腔狭窄塌陷。

（一）影像检查方法的选择

CT 能清楚显示气管、支气管形态和大小，尤其是动态呼气相 CT 扫描对本病诊断有重要意义，为本病首选影像学检查方法。胸部 X 线检查尤其是侧位片不仅能显示气道管径变化，而且能显示肺部病变，为本病最基本检查方法。支气管造影能显示气管支气管的形态及大小，但有较大危险性，且敏感性不高，一般不用于本病诊断。

（二）影像与病理

气管支气管软化主要表现为呼气时气管冠状径减小，是由呼吸道管腔纵行弹性纤维萎缩或气道软骨结构破坏引起管腔过度塌陷，中心气道膜部无力。本病病因不明，可以是先天性或获得性。病变可为部分或整个气管，也可累及主支气管。

（三）影像诊断要点及比较影像学

1.X 线表现

肺部表现可正常、感染或肺不张，部分患儿有充气过度。透视下可有气道阻塞现象，即纵隔摆动或心影大小随呼吸改变反常，即吸气时心影增大，呼气时心影变小。

2.CT 表现

呼气时气管过度塌陷，气管或支气管横断面积减少 50％ 以上，气管可呈新月形、军刀状，管壁无增厚和钙化,内壁光整;肺内除炎性病变外,可有气体滞留。

3.比较影像学

胸部平片有时可直接显示气管管腔塌陷,同时显示继发的肺部表现。CT 扫描不仅能显示病变范围,还能直接显示气管、支气管和准确测量冠状径及矢状径,尤其是动态呼气相 CT 扫描可客观反映气道的改变,为临床提供确切的诊断依据。

(四)影像与临床表现

临床表现多种多样,取决于年龄和病变程度。先天性气管支气管软化症多在 6 个月内发病,表现为喘鸣、阵发性发绀和发作性呼吸困难,反复咳嗽,随活动增多而明显,或伴发感染时加重。年龄较大的患儿以慢性咳嗽为主,咳嗽呈突发的、较深的金属音样干咳或阵咳,多在夜间熟睡时突然发作。轻、中度患儿以喘息和咳嗽为主,重者以反复感染、肺不张和呼吸困难为主。

(五)鉴别诊断

本病需同喉软骨软化症鉴别,后者为喉软骨松弛引起吸气时喉腔狭窄,临床表现为吸气性喘鸣。CT 扫描显示管腔内径可以鉴别。

五、先天性支气管囊肿

先天性支气管囊肿属肺前肠发育畸形,是因胚胎期支气管由实心索状演变成中空管状组织过程中发生障碍所致,索状的支气管一段或多段与肺芽分离,分离的远端中空支气管形成盲囊,囊内细胞分泌黏液积聚形成囊肿。

(一)影像检查方法的选择

胸部 X 线检查简便、价格便宜,是本病诊断和鉴别诊断的重要依据。CT 检查不仅能显示病变的部位、形态、大小、密度及与周围组织器官的关系,而且可较准确测定 CT 值,对判断病变的性质有较大帮助,是较理想的检查方法。MR 对病变的定位较 CT 更准确,显示囊肿大小及周围脏器受压情况更加清楚,尤其是可更清楚地显示囊内的不同组织成分,应作为普通 X 线和 CT 检查的补充。

(二)影像与病理

本病一般分为纵隔型、肺内型和异位型。肺内型又称先天性肺囊肿,单侧多见,可单发,也可多发。组织学上囊壁含腺体、软骨和平滑肌,内衬呼吸上皮。囊肿可为单房或多房,一般不与支气管相通,感染后可与支气管连通,囊内液体可经支气管排出,并有气体进入囊内,使囊肿为含气/气液囊肿或活瓣性张力性气囊肿。

(三)影像诊断要点及比较影像学

1.胸部 X 线检查

含液囊肿表现为圆形或椭圆形致密影,密度均匀,边缘光滑、清晰。含气囊肿为薄壁圆形透亮影,内可有液平面,囊壁较薄,多为 1～2 mm,囊肿大小和形态可随呼吸改变。如与支气管相通,且呈活瓣性阻塞,则为张力性囊肿,此时囊肿体积较大,占位效应明显,压缩周围肺组织,纵隔向健侧移位。合并感染时囊壁增厚模糊,囊内液体增加,周围有炎性浸润病灶。感染控制后囊肿恢复原形态大小,或与周围肺组织粘连而形态不规则。

2.CT 表现

平扫病灶多为圆形,也可为葫芦状、长条状或不规则形,CT 值随着其成分不同而不同,含液囊肿如无感染,CT 值近似水样密度,较易诊断。若合并出血或囊内蛋白质胶冻样成分含量多,可呈软组织样密度,CT 值为 20～30 HU。囊壁可有点状或弧线状钙化,尤以弧线状最具特征性。病变周围可有局限性肺气肿。增强扫描示囊壁可轻到中度的强化。如合并感染,囊壁强化明显。

3.MRI 表现

根据囊内成分不同,MRI 可有三种信号。如囊肿内含有单纯液体,呈均匀一致 T_1WI 低信号,T_2WI 高信号;在 T_1WI 和 T_2WI 均呈高信号,表示囊内含有蛋白质或胆固醇成分,或合并囊内出血;如果反复感染和出血,T_1WI 和 T_2WI 信号则不均匀,有时可见气液平面。

4.比较影像学

胸部 X 线检查简便易行,但易误诊和漏诊,诊断价值有限,可用于病变的发现和随访。CT 扫描有助于确定囊肿所在肺叶、段,显示其与气道关系,通过测定 CT 值进一步明确性质。MRI 也可根据囊内信号不同,进一步提示囊内组成。

(四)影像与临床

多数在婴儿期发病,临床症状的轻重与囊肿大小、位置和继发感染有关。小的囊肿可无临床症状,较大的囊肿可出现相应的压迫症状,如呼吸困难或喘鸣。合并继发感染则有发热、咳嗽、脓痰等症状。张力性囊肿一旦破裂,可出现胸痛、胸闷、气急等自发性气胸征象。少数患者有咯血。

(五)鉴别诊断

肺部的囊性病变种类较多,包括先天性和获得性。

1.肺大疱

肺大疱多见于慢性支气管炎的患者,少数为先天性的。肺大疱多发生于肺尖、肺底及肺外带胸膜下,壁菲薄,一般无气液平面,有感染病史。有时两者很难区别。

2.先天性肺囊性腺瘤样畸形

先天性肺囊性腺瘤样畸形呈多发囊状或囊实性改变,也可见单发薄壁囊肿,也无异常血供,与支气管囊肿有时难以鉴别。

3.张力性气胸

单发巨大张力性肺囊肿胸部 X 线检查难以显示菲薄囊壁,两者均为肺野透亮度增高,内无肺纹理影,需要鉴别。后者为胸腔积气,以压缩肺移向肺门为特点。

4.肺脓肿

支气管囊肿继发感染时,囊壁变厚,边缘模糊,腔内有液气平,周围有炎性病灶,类似肺脓肿。但后者壁更厚,周围的炎性病变更明显,内壁不光整,如及时治疗肺脓肿病灶逐渐缩小完全吸收消散,而支气管囊肿感染好转后含气空腔仍存在。

(赵建峰)

第二节 获得性气管、支气管异常

一、气管插管后狭窄

气管插管后狭窄为气管插管后发生的并发症,是气管狭窄最常见的原因。

（一）影像检查方法的选择

X线平片尤其是颈部侧位片可作为本病的筛选方法。多层螺旋CT气管、支气管三维重建可显示气管插管后引起狭窄的部位、形态、范围及内部特征，是较准确的无创性的诊断方法。

（二）影像与病理

气管切开位置一般位于第2～3软骨环。插管后可因压迫血管导致气管软骨缺血性坏死，48小时组织学有炎症反应，7天后有浅表气管炎及黏膜溃疡，1～2周可有深溃疡及软骨暴露，进一步发展软骨遭受破坏。愈合期肉芽组织及纤维组织增生导致气管狭窄。

（三）影像诊断要点及比较影像学

1.X线检查

颈侧位片可显示颈段局部气管前壁内陷，气管狭窄。

2.CT检查

气管前壁和/或两侧壁内陷使管腔呈三角形或漏斗状，狭窄部位常在声门下区，狭窄段一般长1～4 cm，管壁轻度到显著的增厚。

3.比较影像学

颈部侧位片可显示气管狭窄，CT检查可更好的显示狭窄范围。

（四）影像与临床

临床症状与气管狭窄程度成正比，患儿有气管插管的病史，在拔除气管插管后出现上呼吸道阻塞症状，表现为气促、喘鸣、进行性呼吸困难，可有反复肺部感染。

（五）鉴别诊断

气管插管后狭窄有明确的病史，病变常位于颈段气管，与其他原因导致的气管狭窄较易鉴别。若仅从影像学上观察，需与气管肿瘤相鉴别。气管肿瘤造成的管腔狭窄常为偏心性的，腔内可见软组织肿块。

二、急性支气管炎

急性支气管炎是支气管黏膜的急性炎症，病原体是各种病毒或细菌或其合并感染。

（一）影像检查方法的选择

急性支气管炎一般不需要影像学检查，胸部X线检查是为观察肺部有无并发炎症，或有无肺气肿、肺不张等继发改变。

（二）影像与病理

病变的气管、主支气管和肺叶支气管黏膜充血、水肿及渗出，泌物增多且黏度增高，妨碍黏膜上纤毛运动，继而纤毛上皮细胞脱落，黏膜下层白细胞浸润。

（三）影像诊断要点及比较影像学

1.X线表现

胸部X线检查可无阳性发现，或两肺纹理增多、增粗、模糊，肺门影浓密，结构模糊，小儿常伴有肺气肿或肺不张。

2.比较影像学

胸部X线检查为本病基本检查方法，主要是为了观察肺部并发症。

（四）影像与临床

本病是小儿最常见的呼吸道疾病之一。起病前有上呼吸道感染的症状如鼻塞、喷嚏，部分有

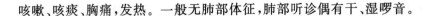

咳嗽、咳痰、胸痛,发热。一般无肺部体征,肺部听诊偶有干、湿啰音。

三、支气管哮喘

支气管哮喘是由多种细胞(包括炎性细胞、气道结构细胞)和细胞组分参与的气道慢性炎症性疾病,为儿童期最常见的慢性疾病,且近年来有明显上升趋势。

(一)影像检查方法的选择

首次因喘息就诊的患儿应行胸部 X 线检查检查,以除外肺部先天性或感染性疾病,如需要可行 CT 检查,明确病变性质。对已确诊支气管哮喘的患儿无须进行 X 线检查。长期哮喘的儿童应行 HRCT 扫描,观察肺间质病变情况,评估预后。

(二)影像与病理

哮喘发作期气道黏膜中有大量炎症细胞浸润,以嗜酸性粒细胞浸润为主。气道上皮损伤、脱落,纤毛细胞损伤脱落,甚至坏死。气道壁增厚,黏膜水肿,胶原蛋白沉着。支气管黏膜下黏液腺增生,杯状细胞肥大、增生,气道黏液栓形成。

(三)影像诊断要点及比较影像学

1.X 线检查

大多数缓解期哮喘儿童胸部 X 线检查正常,少数为肺纹理增多。哮喘发作期,多表现为肺纹理增多和肺气肿,部分病例肺内可见片状致密影。如黏液嵌塞支气管可引起肺不张。少数严重者可并发纵隔气肿。

2.比较影像学

胸部 X 线检查检查可了解肺部病变及并发症,CT 检查尤其是 HRCT 可进一步明确肺间质性改变。

(四)影像与临床

反复发作喘息、咳嗽、气促、胸闷,多与接触变应源、冷空气、物理、化学性刺激、呼吸道感染及运动等有关,肺部可闻及哮鸣音。

(五)鉴别诊断

(1)气道异物:患者异物吸入史,有纵隔摆动。

(2)气管狭窄、软化临床易与支气管哮喘相混淆。两者胸部 X 线检查表现相似,如均可正常或肺气肿、肺不张,CT 检查可鉴别。

(3)支气管淋巴结结核

常易与支气管哮喘相混淆。前者临床上有结核中毒症状,胸部 X 线检查可发现肺内原发病灶或肺门淋巴结肿大。CT 检查可显示纵隔内肿大淋巴结及其钙化。

四、气道异物

气道异物好发于 3 岁以下幼儿。异物按是否透 X 线分为不透X 线异物和透 X 线异物。

(一)影像检查方法的选择

胸部 X 线检查与透视相结合,是诊断和随访气道异物最简便、快捷的方法,胸部 X 线检查应包括呼、吸两相。透视可动态反复观察,对判断纵隔摆动有重要价值。CT 扫描横断面及后处理技术如 MPR、仿真内镜可直接显示气道内的异物影,明确诊断,且定位准确,对支气管镜检查具有重要指导价值,是首选检查方法。应当注意的是必须同时用肺窗和纵隔窗仔细观察,因对于植物类的异物肺窗显示清楚,纵隔窗易漏诊;高密度异物如骨块、金属异物纵隔窗显示清楚,肺窗易漏诊。

(二)影像与病理

异物进入气道引起不同程度的气道阻塞,同时损伤和刺激局部黏膜,引起充血、水肿、渗出、肉芽组织及纤维组织增生,加重气道阻塞和损伤,12~48小时后可发生较重的炎性改变。异物引起气道不全阻塞时,吸气时气道增宽,气体通过,呼气时气道变窄,异物将气道完全阻塞,产生气流能进不能出,引起阻塞性肺气肿。异物如在吸气时随气流向下移动,阻塞气道,呼气时异物上移,气流能出不能进,引起阻塞性肺不张。异物将气道完全阻塞,肺内气体吸收发生肺不张。

(三)影像诊断要点及比较影像学

1.X线表现

(1)直接征象:对金属或碎骨头、鱼刺类不透X线的异物,通过胸部正侧位呼吸两相检查或透视能够准确定位。如异物在气管内,且为片状可扁平状时,正侧位胸部X线检查上分别呈矢状面和冠状面,与食管异物相反。

(2)间接征象:X线不能直接显示透X线异物,只能根据异物引起气道阻塞的间接X线征象推断异物部位以确定诊断。①气管异物:主要嵌于声门下,侧位片可直接显示颈段气管内声门区异物轮廓,相应气管变窄。透视下心影大小随呼吸变化异常是诊断气管异物最重要的间接征象,表现为吸气相心影增大呼气相心影缩小。②支气管异物:阻塞性肺气肿最为常见。肺气肿范围有助于异物定位诊断,单侧性肺气肿应警惕存在支气管异物。肺不张,患侧全肺、肺叶或段密度增高,严重者纵隔向患侧移位。纵隔摆动为单侧支气管异物最重要、最常见的X线征象。不论是吸气性活瓣阻塞还是呼气性活瓣阻塞,吸气时纵隔均向患侧移位,即吸气时纵隔向哪侧移位,异物就在哪侧。必须注意纵隔摆动征象无特异性,凡是气道阻塞造成两侧胸腔内压差加大者均可出现此征象,如气道炎症分泌物淤积、肺门淋巴结肿大压迫相应支气管等。肺部感染,表现为密度不均匀的斑片影。对于难治的肺部感染,特别是合并局部肺气肿,应考虑有气道异物的可能,必须透视观察有无纵隔摆动。

部分患者可有患侧胸腔积液、纵隔疝,少数有气胸、纵隔气肿及皮下气肿。

2.CT表现

(1)直接征象:显示异物及其所在位置,异物呈不同形状的软组织密度影,所在管腔气柱中断或狭窄,仿真内镜见局部管腔变窄或完全闭塞。

(2)间接征象:包括阻塞性肺气肿、阻塞性肺炎、肺不张、横膈双边征、纵隔双边影。横膈双边征表现为横膈影上方另有一与其平行的浅淡条带影,在冠状位上易于观察。纵隔双边影表现为纵隔影外缘另有一与其平行的浅淡条带影,左侧较明显,是纵隔摆动在CT上的表现。

3.比较影像学

胸部X线检查可直接显示不透X线异物,但对于气管内或较小的不透光异物可能漏诊。透X线异物通过气道阻塞的间接征象基本判断病变部位,应重视透视下观察心、肺、横膈的动态变化。对轻度纵隔摆动有时难以发现,常需要让患儿做深呼吸(或哭泣)及仔细观察才能发现。CT检查对本病诊断非常重要,可直接显示不同密度的异物,定位准确,确诊率高。

(四)影像与临床表现

临床表现取决于异物的性质、部位和气道阻塞程度。异物吸入气管时首先引起刺激性呛咳、喘鸣、发绀及呼吸困难等。异物可随呼气向上移动撞击声门下部,环甲区触诊有撞击感,听诊有

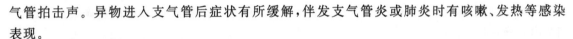

气管拍击声。异物进入支气管后症状有所缓解,伴发支气管炎或肺炎时有咳嗽、发热等感染表现。

(五)鉴别诊断

患儿有明确异物吸入史及典型临床症状,通过 X 线和 CT 检查,可及时确诊及定位。对于异物史不明确而出现上述气道异物的间接 X 线征象者,需与各种气管、支气管疾病相鉴别。

五、支气管扩张症

支气管扩张症是指各种因素引起支气管内径持久不可逆的增宽和变形,少数为先天性的,多数为继发性的。先天支气管发育障碍是由于软骨发育不全或弹力纤维不足,局部管壁较薄或弹性较差,生后受呼吸活动影响形成支气管扩张。继发性的主要原因是肺部的感染、阻塞和牵拉,且互相影响,促使支气管扩张的发生和发展。

(一)影像检查方法的选择

胸部 X 线检查可显示支气管扩张所引起的肺部改变,如肺纹理增粗、轨道征或囊状影,但特异性不高。支气管造影对支气管显示好,属侵入性检查,对比剂不易排除,滞留肺泡内可形成机化性病灶。CT 可显示胸部 X 线检查的"盲区",清楚显示支气管,尤其是 HRCT,可显示支气管扩张的部位、范围及程度,还能显示肺小叶中央终末细支气管扩张及周围小叶实质炎变等细节,取代传统支气管造影,是筛查和诊断支气管扩张症首选的检查方法。

(二)影像与病理

支气管扩张症根据形态分为三种。

1.柱状型

扩张的支气管失去正常由粗逐渐变细的移行过程,远端支气管管径与近端相似,甚至比近端还粗。

2.静脉曲张状型

支气管管壁有局限性收缩,呈不规则串珠状。

3.囊状型

支气管末端明显扩张呈囊状,多个扩张的囊腔似葡萄串,是最严重的一种类型。

(三)影像诊断要点及比较影像学

1.胸部 X 线检查

(1)正常或肺纹理增多、增粗、紊乱、模糊。柱状型可见管状透明影呈双轨征或环状影,粗细不规则,如有分泌物潴留,表现为杵状增粗致密影。囊状型显示为多个圆形或卵圆形壁薄囊状影,直径为 5~30 mm,分布不均匀,可呈蜂窝状。如囊腔内有液气平常提示合并感染。

(2)继发肺部感染:多呈斑片状密度增深影,边缘模糊。病变吸收缓慢,有时可在同一区域反复出现。

(3)肺不张:往往与支气管扩张同时存在,互为因果。肺不张可以出现在肺叶、肺段或肺亚段,表现为三角形、线样或盘状密度增深影,邻近的肺组织有代偿性肺气肿。

2.支气管造影

(1)柱状型:表现为病变的支气管呈柱状增粗,失去正常由粗逐渐变细的移行过程,或远端反较近端粗。

(2)静脉曲张型:支气管管腔形态不规则,粗细不一呈串珠状,似曲张的静脉。

（3）囊状型呈囊状，大小不一，对比剂可进入囊内，囊内形成液平面，较多的囊聚集在一起呈葡萄串或蜂窝状。

3.CT 表现

CT 表现取决于支气管的走行方向与扫描层面的关系、支气管内有无黏液栓、支气管扩张症的类型和是否合并感染。

（1）柱状型：扩张的支气管增粗，胸膜下 30 mm 的肺周部内可见到支气管，比相伴行的动脉影粗，可见"印戒征"，即环状的支气管断面与相邻的圆形血管影形成特征性征象。

（2）静脉曲张状型：管壁局限性收缩造成边缘不规则呈串珠状。

（3）囊状型：呈多发环状含气的空腔，边缘光滑，呈散在或簇状分布的葡萄串样排列，腔内可有液气平面。

（4）其他征象：包括病变部位的支气管聚拢及扭曲，管壁增厚，管腔增宽，可有肺不张或反复同一部位的肺实变或浸润。

4.比较影像学

胸部 X 线检查对本病的诊断价值有限，确诊需支气管造影或 CT 检查尤其是 HRCT。HRCT 能取代大部分支气管造影检查或作为支气管造影前的筛选，其敏感性接近支气管造影。

（四）影像与临床

主要表现为慢性咳嗽和咳痰，痰液呈黏液或脓性，可痰中带血或有咯血。咯血多为成人，小儿少见。呼吸道反复感染，发生急性感染时有发热、咳嗽加剧、痰量增加。早期体征多不明显，继发感染时病变部位叩诊可呈浊音，肺底常有湿啰音，或有呼吸音减低或管状呼吸音，部分有杵状指。

（五）鉴别诊断

当患者有反复咳嗽、咳痰、肺部感染的病史，通过 CT 检查，一般可得出诊断，诊断时需判断是否为继发性支气管扩张症，并且判断病因。

六、闭塞性细支气管炎

闭塞性细支气管炎是由小气道炎症病变引起的慢性气流阻塞的临床综合征。病变部位累及细支气管和肺泡小管，肺实质几乎不受累。

（一）影像检查方法的选择

胸部 X 线检查可观察肺内的改变如透明肺等，是最基本的影像检查方法。薄层 CT 或HRCT 比胸部 X 线检查更具有特征性，是进一步检查的首选方法。

（二）影像与病理

本病主要累及终末或呼吸性细支气管，病理学特征为细支气管及其周围炎症和纤维化，小气道的破坏和瘢痕形成，导致管腔狭窄、闭塞，管腔内无肉芽组织，肺泡正常。

（三）影像诊断要点及比较影像学

1.胸部 X 线检查

无明显特异性改变，可为：①表现正常；②肺透光度增加，肺纹理增多，模糊；③病变肺段的实变或不张；④斑片状肺泡浸润影，呈磨玻璃样，边缘不清；⑤正常或体积较小的单侧透明肺。

2.HRCT

（1）支气管壁增厚和/或支气管扩张，前者为本病的直接表现，后者出现于病程稍晚阶段。

（2）"马赛克灌注征"，表现为片状分布肺密度减低区域合并血管管径的减小，为间接表现。

（3）呼气时的气体滞留征，是间接表现。

（4）肺实变或肺不张。

（5）黏液栓。

3.比较影像学

本病的 X 线表现多数无特异性，诊断不敏感。薄层 CT 或 HRCT 在病变密度、范围、分布明显优于胸部 X 线检查，可提示本病的诊断。

（四）影像与临床

急性感染或急性肺损伤患者 6 周后出现反复或持续气促、喘息或咳嗽、喘鸣，运动耐受性差，重者可有三凹征，对支气管扩张剂无反应，可闻及喘鸣音和湿啰音。

（五）鉴别诊断

闭塞性细支气管炎初期的影像学表现与普通毛细支气管炎或病毒性肺炎难以区别，但前者影像学表现迁延不愈，且随呼吸道感染而加重。

（赵建峰）

第三节　肺　气　肿

肺气肿是常见病，在成人尸检中几乎都能见到。在生前取得肺组织做病理检查有困难，只能依赖胸部 X 线检查和肺功能检查做出间接的诊断。但除非是严重的患者，这两者对肺气肿的诊断均不很敏感。CT 特别是 HRCT 能在肺小叶水平上显示肺气肿的病理解剖，为生前诊断肺气肿创造了非常有利的条件。

虽然肺气肿是慢性阻塞性肺疾病（COPD）中的一种常见病因，但它的定义是根据其形态学表现而不是其功能异常。肺气肿的定义是终末细支气管远端气腔的持久性异常增大，并伴有壁的破坏。所谓的气腔增大是指与正常肺的气腔大小比较而言。肺气肿患者中的气道阻塞性功能异常是呼气时气道萎陷所致，而后者在很大程度上是肺实质破坏，气道失去支持的结果。

一、病理表现

根据肺破坏区的解剖分布，通常把肺气肿从病理上分为以下 4 型。

（一）小叶中心型肺气肿

此病也有人称之为腺泡中心型肺气肿或近侧腺泡肺气肿，但以小叶中心型肺气肿最为普遍接受。本型肺气肿早期改变为位于小叶中央的 2、3 级呼吸细支气管扩张，而小叶的周围部分肺泡囊、肺泡管和肺泡不受累。这种选择性的肺破坏导致正常肺和气肿样肺呈特征性的并列状，即破坏区周围常常绕以正常肺，形成病理标本上肉眼可见到的"气肿腔"。当病变进展时，病灶互相融合，累及全小叶甚至肺段，此时很难与全小叶肺气肿区分。但是，除非是最严重的病例，小叶中心型肺气肿在肺内是不均匀的，除了较大范围已融合的病灶外，常可以发现还有早期的局灶性气肿腔存在。小叶中心型肺气肿是最常见的肺气肿，病变多发生于两肺上、中部，特别是上叶尖、后段和下叶背段。大部分患者均有长期、大量的吸烟史并合并慢性支气管炎。在成人吸烟者的尸检中半数都可发现有小叶中心型肺气肿。

(二)全小叶型肺气肿

本型也称为非选择性肺气肿,因为病变是均匀的,无选择地累及整个肺小叶,即病变涉及终末细支气管以下的全部气道。扩张的气道使原来较大的肺泡管和肺泡之间的正常区别消失了。全小叶型肺气肿是肺气肿中最重要的类型,因为它常较严重,在肺内分布范围较广而导致患者的肺功能丧失。虽然病变在两肺内弥漫分布,但以下叶及前部为多。有的患者有家族史,并有α1-抗胰蛋白酶缺乏,导致由白细胞携带的蛋白水解酶逐渐破坏肺组织,由于下叶血流量较多,故本型肺气肿亦以下叶为最多见。

(三)间隔旁肺气肿

本型也称远侧腺泡肺气肿、局限性肺气肿等。病变选择性地累及小叶的远侧部分,因此特征性地位于胸膜下区、肺周围部的小叶间隔旁。本型肺气肿的病理过程还不清楚。通常把直径超过 $1 \sim 2$ cm 的间隔旁肺气肿称作肺大疱,它们常位于肺尖,但也可位于肺内其他部位,可逐渐增大,并可形成自发性气胸。但肺大疱并不是间隔旁肺气肿的同义词,其他各型肺气肿也可见到肺大疱。偶尔,间隔旁肺气肿可十分大,造成邻近的肺不张,而产生呼吸困难等症状。

(四)瘢痕旁型或不规则型肺气肿

本型肺气肿指在肺瘢痕区周围发生的气腔增大和肺破坏,如见于肺结核、弥漫性肺纤维化、肺尘埃沉着病尤其是发生团块和进行性大块纤维化时。不规则型肺气肿一词强调了本型肺气肿的病变和肺小叶或腺泡的任何部分没有肯定的关系。在肺纤维化区域,本型肺气肿常和细支气管扩张症共存,形成所谓"蜂窝肺"。

在病理标本上可用计点法或与标准片比较来估计肺气肿的范围,病变占全肺的 $1\% \sim 5\%$ 者为极轻度,$5\% \sim 25\%$ 者为轻度,$25\% \sim 50\%$ 者为中度,大于 50% 者为重度。病变范围小于 25% 者常无症状,大于 25% 者有 COPD 的临床症状。

二、临床及肺功能表现

早期病例其临床症状和体征可不明显,典型者有咳嗽、咳痰、气短,在发病过程中常有反复呼吸道感染并逐渐加重,后期发生低氧血症和高碳酸血症,并可发生肺源性心脏病。

肺功能检查对估计病变的严重程度及预后有很大意义。一般通过第一秒用力呼气容积(FEV_1)和 FEV_1 与肺活量(FVC)或用力肺活量的比例减少来确定有无气道阻塞性异常。

三、影像学表现

(一)胸部 X 线检查

胸部 X 线检查是肺气肿诊断重要的方法,早在 20 世纪 30 年代中期即已完整地叙述了肺气肿在胸部 X 线检查上的表现:主要为肺膨胀过度和血管改变。

1.提示为肺膨胀过度的征象

(1)正位片上从右膈顶至第 1 肋骨结节间的距离,若大于 29.9 cm,则 70% 病例的肺功能有异常改变。

(2)膈肌低位,右膈位于或低于第 7 前肋。

(3)膈肌变平,若正位片上右膈顶至右肋膈角和右心肋角连线的最大垂直距离大小于 2.7 cm,则2/3 病例的肺功能有阻塞性改变,其中 80% 皆为中至重度异常。侧位上则可见前肋膈角大于90°,膈顶至前、后肋膈角连线的最大垂直距离小于1.5 cm或膈肌翻转。

(4)胸骨后间隙增宽,侧位片上从胸骨角下3 cm至升主动脉前缘的水平间距大于2.5 cm。

2.血管改变

血管改变包括周围血管纹理变细和减少,由于肺大疱或肺气肿区所致的肺血管移位,血管分支角度增宽,边支减少及血流再分配(表现为由气肿区血管减少而非气肿区代偿性血管增粗和增多)。肺血管纹理稀疏、变细虽也反映了肺组织的破坏,但无特异性,且在诊断中的主观性较强。此时还要注意胸部 X 线检查的投照质量,在过度曝光胸部 X 线检查上的肺纹理稀少可被误解为肺气肿表现,此外,肺血栓栓塞、心源性肺动脉高压、伴空气潴留的支气管内黏液嵌塞等都可在胸部 X 线检查上呈现肺血管纹理减少,但它们常无肺气肿时肺大小和形态的改变。

上述征象中以肺高和膈肌变平最有用。将上述两大改变结合起来要比仅用其中一项征象来诊断的正确性高。但上述各种征象都是肺气肿的间接征象,也无特异性,也并不能在每例肺气肿患者中都出现。轻度的小叶中心型或全小叶型肺气肿很少能在胸部 X 线检查上被认识。在胸部 X 线检查上出现肺大疱是肺气肿诊断中仅有的特征性征象,它表现为增大的气腔,直径在1 cm以上,内无肺纹理,和周围肺实质间有细而锐利的细线,它常见于肺气肿,代表了肺组织的破坏,但它并不能反映肺内全面的肺气肿改变,而且肺大疱也可出现在和肺气肿无关的病例中,此时,肺内无其他肺气肿的影像表现。胸部 X 线检查表现很难区分是小叶中心型还是全小叶型肺气肿。但若在肺水肿、肺炎或肺出血患者的致密影区内出现散在的透亮区时要考虑合并有小叶中心型肺气肿,若患者系成年吸烟者,可能性更大。此外,也曾提出有的患者表现为肺纹理增加、边缘模糊,而肺过度膨胀并不明显,也很少有肺大疱者,病理证实此种肺纹理增加型肺气肿的表现是支气管壁增厚和血管增粗及血流再分配混合所致,同时也常有严重的小叶中心型肺气肿。

(二)CT

CT 的出现戏剧性地改变了肺气肿的诊断,使得可以在任何临床表现出现以前检出解剖性的肺气肿。在 CT 和 HRCT 上肺气肿的特征是出现无壁的异常低密度区。HRCT 由于较高的分辨率可以显示常规 CT 所不能发现的肺气肿,从而可以更好地评定病变的范围和严重程度。根据病变无明显的壁,可以与淋巴管肌瘤病中的含气囊肿或纤维化中的蜂窝鉴别。

1.各型肺气肿在 HRCT 上的表现

(1)小叶中心型肺气肿:直径大于1 cm、周围为正常或几乎正常肺的低密度区为本型肺气肿在常规 CT 上的主要表现。这种局灶性低密度区多位于肺的非周围部,除非病变进展,才见于肺的周围部。轻度至中度的小叶中心型肺气肿在 HRCT 上的特征性表现是直径几毫米的小圆形低密度区,无可见的壁,聚集在小叶中心附近。病理证实这种低密度区相当于小叶中心处的肺破坏区。它的这种小叶中心分布在常规 CT 上是不能辨认的。当病变进展到重度肺气肿时,破坏区发生融合,这种病灶在小叶中心分布,不再能从 HRCT 或病理上辨认。有时称此种肺气肿为融合性肺气肿。在弥漫性融合性小叶中心型肺气肿中,由于周围缺乏并列的正常肺作密度上的对比,而使得病灶显得不那样低密度。此时,肺血管纹理稀疏形成小叶中心型肺气肿的另一种CT 征象。

(2)全小叶型肺气肿:本型肺气肿的特征是肺小叶的一致性破坏,导致较大范围的异常低密度区,如小叶中心型肺气肿那样的直径几毫米的小圆形低密度区在全小叶肺气肿中未见到过。在严重的全小叶型肺气肿中,由于广泛的肺破坏,表现为病变区内血管纹理变形、稀疏,形成弥漫性的"简化肺结构",即肺野内仅剩下由血管、小叶间隔和支气管等组成的肺内支持性结构,是容易和正常肺实质区分的。这种血管异常改变仅在肺组织有明显破坏时才有明确的表现。因此，轻度甚至中度的本型肺气肿常难以在 CT 上被确认。如前所述,全小叶型肺气肿在下叶最严重。

(3)间隔旁型肺气肿:由于本型肺气肿多发生于胸膜下、小叶间隔旁及血管和支气管周围,故特别适用 CT 诊断。它的典型 CT 表现为肺周围部局限性低密度区。HRCT 可检出位于胸膜下的直径 0.5～1.0 cm 的小的间隔旁型肺气肿,对检出位于肺实质深部的直径 2 cm 的局限性肺气肿也有满意的对比度。间隔旁型肺气肿可散在分布于其他为正常的肺野内,也可与全小叶型或小叶中心型肺气肿共存。特别是小叶中心型肺气肿也可向脏胸膜方向延伸,因此,当在其他层面上的非周围部肺野内有小叶中心型的小圆形低密度区存在时,则此时的肺周围部的局限性低密度区很可能就是小叶中心型肺气肿的一部分。

(4)瘢痕旁型或不规则型肺气肿:本型肺气肿常见于局灶性瘢痕附近、弥漫性肺纤维化及肺尘埃沉着病特别是在融合性团块和进行性大块纤维化中。当 CT 上有可见的肺内纤维灶时,认识本型肺气肿是容易的,常规 CT 上就可发现纤维化周围直径 1.5 cm 的本型肺气肿,但当它与仅在显微镜下才能见到的肺纤维化共存时,其 CT 表现难以和小叶中心型肺气肿区别。

2.根据 HRCT 上肺气肿的严重度和支气管壁表现的 COPD 分型

COPD 是一种综合征,包含了以慢性气流阻塞为共同特征的不同的肺气肿、小气道病变和细支气管炎等的一组疾病。文献上还有根据它们的 HRCT 表现分为下列 3 型。

(1)气道型:无或仅有少许肺气肿[CT 上的肺部低衰减区(LAA)<25%],有或无支气管壁增厚。

(2)肺气肿型:有肺气肿(LAA>50%),无支气管壁增厚。

(3)混合型:有肺气肿及支气管壁增厚。气道型和肺气肿型比较:前者多为不吸烟者,弥散能力高,肺过度充气少,对支气管扩张剂有较大的可恢复性。

(三)CT 和病理、胸部 X 线检查的比较

应用以上叙述的诊断标准做出肺气肿的 CT 诊断是可靠的。HRCT 表现和病理表现的对照研究证实在肺气肿的范围上两者间的相关系数为 0.85～0.91,是较为理想的。Foster 等的小叶中心型肺气肿的常规 CT 和病理比较中发现两者诊断一致者为 84%,CT 的假阴、阳性各为 8%,较胸部 X 线检查和病理对照的结果有显著的提高。当应用 HRCT 后,它与病理的符合率又有进一步提高,在 Hruban 的 20 例尸检材料的 HRCT 和病理比较中,15 例病理为小叶中心型肺气肿者,HRCT 均做出同样诊断,其中包括 4 例病理上为轻度肺气肿者,在 5 例病理上无小叶中心型肺气肿者中 HRCT 上 4 例正常,1 例将肺尖部陈旧性结核灶周围的瘢痕性肺气肿误为小叶中心型肺气肿。Kuwano 等发现在 HRCT 中,层厚 1 mm 的 CT 图像对检出肺气肿的低密度区效果好,它更正确地反映了肺气肿的病理,而层厚 5 mm 的图像对评价血管纹理的分布较好,但在早期肺气肿的诊断中检出低密度区要比评价血管纹理的分布重要得多。因此,做层厚 1～2 mm 的 CT 扫描在早期肺气肿的诊断上是很重要的。胸部 X 线检查和尸检的对照结果表明,轻度肺气肿时胸部 X 线检查常正常,中度和重度肺气肿也分别仅 41% 和 67% 可从胸部 X 线检查上加以诊断。因此,可以认为胸部 X 线检查在肺气肿的诊断上是不敏感的。当比较胸部 X 线检查和 CT 在肺气肿诊断上的价值时,可以发现 CT 不仅较胸部 X 线检查的诊断敏感性为高(CT 能较胸部 X 线检查提高 28%～38% 的肺气肿检出率),还较胸部 X 线检查有更高的诊断特异性,HRCT 在正常人和因其他原因在胸部 X 线检查上呈现肺过度充气的患者中也较少出现假阳性。CT 对检出位于肺尖、膈上或较小的肺大疱较胸部 X 线检查有较大的优越性。

(四)CT 和肺功能的比较

肺气肿患者的肺功能改变表现为气道阻塞和弥散功能降低,较胸部 X 线检查要敏感。但上述改变在其他病因引起的 COPD 中也可存在,不能加以鉴别,而且据估计肺组织要破坏达 30% 以上时,才能出现肺功能改变,因此,肺功能正常时也不能除外肺气肿。虽然肺功能检查较胸部 X 线检查在肺气肿的诊断上有较高的敏感性,但不少报告研究了 CT 和肺功能检查在肺气肿定性和定量诊断上的关系,几乎一致肯定它们之间存在相当密切的关系。在肺功能检查中依赖 FEV_1/FVC 来反映气道有无阻塞,用一氧化碳弥散功能(DLCO)来反映肺泡毛细血管膜表面区域的减少程度。Goddard、Bergin、Sakai 等先后报告 CT 上见到肺气肿严重程度和肺功能检查之间有密切的阳性关系。随着 CT 上肺气肿严重度的增加,DLCO 和 FEV_1 均同步发生变化。Sanders 和潘纪成等都曾报告在肺功能诊断为肺气肿的患者中,91%～96%CT 上都有肺气肿的证据,说明 CT 在肺气肿的检出上至少和肺功能有相似的敏感性。更加重要的是在无肺功能改变的患者中,66.7%～69% 在 CT 上发现有肺气肿的征象。Omori 等也曾对 615 例 40～69 岁低剂量肺癌普查中的男性病例进行了 CT 和肺功能检出肺气肿的比较,在 380 例吸烟者中有 116 例在 CT 上显示有肺气肿,而其中 91 例(78%)的肺功能正常。因此,CT 在检出轻度肺气肿上较肺功能检查有更大的敏感性。Gurney 在比较 HRCT 和肺功能的结果中,也发现在肺功能正常者中 40% 在 HRCT 上有肺气肿。他还发现在这些病例中肺气肿多位于上肺部,因而认为上肺部是一沉默区,在该区可发生较广泛的肺破坏而无肺功能异常,也不出现症状。这使得好发于上肺部的小叶中心型肺气肿的临床诊断更为困难,对这些肺气肿的诊断目前只有依赖 HRCT。

(五)CT 诊断肺气肿的限度

虽然 HRCT 对肺气肿的诊断有很高的敏感性和特异性,但它仍有一定限度。Miller 曾报告 27 例 HRCT 和病理的对照研究,在病理上 4 例小叶中心型肺气肿,2 例轻至中度全小肺型肺气肿在 CT 上未见到肺气肿征象。在回顾性的对比研究中发现:直径小于 0.5 mm 或面积小于 0.25 mm² 的局灶性破坏区无论在 1.5 mm 或 10 mm 层厚的 CT 上均不能被发现。因此,可以得出以下结论:CT 特别是 HRCT 是当今诊断早期肺气肿的最敏感的无创性方法,但对最早期的肺气肿仍是不敏感的,也不能除外肺气肿。

(六)肺气肿的 CT 定量诊断

CT 可对肺气肿做出定性诊断,还可对它的分布范围和严重度做出正确的定量诊断。

1.视觉定量

对 CT 上所见到的肺气肿区用一种简单的视觉(肉眼)分级系统加以定量。Bergin 首先报告了 32 例肺气肿的视觉定量和病理所见的关系,结果显示在 CT 定量和病理估计之间有良好的相关,也和 DLco、FEV_1、FEV_1/FVC 等肺功能参数之间密切相关。计分时左右侧分别计分,每层面上的肺气肿区范围分为 0～4 级,0 级为正常,1 级为肺气肿区<25%,2 级为肺气肿区占 25%～50%,3 级为肺气肿区占 50%～75%,4 级为肺气肿区>75%;严重度分为 0 级为无肺气肿,1 级为有<5 mm 的低密度区,2 级为<5 mm 和>5 mm 的低密度区共存,3 级为弥漫性低密度区,无正常肺插入或呈融合性低密度区。各层面范围和严重度得分乘积的总和即为该例全肺肺气肿的得分,总分为 120 分,如除以层面数则为该例的肺气肿平均得分,<8 分为轻度肺气肿,8.1～16 分为中度肺气肿,16.1～24 分为重度肺气肿。Sanders 等用相似的方法对 60 例男性肺

气肿者进行了胸部 X 线检查、CT、肺功能的比较,结果认为 CT 较胸部 X 线检查在肺气肿和肺功能参数之间有更好的相关。Eda 曾用相似的方法于吸气末和呼气末 CT 上,并取得呼气末得分和吸气末得分的比值(E/I),结果显示两者的得分和 E/I 比都和 FEV_1、FEV_1/FVC 和 VC 有良好的相关,而 E/I 比和 RV/TLC% 有更好的相关,有学者认为肺气肿区得分反映的是肺气肿程度,而 E/I 比反映的是空气潴留,有利于区别在呼气 CT 上难以区分的肺气肿或空气潴留。

2.数字定量诊断

除上述用视觉读片方法来得出肺气肿的 CT 诊断外,还可以利用测量像素的 CT 值来做肺气肿的 CT 数字定量诊断。早先是测定每层层面的平均 CT 值,Rosenblum 报告正常人吸气末的全肺平均 CT 值为 -813 HU±37 HU。我国正常成人为 -816 HU±26 HU,其值由上肺区至下肺区形成一个下降的梯度。由于肺部 CT 值是由血液、组织和空气三者的衰减值综合形成的,因此,若局部或普遍的远端气腔增大和/或组织有破坏,如在肺气肿中那样,则空气和血液之比将增大,形成 $-1\,000\sim-900$ HU 范围内的 CT 值。由于在 10 mm 层厚的深吸气末的 CT 扫描上肺的平均衰减值为 $-850\sim-750$ HU,在大于 2 个标准差以外的近 -900 HU 处被视为是肺气肿的阈值。现在,大多数 CT 扫描机都具有选择性的使在一定范围内 CT 值的像素更明亮或用一种、多种假彩色的后处理软件,当把被选择的 CT 值限定在 $-1\,000\sim-900$ HU 内时即可将空气样密度的肺气肿区域检出。Müller 首先报告用称之为密度屏蔽的方法,使小于 -910 HU 像素增亮,从而将肺气肿区域画出来,并计算位于该阈值以下像素的面积及其所占全肺野面积的比例,即像素指数(PI)。通过每层层面上肺气肿区域和正常肺区的比例计算,可得到该患者肺气肿范围的定量诊断,其结果与肺气肿的病理级别间是密切相关的,这种方法得到不少学者的支持。

Kinsella 也证实了密度屏蔽定量诊断的结果与肺功能检查的结果也是密切相关的。但这种用手工方法计算的定量诊断太费时间,不实用。后来,Archer 在上述像素 CT 值分析的基础上,发展了一种在 CT 层面上自动计算肺容积和肺气肿所占百分比的系统,大大地缩短了所需时间,其结果与用手工计量者无显著差异。由于 CT 值的测定受多种因素影响,如扫描机型、扫描技术、层厚、呼吸状态等,究竟以何种阈值来分割有无肺气肿尚无一致的意见,其范围为 $-960\sim-900$ HU,也曾提出了诊断不同严重度肺气肿的阈值,如阈值 -960 HU 用于严重的肺气肿,而阈值 -856 HU 则用于轻度肺气肿;用薄层 CT 和锐利算法重组时的阈值为 -950 HU,在呼气 CT 上则以 -910 HU 与病理的相关最好。目前似乎视 -950 HU 为在 HRCT 上诊断肺气肿范围的有效阈值者较多,它和肺功能参数之间有良好的相关。如前所述,需要注意的是在用定量技术进行肺气肿的检出和定量时,选择作为肺气肿增亮区的肺密度值范围可能随 CT 扫描机而异,因此要首先决定每架 CT 机区分正常肺和气肿性肺之间的阈值。其次还要注意一些扫描技术包括层厚和是否用造影剂增强,都可以影响测量的 CT 值。如 Adams 等发现利用薄层 CT 扫描会使 CT 值为 $-1\,000\sim-900$ HU 的区域从厚层的占平均 9.6% 增加到 16.1%,而用造影剂增强后其面积从增强前的 8.9% 降为 3.3%。肺气肿的 CT 值定量诊断由于消除了在视觉读片时的主观解释上的差异,也解决了用不同窗条件时 CT 表现上的差异,在肺气肿的流行病学和纵向研究上是十分重要的。但 Stem 指出,在临床实践中,对 CT 图像直接观察进行视觉上的分级和上述较复杂的定量方法的结果几乎是同样正确的。

（七）HRCT 诊断肺气肿的临床适应证

虽然 CT 是最敏感的生前诊断肺气肿的方法,但由于其成本较高,在临床实践中结合病史、肺功能改变及胸部 X 线检查上的肺容积增加和肺破坏的表现,还是多利用胸部 X 线检查做出肺气肿的日常诊断。但在一些早期肺气肿的患者中,常无胸部 X 线检查及阻塞性肺功能改变,却可有气短或肺弥散功能异常,难以和间质性肺病或肺血管病区别,此时在 HRCT 上若可见有明显的肺气肿,则可避免做进一步的活检。由于 HRCT 在肺气肿的分型和定量诊断上的作用,它对肺移植术、肺大疱切除术及严重肺气肿患者的肺减容术的术前评定都有很大价值。

（杨俊彦）

第四节　中毒性肺水肿

中毒性肺水肿是由吸入高浓度刺激性气体所致的呼吸系统损害的疾病之一。其病理特征是肺间质和肺泡腔液体积聚过多。若不及时抢救或救治不当,可导致急性呼吸窘迫综合征 ARDS 和急性呼吸衰竭,是职业性中毒的常见急症之一。

一、作用机制

高浓度刺激性气体烟雾吸入后,直接损伤肺泡上皮细胞及表面活性物质,致肺泡表面张力增加,肺泡萎陷,液体渗出增加,肺泡壁通透性增加,水分进入肺泡。

毒物直接破坏肺毛细血管内皮细胞,致内皮细胞间裂隙增宽,液体渗出。此外进入血液循环中的毒物、炎症介质、缺氧、神经体液反射等因素,致毛细血管痉挛或扩张,使渗出增加,导致肺间质水肿;肺淋巴循环受阻,肺动脉高压和静脉回流受阻,影响肺内液体排出。

二、病理过程

由肺毛细血管渗出到肺组织的液体首先出现于肺间质,若程度较轻,则表现为间质性肺水肿。反之则逐渐扩展至肺泡,形成肺泡性肺水肿。可分为四个阶段:液体积聚于细支气管和小血管周围的结缔组织内;肺泡间隔肿胀;液体积聚于肺泡角;肺泡水肿。

三、临床过程与分期

临床上可分为四期。

（一）刺激期

吸入刺激性气体后短时间内发生呛咳、流涕、咽痛、胸闷、头晕、恶心、呕吐等。

（二）潜伏期

一般为 2～6 小时,病情越重者本期越短。本期内病情相对稳定,患者自觉症状减轻。但肺部病变可继续发展。

（三）肺水肿期

患者突然出现进行性加重的呼吸困难,咳嗽并咳出大量泡沫血痰,发绀、烦躁、大汗淋漓,双肺布满湿啰音。胸部影像学检查可见肺水肿表现。该期尚可并发自发性气胸、纵隔及皮下气肿及肝、肾、心等器官损害及酸中毒和继发肺部感染等。

(四)恢复期

经正确救治,无严重并发症,肺水肿可在 2～3 天内得到控制,症状、体征逐渐消失,肺部影像学表现约在 1 周恢复正常。

四、CT 表现

(一)潜伏期

在潜伏期末可无明显异常或仅见肺纹理增多模糊,双肺磨玻璃影(图 10-1)。

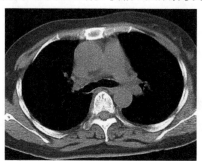

图 10-1　中毒性肺水肿潜伏期

患者为苯中毒潜伏期,双肺弥漫性磨玻璃影,密度较淡,边缘模糊

(二)肺水肿期

肺水肿期可见双肺野内弥漫性成团、成片样絮状高密度影,边缘模糊,呈中央型分布,越往中央密度越高,越往周边密度越淡,病变以双中下肺野为主,而肺尖及外带较清晰。双侧胸腔可有少量积液。可有纵隔气肿和颈部及腋窝的皮下气肿(图 10-2)。

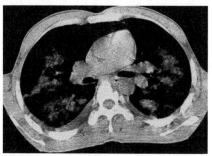

图 10-2　中毒性肺水肿的肺水肿期

双肺多发片样絮状高密度影,轮廓模糊。呈中央分布

(三)恢复期

双肺野内弥漫性成团、成片样絮状高密度影开始吸收,密度逐渐变淡,而渐变为密度极淡的毛玻璃影,一般 7 天左右基本消失。双侧少量胸腔积液、纵隔气肿和颈部及腋窝的皮下气肿一般需10～15 天才能吸收(图 10-3、图 10-4)。

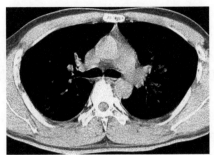

图 10-3　中毒性肺水肿恢复初期表现

中毒性肺水肿开始恢复,双肺呈团的絮状影变淡,周围呈磨玻璃影

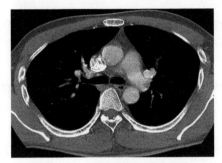

图 10-4　中毒性肺水肿恢复期

与图 10-3 为同一患者,双肺多发的絮状影已吸收,双肺表现为正常

（尹德军）

第五节　肺　癌

一、发病率

肺癌是严重威胁人类健康和生命的恶性肿瘤,也是世界上发病最多的恶性肿瘤之一。2000 年全世界共有 120 万新发肺癌病例,约占世界癌症发病的 12.3%,其中 52% 的病例分布于发达国家;男性发病显著高于女性,分别为 34.9/10 万和 11.1/10 万。根据卫健委《2006 年中国卫生统计提要》的资料显示,1990－1992 年期间,中国的肺肿瘤死亡率为 17.54/10 万,男性和女性分别为 20.03/10 万和 10.66/10 万,位居所有肿瘤死亡率的第三位。

自 1990 年以来,全世界肺癌病例以 20% 的速度递增(男性为 17%,女性为 27%)。肺癌发病的趋势与地区内吸烟人数的趋势密切相关,美国和北欧、西欧地区男性吸烟人数已经从高峰下降,其男性肺癌发病也呈减缓趋势;发达国家女性因吸烟导致肺癌发病率和死亡率增高,而发展中国家因为女性吸烟稀少,故发病率低。受环境污染和国人吸烟人群庞大等肺癌危险因素和人口增长与老龄化的双重因素的影响,中国肺癌发病率显著增加,2000－2005 年,我国肺癌死亡率从 32.7 万增加到 42.8 万,患者数从 38.1 万增加到 49.7 万,成为中国最常见、增幅最大的恶性肿瘤之一。

导致肺癌发生有两大危险因素——吸烟和空气污染。75％～90％肺癌和吸烟相关。烟叶中含有多种致癌物。吸烟与肺鳞状细胞癌、小细胞癌的相关性比与肺腺癌的相关性更强，而暴露在香烟环境中，即吸二手烟者承担的肺癌患病风险也和低剂量吸烟者相当。1996 年的调查显示：国人吸烟率为 37.62％，其中男性吸烟率更高达 66.94％。既然 1/3 以上的中国人吸烟，也就不难理解何以近年来国内肺癌发病率和死亡率有如此大的增长幅度。空气污染是导致肺癌的第二个危险因素，空气污染主要存在于室内，由建筑物内部逐渐释放而出，包括一些放射性物质。室内空气污染作为肺癌危险因素和吸烟具有协同作用。

二、病理学分类

按照组织解剖学对肺癌分类，能更方便临床诊断和治疗的需要。

（一）按解剖部位分

1.中央型肺癌

中央型肺癌指发生于肺段和肺段以上支气管的肺癌，约占所有肺癌的 3/4，以鳞状上皮细胞癌和小细胞癌多见。

2.周围型肺癌

周围型肺癌指发生在段支气管以下的肺癌，约占肺癌的 1/4，以腺癌多见。

3.弥漫型肺癌

癌组织沿肺泡管、肺泡弥漫浸润生长，累及部分肺叶或在肺内呈散在分布的多发结节。

（二）按组织学分

肺癌组织学分类有两大类：小细胞肺癌（small cell lung cancer，SCLC）和非小细胞肺癌（non small cell lung cancer，NSCLC），后者包括鳞状上皮细胞癌、腺癌、大细胞癌和鳞腺癌。

1.非小细胞肺癌

非小细胞肺癌占肺癌总数的 75％左右，各型细胞分期、治疗相似，但是组织类型和临床表现各有差异。

（1）鳞癌：最常见的肺癌，占整个肺癌的 30％，好发于 50 岁以上的男性，一般有吸烟史，血行转移发生晚，因而手术切除效果好，约占肺癌手术切除病例的 60％。肿瘤多数起源于段和亚段支气管黏膜，形成肿块，堵塞管腔。肿块中央易发生坏死，空洞多见。多数鳞癌为中等分化或低分化。

（2）腺癌：第二常见肺癌，占整个肺癌的 25％，女性多于男性，早期就可以侵犯血管和淋巴管，引起远处转移，累及胸膜。腺癌主要起源于小支气管的黏液腺体，因此，3/4 以上的腺癌发生于肺的周边，生长速度比较缓慢，约 50％为孤立性肺结节，空洞少见。

在诊断上，肺腺癌常常需要与来自其他脏器（如肠道、乳腺、甲状腺和肾脏）的转移性腺癌相鉴别。肺腺癌也常发生于原先肺有损伤的区域，即所谓的瘢痕癌。

（3）大细胞癌：一种高度恶性的上皮肿瘤，多位于肺的周边实质，占整个肺癌的 15％。大细胞癌中有 10％左右鳞状分化，80％左右腺样分化，而与鳞癌和腺癌难以区分。

（4）腺鳞癌：明确的腺癌和鳞癌结构混杂或分别存在于同一肿块内。

2.小细胞肺癌

小细胞肺癌常见于较为年轻的男性，是肺癌中恶性程度最高的。肿瘤早期就发生血行和淋巴转移,肿瘤浸润性强,生长速度快,多数位于大的支气管,表现为中央型肺癌,在支气管黏膜下层呈浸润性生长,引起管腔狭窄。小细胞肺癌对放、化疗敏感。

三、临床表现

除定期查体发现的肺癌者外,大多数肺癌患者在就诊时已经出现临床表现。其临床表现有肺癌原发肿瘤引起的刺激性咳嗽、持续性咳嗽、肺不张、咯血、胸闷、气促等;肿瘤在胸内蔓延可导致的胸痛、呼吸困难、声音嘶哑、上腔静脉阻塞、心包积液、胸腔积液等;肺癌远处转移导致的相应表现及非转移性肺外表现(包括内分泌异常、神经肌肉疾病、皮肤病变和全身性症状等)。

四、肺癌分期

肺癌的分期和患者的治疗方案选择、预后密切相关。无论临床诊断还是影像学诊断,都必须把分期诊断涵盖其中,才是完整的诊断。目前普遍采用的是 1997 年国际抗癌联盟(UICC)公布的肺癌国际分期标准。肺癌国际分期标准主要适用于非小细胞肺癌。小细胞肺癌由于通常不以手术作为首选,较多采用放疗,因此,以癌症是否局限于一个放射治疗照射野,分为局限期和广泛期。

五、治疗和预后

肺癌的治疗方法和其他实体肿瘤一样,包括手术治疗、放疗、化疗,近年来还有生物靶点治疗。

(一)非小细胞肺癌的治疗

(1)外科治疗,对肺癌根治治疗,目前主要采用以手术为主的综合治疗。对 T_1N_0、T_2N_0 肺癌采用外科根治术,5 年生存期可达到 80%;对 T_1N_1 和 T_2N_1 期采用根治性切除并纵隔淋巴结清扫,5 年生存率为 15%~20%;T_3N_0 期肺癌的 5 年生存率为 30%~50%;如果术前已经明确是 N_2 期或 N_3 期患者,不主张手术。

(2)对于不能外科治疗的行化疗、放疗、分子靶向治疗等。对于局部广泛期肺癌患者,放化疗联合已经成为规范治疗方案。

(二)小细胞肺癌

小细胞肺癌是一种恶性程度较高的肿瘤,绝大多数患者于确诊时已伴有淋巴结或远处转移,且无手术治疗的指征。不利的预后因素包括广泛期疾病、LDH 值升高、不良的行为状态评分、体重下降与男性别。局限期小细胞肺癌的治疗应采用化疗联合同期胸部放射的治疗方案。广泛期疾病以全身化疗为主。即便对于老年或行为状态评分较差的患者,联合化疗仍值得推荐。治疗后肿瘤达完全缓解者应接受预防性全颅放疗,以降低颅脑转移率。

六、原发性肺癌 CT 表现

按原发性支气管肺癌的 CT 表现可分为周围型肿瘤(起自肺门以远的支气管肿瘤)和位于中央支气管树的中央型肿瘤(起自与肺门密切相关的支气管)两种。

(一)周围型肺癌

约 40% 支气管肺癌起源于段以后的支气管,其大小各异,但如小于 1 cm 时,胸部 X 线检查上不易发现,而 CT 因其分辨率较高,可检出较小的病灶,并可准确评价其大小和形态。

1.大小、形态和边缘

除了某些肺泡细胞癌或发生于间质纤维化区的周围性肺癌外，一般都表现为圆形或卵圆形，是影像学上成人孤立性肺结节诊断中的难题之一。在大于 20 mm 的孤立性肺结节中，恶性肿瘤的患病率达到85%，如小于 5 mm 则恶性肿瘤的机会小于 1%，6～10 mm 的结节 24%为恶性结节，而 11～20 mm 的结节，33%为恶性结节。由于肿瘤各部分的生长速度不一，可出现分叶状边缘，在生长较慢处呈脐样切迹或凹陷，曾有学者把无钙化的孤立性肺结节的边缘形态在 CT 上分为四类：1 型为边缘锐利、光滑；2 型为中度光滑伴有一些分叶状；3 型为不规则起伏或轻度毛刺状；4 型为明显的不规则和毛刺状。

CT 上的结节-肺界面对良、恶性的区别也有帮助。88%～94%的原发性肺癌可见到毛刺状边缘，表现为自结节向周围放射的无分支的细短线影，近结节端略粗，以在 HRCT 上所见最好。病理上，为结节中的促结缔组织增生反应引起的向周围肺野内放射的纤维性线条。在恶性结节中它也可以是肿瘤直接向邻近支气管血管鞘内浸润或局部淋巴管扩张的结果，但它在 HRCT 上难以和由纤维性反应引起的毛刺区别，毛刺状边缘无完全的特异性，因为在慢性肺炎或肉芽肿中有时也能见到(图 10-5)。

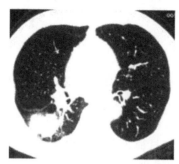

图 10-5　肺癌患者的横断面 CT 图

男性患者，67 岁，右下叶腺癌。肿瘤边缘呈分叶状，有细毛刺，为 4 型边缘

2.密度

在 Zuirewich 等报道的 68 例恶性结节中，80%呈不均匀密度，CT 上表现为钙化、磨玻璃影、小泡样低密度区、空气支气管征、明显的空洞或无空洞的肿瘤坏死。

(1)钙化：在病理上，肺癌内可见钙化，钙化可由于肿瘤坏死区的营养不良或肿瘤本身的原因而致，后者可见于黏液性腺癌。但除了在肺标本上，肺癌中的钙化很少能在胸部 X 线检查上检出，而薄层 CT 在钙化的检出上较标准胸部 X 线检查敏感。据报告胸部 X 线检查在恶性结节中钙化的检出率仅 0.6%～1.3%，但在 CT 上其钙化检出率可达 13.4%，几乎为胸部 X 线检查的 10 倍。6%～10%的肺癌在 CT 上可仅用肉眼即见到其内部的钙化，在有疑问者中则可用测量结节或肿块内的衰减值，以确定其有无钙化，许多学者采用的区分钙化和非钙化的衰减值为 200 HU。

肺癌中的钙化多数表现为结节或肿块内偏心性的针尖状或云雾状钙化。不常出现大块钙化区，钙化仅占据结节的一小部分，常在 10%以下(图 10-6)。非小细胞肺癌或小细胞肺癌都可发生钙化，钙化与细胞类型也无关，虽然小的周围型肺癌可发生针尖状钙化，但大多数发生钙化的肺癌直径都大于 5 cm。

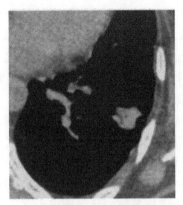

图 10-6　肺癌患者的横断面 CT 图

男性患者,56 岁,鳞腺癌。CT 纵隔窗,肿瘤内可见支气管充气征、空泡征及小于 10％面积的钙化

(2)磨玻璃影成分:虽然大部分非钙化的周围型肺癌是实心的,即肿瘤表现为软组织密度,但有些可出现全部或局灶性磨玻璃影密度,前者称为非实心结节,后者为部分实心结节。在一项 233 例孤立性肺结节的研究中,19％结节内有磨玻璃影成分,其中 34％为恶性结节,而实心结节中仅 7％为恶性结节。部分实心结节中的恶性率为 63％,非实心结节中的恶性率为 18％,大于 1 cm 的部分实心结节中的恶性率很高。1996 年 Jang 正式报道 4 例有磨玻璃影的肺泡细胞癌,在病理上磨玻璃影处为非黏蛋白性肺泡细胞癌,而在实心处为黏蛋白性肺泡细胞癌。其中 2 例正电子发射断层显像(PET)阴性,可能与肺泡细胞癌中有新陈代谢活力的肿瘤细胞较少有关。此种磨玻璃影中多伴支气管充气征,据此可和其他呈磨玻璃影病变区别。在肺泡细胞癌中磨玻璃影范围越大则生长越慢、预后越好。2001 年 Kim 报道了有磨玻璃影的 132 例肺泡细胞癌和 92 例腺癌,肺泡细胞癌的磨玻璃影范围比腺癌大(29％：8％),无淋巴结或远处转移者的磨玻璃影范围大,提示磨玻璃影范围越大预后越好(图 10-7)。

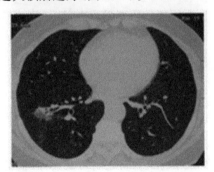

图 10-7　肺癌患者的横断面 CT 图

女性患者,70 岁,右下叶结节。边缘有分叶,80％为磨玻璃影
组成,并牵拉斜裂,手术病理为细支气管肺泡癌

(3)空泡征:空泡征表现为结节内 1～2 mm 的点状低密度透亮影。病理上,小泡样低密度区在有些病例中为小的未闭合的含气支气管,在细支气管肺泡癌中也可为伴有乳头状肿瘤结构的小含气囊样间隙。小泡样低密度区可见于 50％的细支气管肺泡癌病例中,较其他恶性病变多见,也可偶见于良性结节中。

(4)空气支气管征:当在 CT 上见到一支气管直接进入结节或在结节内包含有支气管时称为

支气管征或支气管充气征。表现为上、下层连续的长条状或分支状小透亮影。Kuriyama曾对良、恶性结节各20个的HRCT表现进行了这方面的观察,结果发现65%的恶性结节内均可见通畅的支气管或细支气管,管径正常或稍扩张;而良性结节中仅1例(5%)有支气管征。但局限性机化性肺炎可能是一个例外,因为其中50%的病灶可见支气管征。在恶性结节中,则以腺癌出现支气管征的病例为多。

(5)空洞:指在结节内有较大而无管状形态的低密度透亮影,在CT图像上应大于5 mm或相应支气管的2倍,而且与上、下层面支气管不相连的圆形或类圆形低密度透亮影(图10-8、图10-9);病理上为结节内坏死液化并已排出;肿瘤性空洞多为厚壁空洞,壁不规则,可有壁结节;壁厚≤4 mm者倾向于良性,≥15 mm者倾向于恶性。在HRCT上见到有明显的空洞的结节或肿块者,几乎都是恶性的,其中腺癌要较鳞状细胞癌为多。

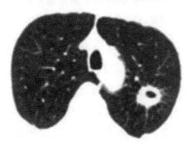

图10-8 肺癌患者的横断面CT图

男性患者,66岁,左上叶鳞状细胞癌。边缘呈分叶状,有较长的毛刺,内有空洞,本例还有弥漫性肺小叶型肺气肿

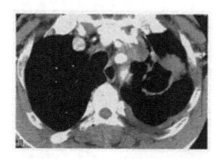

图10-9 肺癌患者的横断面CT图

3.结节和胸膜的关系

位于肺周围的孤立性肺结节和邻近的胸膜之间可见所谓"胸膜尾征",它表现为从结节外缘走向胸膜的三角形或放射状线条影,也称"兔耳征"或胸膜皱缩。在病理上,是结节的一种促结缔组织反应而形成的结缔组织带牵扯胸膜向内(图10-10);"胸膜尾征"最常见于恶性结节中。在Zwirewich的85个恶性结节中,58%(49个)可见,而Kuriyama的18例周围型小肺癌中78%(14例)可见。它们绝大多数见于腺癌和细支气管肺泡癌(63.3%~78.6%)中,少数见于鳞状细胞癌和类癌中,但从未见于转移瘤中。要注意27%的良性结节也可见到"胸膜尾征",特别是结核和机化性炎症,这说明在HRCT上见到的该种征象对恶性结节来说并不是特异性的;如仅见局部胸膜增厚、粘连,也有结节和胸膜间的条状连接,但无胸膜皱缩是为胸膜反应,可为炎症纤维化或肺肿瘤对胸膜的侵犯。

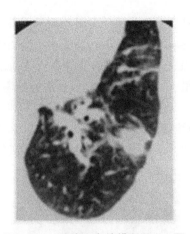

图 10-10　肺癌患者的横断面 CT 图

肺窗图像,结节外缘和胸膜之间可见胸膜尾征,还有血管向肿瘤集中征

4.生长速度

大多数肺癌的体积倍增(或直径增加 26%)的时间为 1～18 个月,其中细支气管肺泡癌、黏液表皮样癌和囊腺癌生长较慢。在一项研究中,未分化癌的平均倍增时间为 4.1 个月,鳞状细胞癌为 4.2 个月,腺癌为 7.3 个月。

5.增强扫描

对无钙化的肺内孤立性结节的增强扫描研究中,注射对比剂前后结节 CT 衰减值和密度形态学上的改变对鉴别结节的良、恶性上有重要价值。

(1)增强后 CT 衰减值的改变:Swensen 等曾报告对 163 例肺内孤立性结节的测量结果,111 例恶性结节注射对比剂前后 CT 衰减值均较平扫时增加 20～108 HU,中位数为 40 HU,

而 43 例肉芽肿和 9 例良性病变仅增加 4～58 HU,中位数为 12 HU。Yamashita 等报告对 32 例孤立性肺结节的增强结果,平扫时恶性结节和结核球的 CT 值均在 18～20 HU,无明显区别,而错构瘤仅在 1 HU 左右。注射对比剂后恶性结节 CT 值增加 25～56 HU,平均(40±10) HU,而结核球 CT 值增加低于 12 HU,平均(3±6)HU。4 例错构瘤中 3 例仅平均增加(2±4)HU,但另 1 例却增加 71 HU,后者根据其 CT 值不能与癌区别。恶性结节注射对比剂后 CT 值逐渐升高,根据时间-衰减曲线大部分在注射后 2 分钟达到峰值。也有报告 61% 在注射后 5 分钟达到峰值者,若以注射对比剂后 CT 值增强≥20 HU 为诊断恶性结节的阈值,其灵敏度为 100%,特异性为 76.9%,阳性预期值为 90.2%,阴性预期值为 100%,正确性为 92.6%,这种阈值在肉芽肿疾病发生率较高的地区中更有价值。但在 Swensen 的资料中,也有 9%(15 例)的结节(6 例恶性,9 例良性)增强在(20±5) HU 范围内,因此,增强在 20 HU 左右的病例其诊断可靠性减少,故他们认为若增强在 16～24 HU 时仍应视为不定性结节。若≥25 HU 时则可诊断为恶性结节,此时应进一步做经皮针吸活检,经支气管镜活检,直至开胸探查等有创性检查。若增加仅≤15 HU 则可在临床密切观察下做定期 X 线复查。

从增强后的时间-密度曲线研究中可知:恶性结节的曲线上升速率较快,达到峰值后曲线维持在较高值;炎性结节的曲线上升更快,峰值更高,但达峰值后下降较快;良性结节的曲线低平或无升高。目前,多数学者认为增强≤20 HU 者高度提示良性,20～60 HU 提示恶性,>60 HU 以炎症结节可能大。

（2）增强后的密度形态学改变：根据注射后肉眼观察到的密度改变，Yamashita 等把孤立性肺结节分为 4 型：中央增强型，增强位于占结节 60% 的中央部；周围增强型；完全增强型，结节的周围及中央部均见增强；包囊增强型，仅周围部的最外围增强，此型结节常在注射后早期表现无增强，而在延迟扫描中出现包囊增强。完全增强型多提示为肺癌，周围增强型和包囊增强型见于结核球及大的错构瘤，该两型在 CT 值的测量中常呈无或仅轻度增强，因为测量时多取结节中央部之故。肺癌有大面积坏死时也可呈周围增强型，此时其 CT 值增强可小于 20 HU。因此，直径大于 3 cm 的结节做增强扫描时可出现不规则增强的形态学表现（图 10-11）。

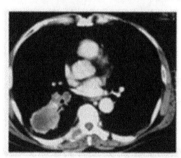

图 10-11　肺癌患者的横断面增强 CT 图

男性患者，62 岁，右下叶鳞癌。增强 CT 见肿瘤呈周围强化

（二）中央型肺癌

中央型肺癌最常见的 CT 表现为病变侧伴支气管管腔变窄或阻塞的肺门部软组织肿块和肿块远侧的肺不张和实变。

1.肺门部肿块

肺门部肿块是中央型肺癌的直接征象，肿块可来自肿瘤本身、因转移而肿大的肺门淋巴结和肿瘤周围的实变或炎症。肿块的边缘不规则，与纵隔之间分界不清，如肺门部肿块的边缘分叶状愈明显，则愈可能有肿大的淋巴结。肿块的密度一般较均匀，呈软组织密度（图 10-12）。

早期病例在肿块内或其内侧的支气管管壁内缘呈不规则的高低不平，以后管壁增厚，发生不同程度的管腔狭窄，但导致管腔完全阻塞者不多。此时，多可见管壁周围有肿块形成。

中央型肺癌可直接侵犯纵隔胸膜及各种纵隔器官和组织，如心脏、大血管、气管、食管和脊柱。如仅见到上述器官的轮廓线中断，只能假定上述器官有侵犯，而仅有的较可靠的纵隔侵犯的诊断征象是由于肿瘤蔓延而致的纵隔脂肪线的消失。胸膜或心包积液并不是胸膜浸润的可靠征象，而完整的纵隔边缘也不足以除外早期的肿瘤浸润。CT 和手术对比的结果显示，在 CT 上肿瘤和纵隔面的接触未超过 3 cm 时常仍可切除，但这常需用薄层 CT 来证实。

2.肿块远侧的肺不张和实变

支气管狭窄、闭塞后将发生一系列继发性改变，如阻塞性肺气肿、阻塞性肺炎、阻塞性肺不张和支气管扩张症等，它们并无特征性，是中央型肺癌的间接表现。

大支气管阻塞可导致肺不张和支气管和/或肺内分泌物的潴留，由于鳞状细胞癌较常见，并且起源于中央气道者也较多，因此是最容易发生肺不张和实变的肺癌类型。由于存在侧支通气，这种阻塞后的改变可以是完全的或不完全的，它们都在 CT 上形成致密影，呈斑片状或均匀性密度增高，常伴有肺容积缩小（图 10-12）。虽然支气管充气征在胸部 X 线检查上不易见到，但在 CT 上的检出比胸部 X 线检查多，特别在治疗后，肿瘤有缩小时。在肿瘤远侧的气道可因黏液潴留而扩张,CT上表现为致密的不张区内出现分支状、结节状的低密度结构,为支气管充液征,在增强扫描后更明显。

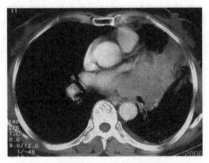

图 10-12　肺癌患者的横断面增强 CT 图

当中央型肺癌合并阻塞性肺不张或实变时,要明确肿瘤的大小有困难,在 CT 平扫时,肿瘤和非肿瘤的肺不张或实变的密度相似,要区别两者是困难的,而在初次诊断时了解肿瘤的位置和大小对肿瘤的处理又是很重要的。快速系列增强扫描有帮助,但要注意扫描的速度和时间,在肺动脉期扫描时肿瘤的强化程度小,而远端的肺不张则呈明显的均匀强化,从而可区分两者。

(三)肺门纵隔淋巴结转移

无论是中央性或周围性肺癌在发展过程中会发生肺门和/或纵隔淋巴结转移而致的淋巴结肿大。在初次诊断肺癌时,常已有肺门或纵隔淋巴结转移,特别在腺癌和小细胞癌中。肿瘤直径大于 3 cm(T_2)时淋巴结转移的发生率要比较小的肿瘤为多,原发肿瘤的位置越靠中央淋巴结受侵的机会也越多。淋巴结的转移常有一定的顺序,首先到同侧的段、叶间或叶淋巴结(N_1),以后到达同侧纵隔淋巴结(N_2);但 33%病例可见转移到纵隔淋巴结,而无肺门淋巴结转移,跳跃转移到对侧纵隔淋巴结(N_3)者也不少见。

当肺癌尚局限于胸部时,有无纵隔淋巴结转移是决定大部分患者最后结果的最重要的指征。如对侧纵隔淋巴结被累及(N_3),已不能手术;在有症状的同侧纵隔淋巴结被侵犯时(N_2),手术也可能是不合适的;在手术中发现有 N_2 淋巴结的预后要比术前 CT 或纵隔镜已发现有 N_2 者为佳,其 5 年生存率可达 30%。

七、转移性肺癌 CT 表现

直径大于 6mm 的血源性肺转移瘤可在胸部 X 线检查上发现,但 CT 的灵敏度更高,CT 可显示直径大于 2 mm 的胸膜下转移瘤,而在中央肺部则需要直径大于 4 mm 时才能检出。

(一)多发性血源性肺转移瘤

在一个有已知肿瘤病例中,CT 见到多发性软组织密度的肺结节时常表明为肺转移瘤。结节的大小不一,自几毫米至几厘米,位于肺周围部者较多。边缘多清楚、光滑(图 10-13),少数来自腺癌的转移瘤可表现为边缘不规则或边缘模糊。在一篇报告中,30%~75%的转移瘤可见肺血管直接进入转移瘤内,但在 CT 与病理的对照研究中,其检出率小于 20%,薄层 CT 在该征象的检出上较可靠。约 5%的肺转移瘤发生空洞,常见于来自宫颈癌、结肠癌和头颈部癌(图 10-14)。空洞和转移瘤的大小无关,可能和原发肿瘤的病理过程有关,如鳞状细胞癌中的角蛋白液化和腺癌中的黏蛋白/类黏蛋白变性。来自头颈部鳞癌的空洞性转移瘤可很小,壁很薄,可同时有实心结节。钙化见于成骨肉瘤和软骨肉瘤的病例中,偶见于来自产生黏液的肿瘤,如结肠或乳腺癌。

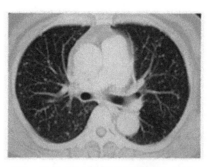

图 10-13　肺癌患者的横断面 CT 图

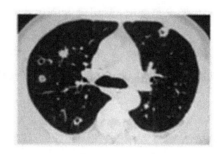

图 10-14　直肠癌肺转移患者的横断面 CT 图

男性患者,70 岁,直肠癌患者的胸部 CT,见两肺血源性转移瘤,大小不一,有空洞,也有实心结节

(二)孤立性肺转移瘤

在一项有胸外恶性肿瘤一年后肺内出现孤立性结节的报告中,63％为原发瘤,25％为转移瘤。65％鳞癌者、50％腺癌者的孤立性肺结节为原发瘤,而肉瘤者则几乎都为转移瘤。Quint 等报告在原发为头颈、膀胱、乳腺、宫颈、胆管、食管、卵巢、前列腺或胃等癌中的孤立性肺结节多为原发瘤[转移:原发＝(25～26):(3～8)];在原发为涎腺、肾上腺、结肠、腮腺、肾、甲状腺、胸腺、子宫等癌中两者概率相似(转移:原发＝13:16);而原发为黑色素瘤、肉瘤、睾丸癌者中则多为转移瘤(转移:原发＝23:9)。

孤立性肺转移瘤的 CT 表现和良性结节十分相似,多数为直径小于 2 cm、边缘光滑的圆形结节,有时可呈卵圆形。60％位于胸膜下,25％位于肺周围部,2/3 位于两侧下叶。有时可见到结节-血管征,即在转移性结节和相邻动脉分支之间有相连(图 10-15)。另一个有助于与良性结节区别的征象是转移性结节远侧的低密度区,这可能是由于转移瘤阻塞了肺血管造成了其远侧血流灌注不良,良性结节中无此征象。少数孤立性转移瘤的边缘有分叶和毛刺,多来自腺癌的转移,和原发性肺腺癌不易区别。

八、鉴别诊断

原发性肺癌的 CT 表现,特别是其中的周围性肺癌要和许多肺内孤立性肺结节鉴别,纵隔内的转移性淋巴结肿大要和各种肺门和/或纵隔淋巴结肿大的病变相鉴别。

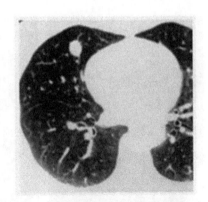

图 10-15　结肠癌肺转移患者的横断面 CT 图

男性患者,60 岁,结肠癌病例肺内边缘光滑的孤立性转移

瘤,病理证实,在 HRCT 上,可见血管进入结节内

(一)孤立性肺结节的鉴别

1.结核球

约 60% 的孤立性肺结节是肉芽肿,可发生于任何年龄组的病例中。据统计,在年龄小于 35 岁的患者的孤立性肺结节中 90% 为肉芽肿。肉芽肿多由结核、组织胞浆菌病及球孢子菌病所致,在中国大多数的肉芽肿为结核性。直径≥2.0 cm 的类圆形纤维干酪灶称为结核球,≤2.0 cm 者称为结核结节。结核球的内容物多为凝固状的干酪坏死,有时有钙化,周围有厚约 1 mm 的纤维包膜。

结核球或结核结节在 CT 平扫上显示直径为 0.5～4 cm,或更大些的圆形或卵圆形病变,大多位于上叶,右侧多于左侧。典型的结核球边缘光滑、锐利(图 10-16),但少数也可模糊,甚至呈分叶状,90% 的病例其周围可见到卫星灶,发生空洞者也不少见,空洞多呈偏心性,裂隙状或新月状。结核的重要特征是经常发生钙化,各种良性钙化形态如弥漫性、靶心性、点状、爆米花状及层状等,均可见于结核球中,尤其层状或全部钙化几乎是结核球的特征性表现,经常伴有肺门淋巴结钙化。

此外,多数的结核球有胸膜粘连带,也是本病在 CT 上的另一重要特征。结核球在 CT 上可保持几个月或几年不变,偶有进行性增大者。通常,病变越大,其活动性可能越大。在增强扫描时结核球 CT 值增加常低于 12 HU,平均为(3±6)HU。结核球在增强扫描后的形态学表现上也有较特征性的表现,Murayama 等曾对 12 例经手术切除的无钙化结核球进行了 CT 增强类型的观察,发现 7 例(58%)呈环状边缘增强,其中 2 例为不完全的环状增强;2 例(17%)于结节中央部可见弧线状增强;其余 3 例(25%)为无特异性的增强,其中 2 例呈部分增强,1 例为均匀增强。

结核球主要和周围型肺癌鉴别。周围型肺癌的形态不规则,边缘毛糙,有分叶,而且多为深分叶,并可见毛刺,可有空泡征和支气管充气征,但钙化少见;而结核球边缘多光整,空洞多呈偏心性,钙化常见,周围多有卫星灶等可资鉴别,如有困难可做增强扫描,结核球多无强化或呈边缘强化,而肺癌多为均匀或不均匀强化,强化幅度多在 20 HU 以上。

2.错构瘤

错构瘤是最常见的肺部良性肿瘤,占手术切除的肺结节病例中的 6%～8%,仅次于肺癌和肉芽肿病(结核球)。起源于支气管的未分化间质细胞,由间质和上皮组织混合组成,有不同程度钙化和骨化的软骨、脂肪或黏液瘤样结缔组织。

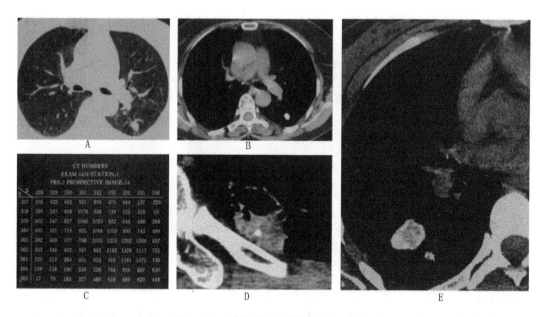

图 10-16　结核球患者的横断面 CT 图

A.左下叶背段结核球,CT 肺窗示病灶呈结节状,边缘较光滑;B.纵隔窗,结节呈弥漫性全钙化;C.为上述
病灶的像素 CT 值分析,多在 300 HU 以上;D.左下叶结核球,CT 平扫纵隔窗示病灶边缘不规则,内部见
靶心钙化;E.右下叶结核球,CT 平扫纵隔窗见病灶边缘呈环状钙化,周围有小的钙化卫星灶

CT 表现为肺内结节或肿块,呈圆形或类圆形,77%的直径在 3 cm 以下,但也可达到 10 cm 以上,边缘光滑,可有分叶,密度均匀,内部可有钙化或代表脂肪的低密度区。CT 诊断标准:①结节直径小于2.5 cm;②边缘光滑;③结节内含有 CT 值在-40～-140 HU 的局灶性脂肪区,或有与脂肪共存的 CT 值大于 170 HU 的钙化(图 10-17)。有时分叶较深,可误诊为肺癌,但后者除有分叶外,常有细短毛刺和棘状突起,胸膜凹陷,结节内有时有支气管充气征或空泡,有利于鉴别诊断。

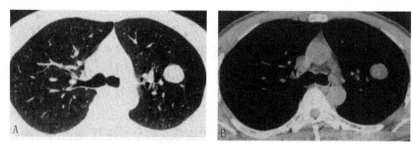

图 10-17　错构瘤患者的横断面 CT 图

男性患者,45 岁,无症状。图 A 为左肺上叶直径 2 cm 结节,边缘光滑;图 B 为纵隔
窗,见结节密度均匀,取小区域为兴趣区,测量其内部像素的 CT 值

3.炎性假瘤

本病的细胞成分多样,病程长短不一,临床上有多种不同的命名,但本质上并非是真正的肿瘤,而是一种非特异性的慢性炎症性增生,其病理基础是肺实质炎性增生性瘤样肿块,属于不吸收或延迟吸收的肺炎。

在 CT 表现上具有良性病变的征象,但无特征性。大多呈圆形或类圆形的结节或肿块,直径

2～6 cm,多在3 cm以内,但少数可达10 cm以上,多位于肺周围部或紧贴胸膜,并可与其发生粘连,边缘较清楚或毛糙,分叶少见,邻近胸膜常有尖角样胸膜反应。密度较均匀,偶有钙化,少数病例可出现洞壁光滑的空洞或支气管充气征。平扫时CT值略高,增强时呈不均匀的明显增强,部分病例不强化或仅有边缘强化。纵隔内多无淋巴结肿大,此点有助于良性病变的诊断。

随访中肿瘤可长期无变化或缓慢增大,如边缘出现分叶、毛刺等征象时要想到恶变的可能。

4.局限性机化性肺炎

本病为不吸收或延迟吸收的肺炎,占全部肺炎的5%～10%。病理上可见肺泡和呼吸细支气管内的炎性渗出物机化,并有炎性细胞浸润,是不可逆的病变。

根据Kokno的经验,本病变位于肺周围部,39%和胸膜相接,44%直径小于2 cm,大部分(72%)呈卵圆形、梭形或梯形,呈圆形者仅28%,94%边缘清楚而不规则,50%病例可见胸膜尾征和空气支气管征,56%病灶周围有卫星灶,在随访中3/4病例病灶有缩小、密度减低或消失(图10-18)。

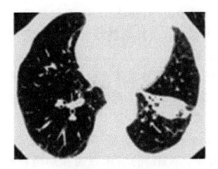

图10-18 机化性肺炎患者的横断面CT图

男性患者,45岁,左肺下叶内前基底段,斜裂下梭形结节,内有大小不等
的低密度影,并可见胸膜尾征。手术证实为机化性肺炎

本病病灶边缘不规则,病灶内有空气支气管征等常难以与肺癌鉴别,但本病位于肺周围部胸膜下,呈卵圆形、梭形或梯形的形态,病灶周围有卫星灶等特征有助于本病的诊断,如不能肯定,应及早进行肺活检,必要时,可在较短间隔期(3～4周)后复查,观察病灶有无缩小。

5.真菌病

多种真菌可在肺部形成病灶,其中较常见的有曲霉菌、毛霉菌、白色念珠菌、隐球菌和组织胞浆菌等。它们大多是继发在全身性疾病、机体免疫力下降的基础上,导致肺部真菌病的发生。

各种肺部真菌感染在CT上多无特征性表现,不能加以区分,也难以和其他病因所致的肺炎、结核、肿瘤或脓肿相鉴别。常见的CT表现有呈累及多个肺段或肺叶的炎症性改变,边缘模糊,内可有空洞形成;肺内单个或多个结节也不少见,大小不一,多位于肺的中外带,边缘多较模糊,有的结节边缘围绕以磨玻璃影,出现所谓"晕征",是病变累及小肺动脉导致出血性梗死的结果;当多个结节增大融合时可形成肿块,其边缘可呈分叶状,有的周围也有"晕征",肿块内部密度均匀或不均匀,有坏死液化时出现空洞,一般空洞内壁较光滑,厚薄不一。真菌感染还可引起肺门和/或纵隔淋巴结肿大、胸腔积液、胸膜增厚,甚至肋骨破坏等。

孤立性真菌感染所致的结节或肿块须与周围型肺癌、结核球、炎性假瘤等鉴别。周围型肺癌多有分叶或毛刺的边缘,一般周围无"晕征",有胸膜尾征等,较易鉴别。结核球的边缘清晰,较光滑,周围有卫星灶,内部密度较高,多有钙化等也常可与之鉴别。

（二）肺门和/或纵隔淋巴结肿大的鉴别

许多其他疾病，包括肺癌以外的肿瘤、感染、结节病和反应性增生等都可引起纵隔和肺门淋巴结肿大，需要和肺癌转移所致的肿大淋巴结鉴别。在肿瘤中包括恶性淋巴瘤、转移瘤、白血病等。转移瘤常来自支气管、食管和乳腺，如原发肿瘤位于胸外时，则多来自肾、睾丸和头颈部。感染中最常见者为结核和真菌，后者常见者为组织胞浆菌病和球孢子菌病；结节病是又一种经常引起淋巴结肿大的原因。淋巴结肿大还可见于其他各种疾病：硅沉着病、肺尘埃沉着症、石棉沉着病、巨大淋巴结增生症、淀粉样变、慢性肺铍沉积症、坏死性肉芽肿性血管炎、多发性骨髓瘤、组织细胞增生症、严重的肺静脉压力增高和药物引起的淋巴结病等。反应性过度增生是淋巴结对肺感染、细胞碎屑和异物反应性改变，是一种急或慢性、非特异性的炎症过程，产生了淋巴结的炎症和过度增生。它们见于肺感染、支气管扩张症和各种急、慢性间质性肺病等的淋巴引流区。

1.淋巴瘤

恶性淋巴瘤是淋巴过度增生病中的一部分，现在一般把恶性淋巴瘤分为霍奇金淋巴瘤（HD）和非霍奇金淋巴瘤（NHL）两种，它们在临床、病理和预后上均有所不同，在 HD 中可见到 Reed-Sternberg 细胞，而 NHL 中没有，而且恶性程度较 HD 高，预后差。每种又根据组织学改变分为几个型，它们都可累及胸部。

上纵隔淋巴结肿大是 HD 的标志，最易累及上纵隔和气管旁淋巴结链，不累及肺门淋巴结者也很少见，其他区的淋巴结——隆突下、膈上、食管旁和乳内等区的发生率依次下降。在治疗前淋巴结很少钙化，在治疗后则可发生钙化。

广泛的纵隔淋巴结肿大可造成上腔静脉阻塞，对食管或气管的压迫。病变还可累及肺部及胸膜，但检出率要较淋巴结者为少。NHL 的临床表现和病理特征都较 HD 复杂。病变在全身较为广泛，仅 40％累及胸部，在全部 NHL 中 10％仅累及纵隔。

在病理上一般先根据病变的大体表现分为低、中、高三个等级，然后再分为 10 类，一般 NHL 在发现时要较 HD 为严重，但它不像 HD 那样，解剖部位的分期并不重要，而是其病理组织学改变和肿瘤的大小更重要。

在 CT 表现上，虽然两种淋巴瘤在全身分布可不一样，但在胸内淋巴结的表现是相似的。典型表现为两侧但不一定是对称的肺门淋巴结肿大，一侧肺门淋巴结肿大者非常少见。纵隔中气管旁淋巴结和隆突下淋巴结受累者至少和气管支气管淋巴结一样多或还要多，累及前纵隔和胸骨后淋巴结者也不少，当它们很大时，甚至可直接破坏胸骨，当肺部有病变时都有纵隔淋巴结肿大。但在 NHL 的组织细胞亚型可仅有肺部改变而无淋巴结肿大。在淋巴瘤中增大的淋巴结可呈散在状或融合成块，边缘清楚或模糊，大多数病例中增大的淋巴结在增强扫描中有增强，大部分为轻度或中度增强，小部分可增强达 50 HU 以上，后者多为霍奇金淋巴瘤，但也有不增强者。

20％病例的淋巴结内有低密度囊状坏死区，在治疗后淋巴结有缩小时，囊状坏死区可继续存在。治疗前淋巴结内有钙化者很少见，在经化疗或放疗后淋巴结内可发生钙化，呈不规则、蛋壳状或弥漫性。

在与肺癌转移而致的肺门和/或纵隔淋巴结肿大的鉴别上肿大淋巴结的位置很重要，肺癌转移而致的肿大淋巴结的分布位置多沿原发肺癌的淋巴转移的途径发生，常有肺门淋巴结肿大，至晚期才有对侧纵隔或肺门淋巴结肿大，而此时肺内的原发病灶多已较明显；而淋巴瘤者肺内可无原发病灶，其肿大的淋巴结多为两侧对称，好融合成片，淋巴结之间的界线消失，不易分出该组中的每个淋巴结，增强扫描时为中度增强，较肺癌所致者为低，这些均有助于鉴别。

2.结节病

结节病也是一种常引起肺门和纵隔淋巴结肿大的全身疾病,淋巴结肿大是结节病最常见的胸部表现,发生于75%～80%的患者中。

两侧对称的肺门淋巴结肿大伴有气管旁淋巴结肿大是结节病的典型表现,右侧气管旁淋巴结比左侧者发生率高。病变淋巴结的大小各异,肿大的肺门淋巴结的边缘清楚,常呈分叶状。两侧对称分布是结节病的又一大特点(图10-19),因为在其他淋巴结肿大的病变,如结核、淋巴瘤和转移瘤中很少是两侧对称的。纵隔内的肿大淋巴结常多区同时发生,可累及前、中和后纵隔等各区淋巴结,在CT上25%～66%累及前纵隔,但都伴有其他区的淋巴结肿大,如仅为前纵隔淋巴结肿大,强烈提示为结节病以外的疾病,特别是淋巴瘤;结节病的淋巴结可发生钙化,在CT上的检出率为44%～53%,钙化仅发生在有病变的淋巴结内,是纤维组织营养不良的表现,而与高钙血症或合并结核无关。钙化可发生于任何区的淋巴结中,但以肺门和气管旁为多见。钙化的形态也无特异性,但有的表现为蛋壳状钙化较有特异性,因为它仅见于结节病和硅沉着病中,偶见于结核中。在增强扫描中淋巴结多为中度的弥漫性增强,很少有呈环状强化者。

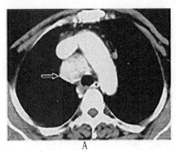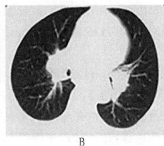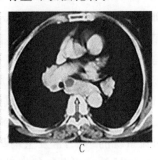

图 10-19　结节病横断面 CT 图

女性患者,53岁,结节病。增强CT纵隔窗见右气管旁(4R区)淋巴结肿大(图A箭头),增强后呈弥漫性强化,CT值较高,达80 HU。图B为图A的向下层面,见两侧叶间区(11区)淋巴结肿大,气管旁＋两侧肺门淋巴结增大是结节病的典型表现。图C为图B的增强CT纵隔窗,除11区淋巴结肿大外,还可见隆突下(7区)淋巴结肿大,并有囊变(箭头)

在与肺癌转移而致淋巴结肿大的鉴别上,淋巴结的位置仍很重要,虽然有些结节病病例肺内可见到大小不等的结节或肿块,但其肿大淋巴结的位置和肺内病变无肯定的关系;结节病中的肿大淋巴结虽然也可以长得很大,但常仍可见到各个淋巴结的边缘,肿大淋巴结可发生钙化,增强扫描时多为中、高度增强,较肺癌转移者稍高;而肺癌转移所致的淋巴结肿大可发生融合,并很少发生钙化;大多数结节病患者在第一次检查时淋巴结已达最大的大小,在以后的3～6个月内减小,2/3在1年后不再可见,仅6%在2年后仍可见但也有减小,淋巴结逐渐缩小,这也有助于和纵隔淋巴瘤或转移瘤鉴别。

3.纵隔淋巴结结核和真菌感染

纵隔和/或淋巴结结核多见于儿童的原发性结核中,近年来随着抗结核药物的滥用和艾滋病的流行,成人中继发结核性纵隔淋巴结炎也不少见,以中老年人和免疫损害者为多见患者多无症状或有因肿大的淋巴结压迫邻近纵隔组织而引起相应的症状。

在CT上,几乎各区的淋巴结都可以被累及,但60%左右位于右气管旁上区(2R区),20%左右位于右气管旁下区(4R区)和主-肺动脉窗区(5区)内。淋巴结的大小对判断病变的活动性上有一定意义,Moon等认为活动性者和非活动性者的平均长径分别为2.8 cm和2.1 cm。平扫时淋巴结的密度对诊断也有重要意义,有学者认为直径大于 2 cm 的淋巴结在平扫上呈中央相对低密度区时表明病变为干酪坏死期。增强 CT 扫描对本病的诊断和鉴别诊断有决定性意义。在增强时,85%～100%的活动性者的淋巴结呈明显环形强化(CT 值 101～157 HU),而中央区密度较低(CT 值 40～50 HU),当有液化时 CT 值将更低,有的淋巴结的边缘较模糊也提示病变有淋巴结外蔓延。上述表现经抗结核治疗后有明显好转或完全消失,证实为活动性病变。非活动性者则在增强扫描时呈均匀状,而无边缘环状强化、中央低密度的表现。

本病虽然肺内常无实质性活动病变,但 67%可见肺内有陈旧性结核病变。

在纵隔淋巴结结核与肺癌转移而致的淋巴结肿大的鉴别上,平扫时淋巴结中央低密度和增强扫描时典型的边缘环形增强有重要意义。特别是边缘环形增强在肺癌转移而致者中不多见,但 CT 并不是经常都能区别它们。MRI 可能有用,如肿大淋巴结在 MRI 的 T_1 和 T_2 权重像上都呈低信号强度而考虑为炎性肿块时,必须考虑纵隔淋巴结结核的可能。

真菌感染中常见者为组织胞浆菌病和球孢子菌病,它们在我国较少见,当组织胞浆菌病累及肺和/或纵隔及胸外组织时,常见纵隔淋巴结肿大,表现为伴或不伴有肺部改变的一侧或两侧肺门淋巴结、纵隔淋巴结或肺内淋巴结肿大。肺部改变可表现为局灶性肺炎、一个或多个结节,可出现空洞或钙化,在无肺部改变的本病中,诊断需结合流行病学、临床材料和实验室资料。

4.肺癌以外的其他胸部恶性肿瘤的纵隔淋巴结转移

(1)食管癌:食管淋巴管构成围绕食管的不间断的致密的黏膜下丛,上 2/3 食管淋巴管向头侧引流,下 1/3 的淋巴管向下引流至腹部,也可在多水平上直接和邻近的胸导管交通,作为这种广泛引流系统的结果,常发生跳跃性转移,在远处发生淋巴结转移,而不累及中间的淋巴结。上中部食管的播散常累及气管旁淋巴结,下部食管癌转移的最常见淋巴结为胃小弯和胃左动脉淋巴结(胃肝韧带淋巴结)。

食管癌因纵隔淋巴结转移而出现肿大时,其肿大程度可能较因肺癌而转移者为小,Schroder 对 1 196 个因食管癌而切除的淋巴结的研究中表明,129 个(10.8%)为恶性,其大小和转移无明显相关。无转移淋巴结平均直径为 5 mm,转移淋巴结平均直径为 6.7 mm,仅 12%转移淋巴结直径大于 10 mm。但 Dhar 报告直径小于 10 mm 的转移淋巴结的预后要较大于 10 mm 者为好。由于食管癌病例发现有纵隔淋巴结肿大时,其进食困难的症状多已较明显,在临床上和肺癌淋巴结转移的区别一般不困难。

(2)恶性胸膜间皮瘤:恶性胸膜间皮瘤起自脏层和膈肌胸膜,其自然的播散是通过脏层胸膜到肺,局部扩张到胸壁和膈肌。上中部前胸膜淋巴引流到内乳淋巴结,下部胸膜淋巴引流到膈肌周围淋巴结。后胸膜淋巴引流到胸膜外淋巴结,后者位于脊柱旁邻近肋骨头的胸膜外脂肪内。膈肌胸膜有丰富的淋巴管网络,沟通胸腔和腹腔。膈肌的前部和侧方淋巴管引流入内乳和前纵隔淋巴结,后部膈肌淋巴管引流到主动脉旁和后纵隔淋巴结。后纵隔淋巴管再向上引流和中纵隔淋巴管交通,也可向下引流到胃肝韧带和腹腔动脉淋巴管。

恶性胸膜间皮瘤的纵隔淋巴结转移可表现为累及一侧肺门或支气管肺淋巴结,也可累及隆突下和同侧纵隔淋巴结,严重时累及对侧纵隔或内乳淋巴结。此时胸膜间皮瘤的结节或肿块多已十分明显(图 10-20)。

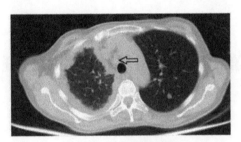

图 10-20　胸膜间皮瘤

女性患者,58 岁,胸膜间皮瘤。右侧胸膜呈典型的环状增厚,表面高
低不平。纵隔内可见右下气管区(4R 区)淋巴结肿大(箭头)

5.肺尘埃沉着症

在长期吸入生产性粉尘的工人中也会发生肺门和纵隔淋巴结的变化,表现为淋巴结的肿大和/或钙化(图 10-21)。有学者报告的 100 例煤工肺尘埃沉着病的 CT 检查中,83％淋巴结有肿大,88％有淋巴结钙化。在有大块纤维化的Ⅲ期肺尘埃沉着病患者中的肿大淋巴结检出率较无大块纤维化的Ⅰ、Ⅱ期肺尘埃沉着病明显增多。此时,要和肺癌所致者鉴别,除肺尘埃沉着病的大块纤维化的 CT 表现和肺癌有不同外,肺尘埃沉着病中的肿大淋巴结较小,以直径在 1.5 cm 以下者为多,而且钙化的发生率高,有助于鉴别。

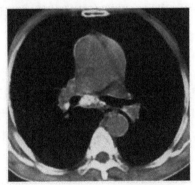

图 10-21　肺尘埃沉着病患者横断面 CT

隆突下(7 区)淋巴结肿大,并有大量钙化

6.巨大淋巴结增生症

本病原因不明,在青年人(平均 33 岁)中多见。它也可为多灶性累及胸内、外淋巴结,以在纵隔内最多见。

在组织学上,它分为两型:透明血管型(90％)和浆细胞型。前者的 CT 表现为纵隔或肺门部有一侧或两侧软组织密度肿块,边缘清楚,可有分叶,有时可十分巨大,并发生钙化,肿块可延伸至颈部或腹膜后。平扫时的 CT 值为 43～55 HU,平均 47 HU,在增强扫描时肿块有非常明显的增强,CT 值可达125 HU,平均 90 HU,在动态扫描中可见从周边到中央的逐渐强化,这有助于鉴别诊断。鉴别诊断中要包括各种在增强扫描中有强化的病变,如结节病、结核病、血管成免疫性淋巴结病和血管性转移瘤,特别是来自肾细胞癌、甲状腺乳头状癌和小细胞肺癌者。

(尹德军)

第六节　严重急性呼吸综合征

一、SARS 的定义

严重急性呼吸综合征（severe acute respiratory syndrome，SARS）是由 SARS 冠状病毒（SARS-CoV）引起，主要通过近距离空气飞沫和密切接触传播的一种急性呼吸道传染病。其主要临床特点是起病急，以发热为首发症状，伴有头痛、全身酸痛、不适、乏力等全身症状和咳嗽、胸闷、呼吸困难等呼吸道症状，少数进展为急性呼吸窘迫综合征（ARDS）。肺部体征不明显，部分可闻及少许湿啰音或肺实变体征。外周血白细胞总数正常或降低，X 线胸片检查可见肺部有不同程度的片状、斑片状浸润性阴影或呈网状改变，部分患者进展迅速，呈大片状阴影，常为多叶或双侧改变，阴影吸收消散较慢。肺部阴影与症状体征可不一致。本病为自限性，大多数预后良好，但重症患者预后较差。本病平均病死率为 9.3%。少部分患者后期出现肺纤维化及股骨头坏死等并发症。

本病流行有明显群体发病特征，表现为医院内感染和家庭内感染，密切接触患者的医务人员和家庭聚集性发病。

二、病原学

2003 年 4 月 16 日，WHO 宣布一种从未见过的新型冠状病毒是 SARS 的病因。从 WHO 组建国际 SARS 研究网络到 SARS 冠状病毒的分离鉴定以及作为 SARS 病因的确定，仅用了一个多月的时间，这一惊人的速度，是全球科学家共同努力和生物科技进步的结果。

（一）SARS 病原体的发现及其病因确定

1.已知病原体的筛查和排除

由于 SARS 患者的非特异症状可以由许多病原体引起，从而使最初对临床标本的检测只能从一个较大的范围入手，病原体范围包括细菌、病毒、衣原体和立克次体等。实验室检查集中在一些已知的可导致呼吸系统疾病的病原体，尤其是那些能够导致小气管病变的病原体。加拿大的一些实验室通过用电镜扫描技术和直接荧光抗体实验排除了流感病毒 A 和 B，副流感病毒 1、2、3 型，腺病毒，呼吸道合胞病毒。他们还用患者的尸检组织对下列病毒做了免疫组化实验，包括流感病毒 A 和 B、呼吸道合胞病毒、腺病毒、圆环病毒、汉坦病毒、麻疹病毒、肠道病毒、肺炎支原体和肺炎衣原体，所有的免疫组化实验结果都为阴性。德国和法国的一些实验室应用针对相应病原体的特异型 PCR 检测肺炎支原体，肺炎衣原体，人类巨细胞病毒，腺病毒，呼吸道合胞病毒，副流感病毒 1、2、3、4 型，人冠状病毒 OC43 和 229E；并通用引物检测疱疹病毒、沙粒病毒、布尼亚病毒，结果皆为阴性。包括美国在内的一些实验室对采集到的呼吸道分泌物和血标本，进行分子生物学实验，通过提取 DNA 并针对各种 DNA 病毒的各自特异的 PCR 反应检测，排除了如下 DNA 病毒：腺病毒，细小病毒，圆病毒，疱疹病毒；通过提取 RNA 并针对各种 RNA 病毒的各自特异的 RT-PCR 检测，排除了如下 RNA 病毒：流感病毒 A 和 B，副流感病毒 1、3、4 型，汉坦病毒，克里米亚-刚果出血热病毒；对 RNA 病毒逆转录酶保守序列的 RT-PCR 以及对副黏病毒和布亚病毒的巢式 PCR,所有结果都为阴性。

2.SARS 冠状病毒的分离与鉴定

2003 年 3 月 21 日,香港大学采用 Vero 细胞首先从 SARS 患者的鼻咽标本中分离培养出了冠状病毒,随后加拿大和美国疾病控制中心等 SARS 国际协作组的多个实验室也培养出冠状病毒。WHO 合作研究网络的各个实验室迅速对该病毒进行了分析鉴定工作,他们在冠状病毒保守区设计 PCR 引物,采用 RTPCR 的方法从含有冠状病毒的培养上清液中扩增出冠状病毒基因。经与 GeneBank 数据库同源性比较,其核苷酸和氨基酸序列在保守区与既往报道的所有冠状病毒的同源性分别在 0.56～0.63 和0.57～0.74,发现 SARS 冠状病毒为一种新的冠状病毒。2003 年 4 月 12 日,加拿大 BC 肿瘤研究所基因组科学中心首先完成了该病毒的全基因组测序。2003 年 4 月 16 日,WHO 在上述各方研究成果的基础上,正式宣布一种以前未知的冠状病毒,为导致严重急性呼吸综合征(SARS)的病原体,并命名为 SARS 冠状病毒(SARS coronavirus,SARS-CoV)。2003 年 5 月 1 日,美国《科学》杂志刊登了关于冠状病毒基因组研究论文,该研究表明,SARS 冠状病毒是一种全新的 RNA 病毒,基因组全长 29 736 个核苷酸。

在这场全球 13 家顶尖实验室寻找病原体的联合大行动中,香港大学的科学家率先取得突破,他们以传统的病毒培养、血清学检测技术以及现代分子生物学技术,鉴定了 50 例 SARS 患者体内的这种新的冠状病毒。

(二)SARS 病毒的理化特征

1.病毒形态结构

SARS 冠状病毒(SARS-CoV),属于巢状病毒目,冠状病毒科,冠状病毒属。属于单链正义RNA 病毒[(+)sense,ssRNA virus]。SARS 冠状病毒在形态学上与已知人类冠状病毒十分相似。在电镜下,在体外培养 Vero E6 细胞中,SARS 冠状病毒呈多种形态的有包膜的病毒颗粒,直径为80～140 nm,其形态学上具有显著的冠状病毒特征,即在病毒包膜外,有20～40 nm 长的棒状突起膜粒,状如日晕。在尸检组织中,SARS 冠状病毒既可分布于感染细胞内粗面内质网或空泡中,也常见以集落方式分布于细胞外,病毒直径在 55～90 nm。感染细胞中电镜下可见到致密的病毒包涵体,在实验动物肺组织细胞中可观察到 SARS 病毒。用 Vero E6 细胞分离培养病毒,电镜下在细胞中的病毒颗粒多存在细胞内空泡中,以空心颗粒为主,细胞外的病毒有纤突。

2.SARS-CoV 的理化特性

冠状病毒主要由核酸、蛋白质、碳酸化合物和脂质组成。大量研究表明,SARS-CoV 在人体标本和环境中相对稳定,对化学因素和物理因素较为敏感。SARS 冠状病毒对温度敏感,随温度升高抵抗力下降,37 ℃可存活 4 天,56 ℃加热 90 分钟、75 ℃加热 30 分钟能够灭活病毒。紫外线照射 60 分钟可杀死病毒。SARSCoV 的包膜中含有类脂,故病毒体对脂溶剂敏感,乙醚、氯仿、吐温、70%乙醇、甲醛、胰酶及紫外线等均可灭活病毒。乙醚 4 ℃条件下作用 24 小时可完全灭活病毒,75%乙醇作用 5 分钟可使病毒失去活力,含氯的消毒剂作用 5 分钟可以灭活病毒。

(1)在痰、粪便、尿和血液中较稳定,可存活 3～15 天。

(2)在吸水性材料表面可存活 4 个小时,在表面光滑、不吸水的材料表面可存活 2 天,在水中3 天仍然保持较强的感染性。

(3)对温度敏感,56 ℃ 30 分钟、70 ℃ 10 分钟可灭活。

(4)对紫外线中度敏感,连续照射 2 个小时可完全灭活。

WHO 也公布了 SARS-CoV 的稳定性和抵抗力的研究结果。主要研究结论:①粪便和尿中的病毒在室温下可以存活 1～2 天。②腹泻患者粪便(pH 较高)中的病毒可以存活 4 天以上。③病毒在 4 ℃培养 21 天或零下 80 ℃保存稳定性最好。④SARS 冠状病毒比大部分已知的人冠状病毒更稳定。⑤56 ℃ 15 分钟可以杀灭 10 000 单位 SARS 冠状病毒。⑥多种常用的消毒剂(如过氧乙酸、乙醇、含氧消毒剂、甲醛、乙醚等)能使病毒失去感染性。

(三)SARS-CoV 的来源

SARS 恢复期患者血清中能检测到 SARS 抗体,但在 SARS 暴发前的人血清标本中却检测不到这种抗体。这说明对人类来说,SARS-CoV 是一种新的病毒。尽管科学家们对这种新病毒的来源进行了大量追踪研究,并取得了一些令人鼓舞的结果,但其确切来源,目前仍不清楚。

新冠状病毒的来源有以下三种可能。

(1)一种早先存在于人体,但不造成严重疾病的冠状病毒发生了基因变异,其毒性明显增强。

(2)一种人冠状病毒和一种动物冠状病毒或另一种人冠状病毒发生遗传物质交换,产生新的基因重组体如流感病重组。

(3)一种动物冠状病毒,跨越物种,从动物"跃迁"到人体。由于人类对其完全没有免疫力,SARS 病毒进入人体后显示出极高的致病性与传染性。SARS 在人类的感染与暴发被认为是 SARS-CoV 病毒从果子狸向人类传播的结果。SARS-CoV 病毒通过跨种传播到人类,并最终适应人类宿主。虽然没有充分证据表明果子狸是 SARS 病毒的唯一动物宿主。目前可能携带 SARS 病毒的动物包括鸟类、水禽、蝙蝠、果子狸、狐狸、猕猴、刺猬及田鼠等野生动物和部分家畜。

三、流行病学

(一)传染源

SARS 患者是主要传染源,动物等其他传染源尚需要进一步证实。

1.显性感染者

目前认为,唯有有症状感染者才能有效传播 SARS-CoV,但尚不清楚个体感染后多久才会有传染性以及传染期有多长。采用分子生物学技术(实时荧光 PCR 方法)对 SARS 患者的不同标本进行 SARS-CoV-RNA 检测,发现 SARS-CoV 一般在发病后 5 天出现在鼻咽分泌物,第 10 天左右达高峰,然后开始下降,21 天时 47% 的患者鼻咽吸出物阳性;粪便中 SARS-CoV 出现的高峰期在发病后的 13～14 天,21 天时 67% 粪便标本为阳性。流行病学研究表明患者排泄物中 SARS-CoV 的病毒含量高低与其传染性强弱是基本一致的。

2.无症状感染者

目前几乎没有临床证据表明 SARS 无症状感染者能传播 SARS 冠状病毒。有些患者,症状很轻,没有发展为 SARS,但体内存在 SARS 的血清学抗体,提示无症状感染者的存在。

3.超级传播者

极少数病例传染性极强,能够直接传染多达 10 人以上,称为超级传播者。新加坡 5 例超级传播者感染了 103 人。在广州、北京、香港、多伦多均有报道超级传播者的存在,其原因与患者体内病毒载量高,短时间通过呼吸道排出大量病毒有关。超级传播者多为年龄较大、合并基础性疾病如糖尿病、慢性肾炎、慢性乙型病毒性肝炎、心血管疾病等免疫力低下者。

4.不典型感染者

无明显全身症状和肺部表现的感染者。这类人群作为传染源在管理和控制上更加困难,特

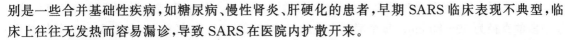

别是一些合并基础性疾病，如糖尿病、慢性肾炎、肝硬化的患者，早期 SARS 临床表现不典型，临床上往往无发热而容易漏诊，导致 SARS 在医院内扩散开来。

5.动物传染源

广东的初发病例为厨师和屠宰动物人员，1 例超级传播者是一名有慢性肾病的鸭子饲养者。香港大学和深圳市疾病预防与控制中心研究小组对深圳东门市场的 25 只动物进行调查，取它们的血液、咽拭子和直肠拭子标本通过 PCR 方法检测 SARS 病毒，结果显示在所有 6 个果子狸和一个貉标本中发现了与 SARS-CoV 高度同源的冠状病毒，与感染人的 SARS-CoV 相比仅长 29 个核苷酸，同源性大于 98%。这些证据支持 SARS 病原体可能来自动物的假设，但未发现动物在本次流行中起了重要作用。因此，动物作为 SARS 传染源及其在流行病学中的作用尚需要进一步研究。

此后，香港大学微生物是专家们在广州、深圳市售的果子狸等动物采集的样本中检测到大量 SARS 样冠状病毒，提示果子狸为 SARS 冠状病毒的主要载体。广东省疾病防控中心把 2004 年 1 月 5 日确诊的 1 例 SARS 病例样本的 S 基因序列与香港大学发现果子狸携带的 SARS 样冠状病毒的 S 基因序列比较，结果显示两者高度同源。这次从 SARS 患者分离到的 SARS 病毒 S 基因与果子狸 S 基因仅有 8 个核苷酸不同。该研究进一步提示人类的 SARS 冠状病毒可能来源于果子狸。

（二）传播途径

SARS 病毒主要是通过呼吸道传播，并以气溶胶和飞沫传播。

1.飞沫传播

急性期患者咽拭子、痰标本可以检测到高水平 SARS 冠状病毒。患者咳嗽所排放的病毒将在一定半径的空间存在（WHO 认为是 2 m），形成近距离呼吸道飞沫传播。近距离飞沫传播是 SARS 的主要传播途径。

越来越多的证据表明，SARS 并不是高度传播性疾病。在新加坡，162 例 SARS 病例并不能有效传播 SARS 冠状病毒给他人。但在某些情况下，所谓的超级传播者能够将 SARS 冠状病毒短时间内传给大量的人群。

2.接触传播

间接或直接接触传播也是 SARS 冠状病毒传播的主要途径。可通过接触呼吸道分泌物传播，也可通过被污染的手、玩具等经口鼻传播。尤其是在密闭的空间内近距离接触病例获得感染的机会较大。密切接触是指治疗或护理、探视患者，与患者共同生活，或直接接触患者的分泌物或体液。医院内接触传播模式主要有医疗卫生人员通过诊疗、护理患者被感染，其中以口腔检查、气管插管等操作时容易感染；通过探视、护理患者被感染；与 SARS 患者住同一病房被感染。医院内传播范围与病房环境、诊疗经过、患者病情、暴露时间等因素关系密切。病房环境通风不良、患者病情危重、进行吸痰或气管插管抢救使感染危险性增加。

3.眼结膜传播

SARS 的主要传播途径是近距离飞沫空气传播，双眼结膜也可能是传染的途径之一。因为医务人员已知该病的传染性，并已穿戴全身除双眼外的保护隔离装束，但仍被感染。

4.气溶胶传播

病毒在呼吸道大量增殖，含有感染性病毒脱落细胞借助患者的呼吸、咳嗽和打喷嚏方式排出体外悬浮于空气中，形成 SARS 病毒气溶胶。咳嗽、打喷嚏是产生 SARS 病毒气溶胶的良好动力。一般来说，咳嗽尤其是喷嚏排出的气溶胶其射程可达 1～2 m，形成一种喇叭筒状气溶胶柱，柱中段的直径为 50～80 cm。每个喷嚏产生的气溶胶可达 5～10 亿粒子，有 70%～80% 的粒子直径在 5 μm 以下。气溶胶粒子含病毒的多少取决于呼吸道分泌物中的病毒含量，气溶胶粒子沉降速度和传播范围与空间通风程度有直接关系。一般在室内的情况下，5 μm 直径的粒子每秒沉降速度约 0.2 mm。随着门窗的启开通风，气溶胶病毒粒子浓度迅速被稀释，气溶胶范围虽然随之扩大，但传染能力越来越低。易感者暴露在被 SARS 病毒气溶胶漂浮的空间经呼吸道而感染，也可伴随眼结膜感染。香港淘大花园 SARS 暴发性流行的调查结果显示 SARS 患者的排泄物可形成污水小滴，经管道系统造成长距离的传播，这可解释为什么部分 SARS 患者并无明确的病例接触史。

5.空气传播

目前的数据未显示或支持 SARS 可经空气传播，也不支持病原体经空气快速远程传播。因此空气传播并不是 SARS 的主要传播途径，但在香港 Motropole 旅馆和淘大花园的 SARS 流行中，仍不能完全排除空气传播的可能性，需要进一步深入研究。

6.消化道传播

SARS 病毒通过粪便传播并不常见，但 SARS 冠状病毒在粪便中的存在提示通过粪-口传播的可能性。

7.血液传播

急性期患者存在短暂的 SARS 相关冠状病毒血症，即便存在血液传播的可能，也不是主要的。

8.垂直传播

有孕妇感染 SARS，但尚无垂直传播的报道。加拿大报道，5 例确诊的 SARS 孕妇，其冠状病毒 RNA 均检测阳性，所生婴儿无 1 例出现 SARS 症状或检测到冠状病毒 RNA。广州中山大学附属第二医院 5 例妊娠中晚期合并重症 SARS 的患者未发现母婴传播。香港报道，5 例妊娠合并 SARS 患者，婴儿在围生期、出生后其血浆、羊水 SARS-CoV 及血清 SARS 抗体均阴性。

9.特殊环境中的传播

(1)通过民用航空器远距离传播：民用航空器在介导 SARS 全球迅速流行中发挥着重要作用。一方面，飞机航班可在 24～48 小时内将 SARS 患者运送到全球任何一个地区，加速了 SARS 疫情的播散；另一方面，民用航空器内相对狭小的密闭空间增加了 SARS 感染的机会和数量。

(2)实验室传播：实验室是目前唯一已知存有 SARS-CoV 的地方，加之一些国家和地区的实验室安全标准并不十分严格，因此存在 SARS-CoV 从实验室传播的可能。目前已有两名实验室人员因接触 SARS-CoV 而感染患病。2003 年 9 月 9 日，新加坡国立大学环境卫生研究院一名 27 岁男性、专门研究西尼罗病毒的博士后研究人员被确诊感染了 SARS，对从其体内检测到的 SARS-CoV 进行测序分析显示，与该实验室保存的 SARS-CoV 株核苷酸序列高度同源，证实为实验室内感染。经由 11 名专家组成的国际调查小组分析认为，实验室缺乏适当的安全措施，不恰当的实验程序以及西尼罗病毒样本与 SARS-CoV 标本在实验室里的交叉感染，是这名患者接触 SARS-CoV 而染病的原因。

(三)人群易感性

1.人群易感性

SARS是一种新的传染病,有效暴露于SARS病原的人群普遍易感。但也有部分接触者未发病的报告。所有临床资料显示青壮年发病率较儿童和老年人明显升高,但这并不能完全说明年轻人更易感染,因为青壮年人外出活动机会明显高于儿童和老年人,因此接触SARS患者的概率较儿童和老年人明显增多。儿童病情普遍较青壮年和老年患者轻,恢复较快,推测可能与不同年龄组的细胞免疫功能水平不同有关。老年患者细胞免疫功能普遍较低,常合并各种基础性疾病如糖尿病、慢性肾炎、肝硬化等,因此在同等暴露强度下较青壮年人更易感染SARS,并且病情较重,病死率也较儿童和青壮年普遍升高。

2.病后的免疫力

目前的资料显示本病是一种急性自限性传染病,病后3周时可以检测到SARS中和抗体,但该中和抗体的滴度变化以及持续时间还未完全清楚;SARS病毒是否会发生基因变异或抗原漂移还不明确;SARS患者是否会再次感染和发病尚需要长时间的观察。

3.预防接种

疫苗还未研制成功。利用恢复期患者血清库研制人源化单克隆抗体(丙球)估计将来可用于临床进行被动免疫治疗。

(四)流行特征

1.时间分布特征

目前看来,SARS的流行呈现季节性,主要发生在冬春季节。

2.地区分布特征

发病多集中在沿海经济发达、人口密集、交通便利、特别是空运发达的旅游城市。从国际地理看以东南亚国家或地区为主,包括中国、新加坡、越南等。从一个国家的地理看,以医院、宾馆和公共场所为主,特别是医院和宾馆成为SARS集中暴发的主要场所。社区发病,以散发多见,暴发流行少见。

3.人群分布特征

从各国统计的资料进行分析,发病年龄以20～50岁青壮年为主,占发病人群的80%左右,儿童和老人较少感染。其原因一方面与年轻人户外活动能力强,接触患者机会增多有关。另一方面可能与各不同年龄组宿主免疫系统功能强弱不同有关。儿童发病后病情普遍较轻,预后良好,病死率极低。而青壮年病情症状多较重,临床表现典型。老年人因合并基础疾病增加,症状多不典型,但病死率明显增高。提示宿主免疫反应的强弱对病情和预后有明显的影响。

四、发病机制

SARS冠状病毒(SARS-CoV)是冠状病毒科中的一个变种,对其基因和精氨酸序列进行同源性分析显示,与已知冠状病毒存在较大差异;宏观方面体现在流行病学规律和临床病理、表现特征方面的一些显著变化,提示与已知冠状病毒的发病机制可能存在较大差异。SARS-CoV对宿主的致病作用主要体现在两个方面:一方面,病毒感染能直接导致感染细胞结构和功能的损害,诱发细胞的凋亡;另一方面,病毒感染诱发的人体免疫反应和各种细胞因子的释放,既能清除感染的病原体,又可能因过度免疫反应导致机体组织细胞的严重损伤。

(一)SARS-CoV 致病性的病原学基础

冠状病毒科(coronaviridae)成员为单链正义 RNA 病毒,在分类学上它们与动脉炎病毒科同属于巢病毒目。目前所知,它们只侵染脊椎动物,并与人类和动物的许多疾病有关,是一个较大的家族。此类病毒对温度很敏感,因而所引起的疾病流行多发生在冬季和早春季节。冠状病毒也是成人慢性气管炎患者急性加重的重要病原体,目前冠状病毒的感染尚无特异性治疗和预防手段。

对 SARS-CoV 结构蛋白氨基酸序列进行同源性分析表明,主要的结构蛋白 S(spike protein)、M(membrane protein)、N(nucleocapsid protein)、E(envelope protein)蛋白与已知其他各种冠状病毒的同源性极低,介于 20%～30%。此外,采用生物信息学技术分析推测,SARS-CoV 还有可能编码 5～9 种功能未知的非结构蛋白,这些 SARS-CoV 特有的蛋白在决定病毒毒力方面可能具有重要作用。

SARS-CoV 编码的蛋白与其他冠状病毒的差异如此之大,构成了其侵袭性、毒力和免疫病理损伤机制的物质基础。免疫组化和血清学分析表明,SARS-CoV 抗原不能与 HCoV 229E 和 HCoV OC43 感染者急性期或恢复期的血清产生免疫反应;也不能与流感病毒 A 或 B、腺病毒、呼吸道合胞病毒、麻疹病毒和衣原体等相关抗体产生反应;健康人群血清中也未能检测出与 SARS-CoV 抗原产生反应的特异性抗体,提示人群对 SARS-CoV 普遍易感。

对 SARS-CoV 编码序列进行同源性分析显示,其 S 蛋白第 690～1 050 位氨基酸与 T 细胞受体 Alpha-Beta V 链、鼠乳腺瘤病毒超抗原和鼠多关节炎支原体超抗原的氨基酸序列显著相关,可能存在一冠状病毒科所独有的超抗原决定域。该决定域可能启动并介导了造成 SARS 急性肺损伤的超敏反应过程。研究提示,S 蛋白和 M 蛋白的结构特征与 SARS-CoV 的侵袭力、毒力和受体宿主细胞趋向性关系密切,可为 SARS-CoV 相关研究提供方向。

(二)SARS-CoV 入侵宿主细胞的作用机制

冠状病毒的 S 蛋白在病毒表面以三聚体形式存在,是构成病毒表面冠状结构的主要成分,也是病毒和宿主细胞受体结合并引起病毒包膜与细胞膜融合从而导致病毒入侵的主要结构蛋白。S 蛋白前体在宿主的细胞质中合成后,会被切成 S_1 和 S_2 两个部分。

其中 S_1 形成成熟蛋白的球状部分,具体的切割位点尚不清楚。一般情况下冠状病毒的侵染过程需要宿主细胞膜受体的介导,受体识别位点位于 S_1 的内部,S_2 形成成熟蛋白的棒状部分,包括 1 个 N Helix,1 个 M Helix,1 个 C Helix 和 1 个穿膜部分。S_1 和 S_2 之间通过分子间作用力相互结合,结合位点可能有多个。S_2 的穿膜部分用来把整个 S 蛋白固定在病毒外壳膜上,当 S_1 通过受体结合位点和宿主细胞膜受体结合以后会导致 S_1 和 S_2 之间的分子间结合力减弱,S_1 和 S_2 分离,暴露出 S_2 上的 3 个 helix:N Helix、M Helix 和 C Helix,可以穿过宿主细胞膜,使得病毒外壳膜和宿主细胞膜发生融合。S_1 和 S_2 之间结合力的强弱是影响冠状病毒倾染性强弱的重要因素之一。

特殊情况下,如 pH 增高的时候,S_1 和 S_2 之间的相互作用被削弱,在没有受体作用的情况 S_1 和 S_2 也能分离,S_2 进一步介导病毒和细胞的融合。

冠状病毒 S 蛋白的结构特征决定了其宿主细胞受体的特异性,它是决定冠状病毒对不同的宿主细胞嗜性的物质基础。目前已知,人细胞膜表面的氨基肽酶-N(Aminopeptidase N,hAPN/CD13)是 HCoV 229E S 蛋白的受体,可与该病毒 S 蛋白的第 407～547 位氨基酸结合,介导入侵人体细胞;而 HCoV OC43 则利用细胞表面 MHC-Ⅰ类分子作为受体。生物信息学分析显示,SARS-CoV 的 S 蛋白受体可能属于一种叫作癌胚抗原黏附分子(CEACAMs)的多向性家族(pleiotropic family),这是一个包含很广泛的分子家族,在多种细胞中均有表达。对唯一可以在体外被 SARS-CoV 感染的非洲绿猴肾细胞 Vero-E6 的膜蛋白进行分析表明,Vero-E6 细胞膜上也能找到 CEACAMs 家族分子——CEACAM1-1L。据此推测受体分子 N-terminal IgV-like domain 可能是介导 SARS-CoV 进入宿主细胞的关键基团。然而 Li Wenhui 的研究报告指出血管紧张素转化酶 2(ACE-2)是 SARS-CoV 的 S 蛋白受体。

此外,SARS-CoV 入侵宿主细胞还可能与 Caveolin(凹陷蛋白)介导的内吞机制有关,采用生物信息学分析手段对 SARS-CoV 编码蛋白分析表明,其多个结构蛋白和一个未知蛋白中可能存在 Caveolin 结合位点。由于 SARS-CoV 在感染、复制的多个阶段涉及脂膜融合,而 Caveolin 家族成员 Caveolin-1 在呼吸道上皮细胞中高表达,提示 Caveolin 可能参与了 SARS-CoV 入侵细胞的过程。

(三)SARS-CoV 感染的直接损伤作用

SARS-CoV 感染敏感细胞后,病毒大量复制并释放病毒颗粒,扰乱细胞代谢,直接导致机体组织、细胞损伤。

(四)SARS-CoV 感染的免疫损伤作用

SARS-CoV 感染直接导致细胞病变的证据无法解释 SARS 病情早期急速进展,并在 2 周左右达到高峰,出现持续性、进行性加重的 ARDS;SARS-CoV 体内排毒的高峰期虽也在此时间区段内,但在 2 周内迅速降低。因此,病毒入侵所诱发的免疫病理反应可能是更为重要的致病机制,主要依据为以下几点。

(1)SARS 患者在发病初期及病情持续进展过程中,机体的免疫活性细胞,如 $CD4^+$ 和 $CD8^+$ T 淋巴细胞、NK 细胞、DC 细胞均可以显著减少,病情越重、进展越快,下降幅度越大,所有死亡患者均有不可逆性的显著下降;但随着病情缓解,进入恢复期后,上述免疫细胞的数量可以得到一定程度的恢复,免疫活性细胞数量变化与病情演变过程呈现出明显的平行关系。

(2)对 SARS 患者血清前炎细胞因子 IL-6、IL-8、IL-16 及 TNF-α 水平进行动态观察显示,其在病程2 周左右达到高峰,与病情急性加重期较为吻合。主要原因可能为 SARS-CoV 载量在肺组织中 10 天左右达到高峰,刺激淋巴细胞、单核/巨噬细胞、上皮细胞大量分泌前炎症细胞因子,在增强机体抗病毒免疫的同时,又因其介导的免疫反应过强造成了机体组织的大量损伤。细胞因子是促进局部和全身炎性反应过程的重要物质,它们可能促进了 SARS 的形成,其中,最为重要的早期反应细胞因子是 TNF-α、白介素-1β(IL-1β)和中性粒细胞激活细胞因子,即 IL-8。TNF-α 具有很强的炎性原作用,是早期急性肺损伤(ALI)的重要介质,TNF-α 的释放可诱发产生 IL-1β 和其他炎性原细胞因子,导致肺内中性粒细胞的扣押及脱颗粒。有证据表明,TNF-α 在肺感染的动物模型中有助于肺细胞损伤的发生,TNF-α 受体阻断剂可将猪的肺损伤和吸入诱发的肺损伤减轻到最低程度。

但是,目前对于血浆中 TNF-α 的血浆水平与 ALI 的发生率及其严重程度间是否具有相关性尚无明确的结论。IL-8 是趋化中性粒细胞的主要细胞因子,可能成为高危患者形成 ALI 的潜在标志。临床资料显示,ARDS 患者肺水肿液中的 IL-8 水平较压力性肺水肿患者显著升高,IL-8 的浓度与肺泡灌洗液(BALF)中的中性粒细胞浓度呈正相关关系。在吸入酸的动物模型上,早期使用抗-IL-8 治疗可减轻肺损伤和病死率,表明 IL-8 在介导形成 SARS ALI 的发病机理中具有重要作用。

（3）有研究显示，在排除了所有已知自身抗体的可能性之外，SARS患者血清中还存在一种能与SARS患者肺组织抗原产生反应的IgG抗体，该抗体在发病后的1～3天就可以出现，可以基本排除SARS-CoV相关抗体的可能性。免疫荧光示踪实验显示，该抗体主要结合部位在肺微小动脉基质。结果提示，SARS-CoV感染可能使免疫系统对肺组织抗原的免疫耐受被打破，引起自身免疫性继发性肺损伤。

（五）SARS的遗传易感性

遗传易感性是指不同基因型的人群对某种疾病的易感程度。SARS患者中约有20%的患者病情特别凶险，可能与机体产生过度的免疫反应有关；另外80%患者的病情相对平稳，可以自愈。该现象提示，不同个体间存在发病严重程度的差异，机体遗传因素可能发挥着重要的作用。

人类白细胞抗原（human leucocyte antigen，HLA）复合体是人类第六号染色体短臂上编码的主要组织相容性抗原，是控制细胞间相互识别、调节免疫应答的一组紧密连锁的基因群，并已证实在许多疾病的发生中起重要作用。研究显示，介导抗病毒细胞免疫的人类白细胞Ⅰ类抗原（HLA-1）编码序列的基因亚型与SARS感染关系密切。SARS患者中约有41%（15/37）携带有HLA-B*4601等位基因，5名重症SARS患者HLA-B*4601等位基因的检出频率显著高于对照组。

（六）其他可能的致病机制

急性肺损伤（ALI）或ARDS是SARS较为典型的临床病理过程，借鉴既往的研究经验，下列因素也可能参与了SARS的致病过程。

1.氧自由基和反应性氧代谢产物的损伤作用

SARS造成急性肺部严重损伤、多脏器功能障碍时，常常继发感染及内毒素血症。当肺组织受到大量毒素、细菌或损伤颗粒等物质侵犯时，吞噬细胞、成纤维细胞、内皮细胞和上皮细胞等释放出大量的前炎症细胞因子，如IL-8、TNF-α、IL-1、IL-2、IL-6、IFN-γ、PLA-2、血小板活化因子（PAF）等，前炎症细胞因子还可进一步激活多核粒细胞、肺泡巨噬细胞和内皮细胞等效应细胞，释放大量氧自由基（OR）。OR作为重要的炎症介质之一，本身形成恶性循环。多核粒细胞和肺泡巨噬细胞等细胞被激活后，可释放大量OR，而OR又可使上述细胞在炎症区聚集、激活，进一步释放氧自由基和溶酶体酶。在离体灌注肺模型和整体动物模型中已都证实，OR可通过对组织细胞DNA、脂质、蛋白质、糖等生物大分子化合物的破坏，直接损伤肺泡上皮及肺血管内皮细胞，导致肺毛细血管痉挛，肺泡上皮细胞变性坏死，毛细血管渗漏，血浆及纤维蛋白从毛细血管渗到肺泡，从而影响肺泡的气体交换功能。采用氧化剂产生系统，如嘌呤氧化酶灌洗兔肺，可以观察到氧自由基驱使多核粒细胞和肺泡巨噬细胞在炎症区聚集、激活、并释放溶酶体酶，损伤血管内皮细胞膜，导致内皮细胞层器质性损害，造成血管通透性增高，形成肺水肿。上述研究结果为氧自由基在组织损伤中的重要性提供了依据。

正常人体内存在多种蛋白酶抑制物，其中最重要的是 $α_1$ 蛋白酶抑制物（$α_1$-P1）和分泌型蛋白酶抑制物（SLP-1），基本上与蛋白酶保持动态平衡以保护肺组织。对ARDS患者肺泡灌洗液的白细胞进行分类显示，中性粒细胞可高达70%。放射标记跟踪技术也发现，ARDS时中性粒细胞在肺部大量聚集和激活，释放氧自由基，除对肺组织产生损伤，还可使 $α_1$-P1 和 SLP-1 氧化而失活。另外，氧自由基可通过直接作用于 $α_1$-P1 基因，干扰其正常表达。同时，多核粒细胞和肺泡巨噬细胞也在肺内聚集、活化，释放大量弹性蛋白酶等水解酶，分解血管内皮细胞基质蛋白，降解胶原、蛋白多糖、纤维素等细胞骨架，而造成细胞外基质及基底膜受损，导致肺功能降低。

核因子-κB(NF-κB)是氧自由基发挥损伤作用的敏感靶因子,是导致肺血管内皮细胞损伤的许多炎症反应分子表达调控的转录因子。已证实 NF-κB 可高效诱导多种细胞因子,同时对参与炎症反应放大与延续的多种酶的基因表达也具有重要的调控作用。ARDS 时可在氧自由基诱导下,通过激活 NF-KB 与核启动子区域的结合,启动一系列应激反应蛋白的合成,如 IL-8、TNF-α、IL-1β、IL-6 等,进一步促使氧化性肺损伤。

2.一氧化氮的作用

SARS 造成肺部严重损伤、出现严重低氧血症时,肺循环中内源性一氧化氮(NO)可选择性对抗缺氧性肺血管收缩,将血液供应到缺氧的肺泡中,导致静脉血混合(Qva/Qt)增加及动脉氧张力(PaO_2)减少,组织细胞缺氧进一步加剧。NO 与 Fe^{2+}、Lu^{2+}、Co^{2+}、Mn^{2+} 等金属离子具有较强的亲和力,这些金属离子通常是某些酶类,如细胞色素氧化酶和核糖核苷酸还原酶的活性中心,因此它可以抑制线粒体的三羧酸循环、能量代谢过程中的电子转移和 DNA 合成有关的酶,从而影响细胞的结构和功能。过量的 NO 可与超氧阴离子反应,生成毒性更强的过氧化亚硝酸阴离子($ONOO^-$),后者又迅速分解为羟自由基和NO_2/NO_3,直接造成正常组织细胞的损伤。NO 还通过充当细胞信使作用,激活、上调靶细胞中可溶性环磷酸鸟苷(cGMP)的合成,介导一系列生物学效应。

3.内毒素的作用

SARS 合并 G-细菌感染时,细菌细胞壁上的脂多糖(LPS)-内毒素,可增强补体介导的中性粒细胞活化和组织损伤,低浓度的 LPS 即可显著增加补体 C_{5a},活化中性粒细胞,使其大量释放超氧阴离子和弹性蛋白酶。LPS 也可与单核细胞和巨噬细胞上的膜受体脂多糖结合蛋白(LBP)和 CD14 起反应,诱发炎性细胞因子的产生和其他重要的细胞反应。

五、病理变化

SARS 是一种新发现的由 SARS 冠状病毒引起的传染病,国内一些学者通过分析 20 余例 SARS 冠状病毒感染后死亡病例的解剖资料,对于其病理改变有了一些初步的认识。目前认为 SARS 是一个全身性器官损伤性疾病,其主要致病靶器官是肺组织和免疫系统。主要病理变化可归纳为严重的肺部病变、免疫器官损伤、其他脏器的中毒性改变及继发感染等。其死因有:①肺弥漫性肺泡损害,导致进行性呼吸功能衰竭;②肝、肾、心等多器官损害可能导致患者多器官衰竭,亦可促使病情加重;③免疫器官特别是淋巴结和脾损害,淋巴细胞减少,免疫功能低下,继发真菌等感染。

(一)肺脏及胸膜

1.肉眼观察

肺组织肿胀,重量增加,据国内报道,左肺重量达 500～1 480 g(平均 811.4 g),右肺重量 700～1 125 g(平均 869.3 g),全肺重量在 1 170～2 605 g(平均 1 460.7 g);国外报道全肺重量为 1 000～2 100 g。肺组织呈暗红色,质地硬韧呈实变状,表面尚平整未见与胸膜有粘连,可见血管扩张充血,点片状坏死及出血梗死灶和局灶性代偿性肺气肿,切面各肺叶有淡红色和/或少许泡沫状血性液体流出。气管、支气管中有少量黏液样或血性分泌物流出。肺门淋巴结可见轻度肿大,胸腔可无或少量积液。

2.光镜观察

表现为双侧弥漫性严重肺泡损伤,出现肺泡的急性渗出性、出血性和纤维素性炎症。但在不同的肺叶和同一肺叶的不同区域,其损伤程度呈不均一、多样性。病变早期较为特征性的改变是肺水肿,肺泡腔内充满均匀淡粉染的渗出液,为浆液性或纤维素性液体,少数肺泡腔内可见红细胞的漏出;部分肺泡腔内渗出液浓缩,形成薄层膜样物,贴附于肺泡壁,即透明膜形成。一些肺泡腔内渗出物呈泡沫状或蜂窝状,似卡氏肺囊虫肺炎,但 Gomori 六胺银染色阴性否认了这种机会感染的发生。肺泡上皮呈弥漫性损伤,可见变性、坏死,肺泡腔内可见脱落的和/或凋亡的Ⅱ型肺泡上皮细胞,类似于"脱屑性肺炎"改变,其中一些呈凋亡小体状。部分区域Ⅱ型肺泡上皮细胞及巨噬细胞活跃增生,细胞体积明显增大,核仁明显。在部分病例,可见细胞相互融合呈合体状单核和多核巨细胞,体外的实验证明 SARS 冠状病毒感染可以使 Vero 细胞融合形成合体细胞,故多核巨细胞的形成可能与 SARS 冠状病毒感染以及病程有关。一些病例的肺泡上皮细胞内可查见病毒包涵体样结构,多呈球形,嗜酸性着色,周围可见透明晕,经 Macchiavello 染色为阳性,阳性病例肺组织中病毒包涵体的分布及数量很不一致。肺间质及肺泡间隔内毛细血管高度扩张充血,内皮细胞可肿胀脱落,肺泡间隔增宽,有少量淋巴细胞及单核细胞浸润,可见小血管增生、扩张,呈血管炎性改变,部分区域可观察到肺血管栓塞或肺泡毛细血管内纤维素性微血栓形成,而有一些肺泡毛细血管腔扩张空无血液成分。一些患者可观察到肺组织局灶性出血、代偿性肺气肿和小气道坏死性炎以及肺泡的塌陷或萎缩。在病程超过 3 周的患者,肺泡间隔内成纤维细胞增生,在个别病例,可见肺泡内渗出的纤维素样物质机化,成纤维细胞增生,形成类似肾小球样结构,称为"肾小球样机化性肺炎",可引起肺泡的闭塞和实变,经胶原纤维、网状纤维及天狼猩红染色证实为胶原纤维的增生。

支气管上皮可见细胞脱落,纤毛稀疏脱失,上皮细胞内亦可见病毒包涵体样结构,可有鳞状上皮化生。细支气管黏膜下水肿,炎细胞浸润,黏液性腺体增生,分泌亢进。伴行的血管腔内可见纤维素性血栓形成。支气管管腔内可见黏液样分泌物潴留。

胸膜表面多平滑,胸膜下间质水肿疏松,毛细血管扩张充血,单个核细胞浸润。

3.透射电镜观察

肺泡上皮明显肿胀,内质网扩张,线粒体及内质网明显空泡变性。Ⅱ型上皮细胞胞浆内板层小体减少,部分肺泡上皮细胞内可见凋亡小体。粗面内质网及滑面内质网均大量增生并扩张,扩张的滑面内质网池内有电子密度高的蛋白性分泌物,部分扩张的滑面内质网内可见群集的病毒样颗粒,表面有小刺状突起。部分胞核内见有膜性层状包涵体。间质血管内皮细胞肿胀及空泡变性,并可见凋亡小体。Ⅰ型、Ⅱ型肺泡上皮细胞、细小支气管上皮细胞、肺泡腔水肿液、肺间质小血管与毛细血管内皮细胞和血管腔中可见病毒样颗粒或见病原包涵体。

(二)免疫器官

1.胸、腹腔淋巴结

肺门淋巴结轻度肿大,镜下呈现不同程度的充血、出血坏死及固有淋巴细胞数目的减少,尤以肺门、支气管旁淋巴结为甚,腹腔淋巴结相对较轻。淋巴结内血窦高度充血扩张,淋巴小结萎缩或消失,以皮层更为突出,淋巴组织呈灶性坏死,部分淋巴细胞凋亡。除组织细胞反应性增生外,淋巴结中有一定数量的树突状细胞,胸腹腔淋巴结内可见较明显的单核细胞样免疫母细胞反应性增生,呈传染性单核细胞增多症样淋巴结改变。淋巴结内淋巴细胞、淋巴窦内皮和淋巴窦内可见冠状病毒样颗粒。

2.脾脏

体积多缩小,质软,表面及切面可见片灶状出血。脾白髓明显萎缩或消失,中央动脉壁增厚,内皮细胞肿胀部分脱失,其周围淋巴鞘淋巴细胞极度减少,生发中心消失。脾小体中央动脉壁内可见血浆蛋白沉积,白髓及边缘窦淋巴组织呈大片状坏死,部分残存的淋巴细胞呈凋亡状态;红髓内脾窦可见明显的充血和灶性出血坏死,组织细胞增生,也有一定数量的树突状细胞。脾窦内皮、淋巴细胞及巨噬细胞及脾窦内可见冠状病毒样颗粒。

3.骨髓

骨髓组织造血细胞数量减少,粒细胞系及巨核细胞系相对抑制,中幼红细胞呈小灶性增生。

(三)其他主要器官

1.中枢神经系统

脑膜轻度充血。轻度缺氧性改变,脑组织出现不同程度的水肿,大脑额叶、顶叶、延髓、小脑等处脑神经元缺血及凋亡。脑膜血管扩张、充血,脑实质内血管周围间隙增宽,少数淋巴细胞及巨噬细胞浸润,局部神经纤维出现脱髓鞘现象,少数神经细胞见尼氏体消失、胞突变短等变性改变;未见出血灶。

2.消化系统

肝脏肉眼观轻度肿胀。显微镜下见小叶内肝细胞轻度肿大、小泡性脂肪变性、水样变性及肝细胞索的解离,偶见灶性出血,可见凋亡小体。中央静脉及肝窦扩张、充血,库普弗(Kupffer)细胞轻度反应性增生,轻度扩张的汇管区内少量淋巴细胞浸润。少数病例出现小叶Ⅲ区的肝细胞片、带状坏死。胆囊未见明显病变。食管、胃及大、小肠黏膜固有层及黏膜下层小血管扩张、充血,小肠黏膜下固有淋巴滤泡萎缩,生发中心消失,淋巴细胞稀疏,少部分黏膜上皮及腺上皮细胞核呈空泡变性,偶见黏膜破溃,表面上皮细胞脱落。胰腺间质疏松水肿,少数淋巴细胞浸润。电镜下肝细胞、Kupffer细胞、肝窦内皮、肝窦、狄氏间隙和胃黏膜上皮中可见冠状病毒样颗粒。

3.肾脏及肾上腺

除一些患者原存的原发性肾小球硬变的肾脏体积缩小、质地硬实外,多数肾脏呈肿胀状。镜下见肾小球及间质充血,肾小管上皮细胞肿胀明显,可见蛋白管型,偶见肾小管坏死,可见灶性出血,间质少数淋巴细胞浸润。双侧肾上腺皮髓质可见局灶性出血坏死性炎,少数淋巴细胞浸润,以髓质为著。肾小球脏层上皮、肾小管上皮及肾小球囊腔中可见冠状病毒样颗粒。

4.心、血管系统

多数患者心脏明显肥大,剖面见左右心室增厚,少数病例心腔内有血栓,镜下可见心肌细胞空泡变性,心肌细胞可呈现轻度肿胀、萎缩或小灶性坏死,肌间隙血管扩张充血,水肿液积聚,间质内少量淋巴细胞及单核细胞浸润。心、肺、肝、肾、脑、肾上腺、横纹肌肌间小静脉周围及血管壁水肿,血管内皮细胞肿胀、脱落,部分血管壁呈纤维素性坏死,可见单核细胞、淋巴细胞、浆细胞及中性粒细胞浸润。心肌细胞及各主要器官的血管内皮中可见冠状病毒样颗粒。

5.睾丸

部分区域可见生精细胞变性,间质血管扩张、充血。睾丸间质及曲细精管内偶见淋巴细胞浸润,电镜下生精细胞中可见冠状病毒样颗粒。

6.甲状腺

间质纤维组织轻度增生,少数淋巴细胞浸润,部分甲状腺滤泡分泌亢进。

(四)继发感染

可继发细菌性肺炎和真菌感染。细菌性肺炎可出现于局部或弥漫整个肺组织,肺泡腔及肺间质大量中性粒细胞浸润,可形成小脓肿,也可累及胸膜。真菌感染严重者可形成真菌性脓肿甚至真菌性败血症,扩散至全身,累及肺、心、肾、淋巴结和消化道等。败血症可引起全身脏器的炎症反应。

六、症状

疾病的严重程度可以有很大的变化,从轻微的症状到伴有呼吸衰竭的重症和死亡病例临床上均可见到。病情发展较快,部分患者病情迅速恶化。

(一)发热

多以发热为首发症状,多为高热,占94.4%～100%。热度多在38～40 ℃,最高可达42 ℃。热型表现为多种,但以弛张热、不规则热、稽留热多见。使用抗生素或糖皮质激素可对热型造成干扰。热程为2～45天,平均热程(9～12)±(5～7.6)天,5～9天者最多。

发热多伴咳嗽、气促、畏寒或寒战、肌肉酸痛、关节酸痛、头痛、不适等表现。SARS患者的发热主要由于病毒、抗原-抗体免疫复合物通过激活体内致热原细胞产生和释放白细胞致热原引起。其激活作用可能与血细胞凝集素有关;淋巴细胞在抗原或外凝集素的刺激下产生淋巴因子,后者也对产内生致热原细胞有激活作用。

发热可引起SARS患者心率增加、心肌劳损或心肌有潜在病变的患者因心肌负担加重而诱发心力衰竭。发热可使患者呼吸加快。治疗中,特别是用解热药使体温骤退,可因大量出汗而导致休克。

(二)疼痛

表现为头痛、关节或(及)全身酸痛、胸痛。

SARS患者头痛主要是由发热引起的血管性头痛,表现为跳痛;用力咳嗽时颅内压力增高,引起头部弥漫性钝痛;感染后炎症刺激局部末梢神经,也可引起头痛。SARS患者尸解病理检查提示脑组织不同程度的水肿,部分病例脑内可见到散在的神经元缺血性改变,严重者甚至可见脑组织坏死。部分神经纤维可出现脱髓鞘改变。这些均是引起头痛的病理基础。报道SARS患者头痛发生率为17%～90%,出现时间为发病第2～6天。

(三)呼吸系统症状

SARS患者多有咳嗽,发生率为47%～93%,为干咳,少痰,偶有血丝痰,少部分患者出现咽痛。与支原体或衣原体引起的其他非典型肺炎不同,SARS常无上呼吸道卡他症状。呼吸道各部位(咽喉、气管、支气管、肺部)的炎症和胸膜炎可引起咳嗽与咳痰。可有胸闷,严重者出现呼吸加速、气促或进展为急性呼吸窘迫综合征,表现为进行性呼吸困难,甚至窘迫,呼吸频率＞20次,并可进行性加快,最快可达60次/分以上。有刺激性咳嗽,吐少量黏液痰,晚期可咳出典型的血水样痰;顽固性低氧血症,氧疗难于纠正。患者可有烦躁、不安,甚至神志恍惚或淡漠。

(四)心悸、胸闷

患者自觉心跳或心慌、常伴有心前区不适感、胸闷,发生率为35%～90%。除感觉心悸外尚有左胸部刺痛或隐痛、呼吸不畅,且常伴有其他神经功能症的症状。报道SARS患者心悸、胸闷的发生率分别为30%～90%、4.8%～24%。除感觉心悸外,还常伴有其他神经功能症的症状。

(五)消化系统症状

部分患者在病程晚期有腹泻。腹泻发生率的报道多在7%～44%,个别达70%。香港学者报道,合并ARDS的SARS患者腹泻的发生率达80%。腹泻发生率的差异可能与感染途径不同

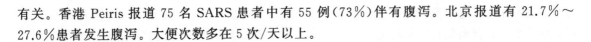

有关。香港 Peiris 报道 75 名 SARS 患者中有 55 例（73％）伴有腹泻。北京报道有 21.7％～27.6％患者发生腹泻。大便次数多在 5 次/天以上。

七、体征

SARS 患者症状重,体征轻是该病的一个特点。其体征多不明显,甚至缺如。通常没有皮疹、紫癜、淋巴结肿大和神经系统表现。

(一)呼吸困难

呼吸困难表现为呼吸频率、深度和节律的异常。SARS 患者呼吸困难发生率在 21％～57％。早期除呼吸次数增加,随病情进展,严重者可见鼻翼翕动、端坐呼吸及发绀、辅助呼吸肌参与呼吸运动,出现吸气"三凹征"。

(二)心动过速

据报道有 11％的典型患者和 14％的重型患者出现窦性心动过速,2.3％ SARS 患者有阵发性室上性心动过速。表现为心悸,或出汗、头昏、眼花、乏力、胸闷、心前区不适及头颈部发胀、跳动感。有基础疾病的患者可有原发疾病的表现或可诱发其他心律失常或心绞痛。患者心率多为100～150 次/分,大多心音有力,或有原发性心脏病的体征。

SARS 患者焦虑、情绪激动时心跳加快为生理性心动过速,此种所占比例较大;发热、血容量不足、呼吸功能不全、低氧血症、低钾血症等引起病理性心动过速。也可发生在应用肾上腺皮质激素等药物之后。窦性心动过速的特点是心率加快和转慢都是逐渐进行,通常每分钟心率不会超过 140 次。阵发性室上性心动过速每分钟心率可达 160～200 次,以突然发作和突然停止为特征,可发生于心脏有器质性病变或无心脏器质性病变者。发作时患者突然感到心慌和心率增快,持续数分钟、数小时至数天,突然恢复正常心率。

(三)发绀

当 SARS 患者肺部病变范围广,通气/血流比例减低,出现低氧血症,体循环毛细血管中还原血红蛋白量增多,皮肤黏膜即可出现发绀。

(四)肺部体征

SARS 患者的肺部体征常不明显,早期多缺乏,症状与体征不相符是一特点。

部分患者呼吸音粗糙,或伴支气管呼吸音,或可闻少许湿啰音(17％～62％),啰音的严重程度常低于根据胸部放射影像学检查结果所预期的严重程度。或有肺实变体征,触觉语颤增强,局部偶有叩浊、呼吸音减低;可有少量胸腔积液的体征。晚期肺部可闻支气管呼吸音,干性啰音,捻发音甚或水泡音。

(五)肝脏肿大及肝区叩痛

报道有 16％～40％患者有肝大和/或肝区叩痛,多发于进展期,伴肝功能异常。肝大为弥漫性肿大,质地韧,可有触痛和叩痛,表面光滑,边缘整齐,无包块。

八、胸部 CT 检查与相关技术要求

(一)CT 检查的选择与作用

CT 扫描的敏感性远远高于胸片,疑似患者 X 线胸片正常,或治疗中胸片病灶变化不明显,而临床疑有病情反复,可行 CT 检查。

另外,可以发现与纵隔和心影重叠、X 线胸片检查不容易发现的病灶。对于 SARS 患者,CT

检查一般不作为首选检查,如有必要,需在严格的消毒隔离下进行。在 SARS 恢复期病灶长期不吸收或胸片正常而仍有症状时需加做 CT 检查进一步观察,因 CT 能很好地显示肺间质的细微变化如肺小叶间隔增厚、小叶内间隔增厚、胸膜下线影等以及小的磨玻璃样密度病变和小段支气管扩张,有利于肺间质纤维化的临床诊断。薄层 CT 或 HRCT 检查可明显提高肺内低密度小病变的显示能力,有利于肺间质纤维化的早期诊断。CT 检查也有助于发现合并的肺部其他病变。

(二)CT 检查的技术要求

(1)扫描范围要全面,上自肺尖、下到膈底。

(2)常规平扫(层厚 10 mm)可基本满足要求,高分辨率 CT(HRCT)可以明确判断病灶的形态学特征如磨玻璃影、不规则肺段或肺叶实变等,同时可以发现有无小叶间隔和小叶内间隔增厚、细支气管扩张、胸膜下线等,对于诊断和鉴别诊断有重要作用;一般不需要增强扫描。

(3)有条件的医院(如隔离条件好、有相对独立的机房)或临床和 X 线胸片不能明确者应行常规 CT 检查。对于确诊的患者可以定期行 CT 检查随访,观察不同类型病变的演变和发展以及判断治疗效果和预后。在 SARS 恢复期如果病灶长期不吸收以及胸片正常而仍有症状时需做 CT 检查进一步观察。

九、X 线胸片与 CT 检查的优缺点

(一)X 线胸片检查的优点

(1)操作简单、检查费用低廉、自然对比良好以及医务人员和患者相对隔离。

(2)对于危重患者可采用床旁摄片,移动方便。

(3)DR、CR 的应用,增加影像的清晰度。

(4)适宜随访观察病灶变化。

(二)X 线胸片检查的缺点

重叠成像且软组织对比度相对较低,对于体积较小、密度较淡、部位隐匿(如位于心脏或横膈后方、肺尖部、纵隔旁等)的病灶难以显示。

(三)与 X 线胸片检查相比,CT 扫描成像的优点

(1)可以横断面成像。

(2)有较高的软组织对比度和较好的空间分辨率。

(3)可准确地判断肺内有无异常以及病变的部位、范围和形态学特征,尤其对于胸片难以显示的早期病变(体积小或密度淡)和隐匿性病变(如位于心脏或横膈后方、肺尖部、纵隔旁等部位)具有极高的敏感性、特异性和准确性。

(四)CT 检查的缺点

(1)CT 室的医技人员和患者相对不能隔离。

(2)机房相对封闭,不利于通风和消毒等。

(3)检查费用较高。

十、SARS 的 CT 表现

肺部影像学检查是 SARS 诊断的重要依据,而连续的影像检查可显示出病变的动态变化特征。

(一)发病初期

SARS 感染后胸部异常改变出现的时间多为 1～7 天。初期多为局灶性阴影,可为单侧但多为双侧改变。CT 表现为小片状磨玻璃样密度影像,单发多见,有的为类圆形。少数病变为单发小片状肺实变、多发小片状或较大的片状影。较大的病灶可为磨玻璃样密度及合并肺实变影像,可达肺段范围。磨玻璃样密度病变可见密度较高的血管影,有的病灶周围血管影增多。病变多为两肺下野及肺边缘部位。

(二)进展期

多数患者在发病后 14 天内病变进展加重。病变早期的小片状影像可在 3～7 天内变为大片、多发或弥漫性病变。病变由单侧肺发展到双侧,由 1 个肺野发展到多个肺野。多数患者在 8～14 天已达到肺部浸润最为严重的状况,称为病变的高峰期或者"极期"。严重者在发病 1～2 天即可发生明显变化。CT 表现仍以磨玻璃样密度影最为常见,可合并肺实变。呈磨玻璃样病变改变,也可为斑片状影,病灶相当于肺病叶或肺段的形态,或呈大小不一的类圆形。病灶直径在 3 cm 以上者占 90% 以上。病变常变多发,在两肺呈弥漫性分布。各种形态的病变可同时存在,类圆形较为常见。有些病例自发病开始至病变吸收前均表现为磨玻璃密度影。磨玻璃样密度其高低程度有不同,密度较低的磨玻璃样影像内可见肺血管较细的分支,有时在磨玻璃阴影中见到小叶间隔及小叶内间隔增厚,表现为胸膜下的细线影和网状结构。磨玻璃影如果出现较为广泛的网状影像则形成所谓的"碎石路"征。密度较高的磨玻璃样影内仅能显示或隐约见有较大的血管分支及明显增厚的小叶间隔。少部分病例可见有含支气管征或小支气管扩张的征象。

当磨玻璃样密度合并有肺实变时,表现为在大片状、小片状或类圆形的磨玻璃样密度影像中见有密度较高的肺实变阴影。磨玻璃样密度与肺实变也可位于不同的部位,可在 CT 同一层面或不同层面。以肺实变为主的病变,肺实变为斑片状高密度影或肺叶及肺段的实变影像,一般多发,少数为 1 个肺叶的实变。肺实变一般表现为合并有多少不一、大小不等的磨玻璃样密度影。不合并磨玻璃样密度的肺实变较少见。CT 可发现病变部位以下叶的肺段多见。大部分患者病变位于肺野内带和外带混合分布,中心分布者很少见。

(三)恢复期

1.病变好转或康复

病变吸收一般在发病 2～3 周后,阴影范围减少,密度逐渐减低及吸收。有的患者虽然临床症状好转及消失,X 线胸片表现如常,但 CT 检查肺内仍可见浅淡的磨玻璃密度影。可维持较长时间。对于 X 线胸片已恢复正常的病例,也应定期 CT 复查,以显示 X 线胸片不能发现的病变。直止全部吸收为止。在肺内病变吸收过程中可合并肺间质增生,动态观察这些病变可逐渐吸收。部分可发展为肺间质纤维化。

2.患者死亡

年龄在 50 岁以上、伴随有基础病变及 X 线检查肺内有多发大片及弥漫肺实变阴影者,发生死亡的可能性较大;血小板计数减少,也有可能增加死亡的危险性。成人急性呼吸窘迫综合征(ARDS)是患者致死的主要原因,表现为肺内弥漫性肺泡实变及磨玻璃样密度阴影。胸部病变有明显吸收或病变轻微的患者,由于并发其他疾病的原因,也可导致死亡。因此用肺部阴影严重程度来预测患者的预后还应结合患者的年龄、伴随疾病及实验室检查结果。

(四)胸部 CT 病变的动态变化

SARS 的胸部 CT 动态变化与胸片相似,表现为以下几点。

(1)动态变化快,较快者一天内病变大小即可有变化。

(2)新旧病变的交替,肺内病灶一部分吸收而另一部位可出现其他新的病灶。

(3)病变的反复,即病变由重变轻后再次加重。病变反复过程可有1~2次。病变加重者表现为阴影范围的增加及出现新的病灶。病变的反复可能为病程的特点之一,也可能与应用的激素对机体变态反应的影响有关。

十一、SARS 的 CT 诊断与鉴别诊断

SARS 在 CT 上的影像表现具有相对特征性,归纳为以下几点。

(1)肺野外带的小片状磨玻璃样密度影像。

(2)早期单发多见,迅速发展为多叶或双侧肺叶的弥漫性磨玻璃影或实变影与磨玻璃影。

(3)肺门或纵隔常无淋巴结肿大。

(4)病变常不出现空洞或空腔、钙化等影像改变。

(5)早期常无胸腔积液或气胸,后期少部分伴有气胸或少量胸腔积液。

(6)恢复期病灶吸收缓慢,可见条索、间质增生等影像改变。

肺部浸润是 SARS 获得诊断的重要依据,由于 SARS 的影像学表现与肺部其他感染性病变表现有相似之处,因此在暴发流行期间及疫情基本控制后,CT 的作用在于能准确地发现肺部病灶的形态、大小、部位,客观地评价病灶的密度及动态变化情况。在影像学上本病需要和多种疾病鉴别,包括:①与其他肺炎鉴别;②与非炎症性疾病的鉴别;③与其他原因所致的成人(急性)呼吸窘迫综合征(ARDS)的鉴别等。

(曲德杰)

第七节　纵隔占位性病变

一、纵隔淋巴结结核

纵隔淋巴结结核为小儿肺结核的常见表现,原发性肺结核患者的 90% 可出现淋巴结核。由于成人对结核有抵抗力,纵隔淋巴结核的出现率大约在 4.4%。女性高于男性,比例为(1.9~2.8):1。

(一)临床表现

主要为乏力、盗汗和咳嗽等全身症状,大多数患者仅有少量或无症状。

(二)病理表现

显微镜下,结核性淋巴结内主要为干酪性坏死、液化和肉芽组织增生。

(三)CT 表现

结核性淋巴结增大,典型特征为强化扫描后的中心低密度、周边强化的结节(图 10-22A)。Jung 等发现,淋巴结结核在 CT 平扫图像上,可表现为低密度(<30 Hu)或软组织密度(>35 Hu)。强化后 CT 值为 101~157 Hu,可表现出以下几种强化形式。

1.周边强化

增大淋巴结周边有均匀、薄层和完整的强化环。厚而不规则的完整或不完整的强化环；位于周边或中心的球状强化。淋巴结一般＞2.0 cm，强化区的 CT 值约为 100 Hu。这类患者最常见，也往往有严重的全身症状（图 10-22B）。

2.不均匀强化

淋巴结内多个低密度区的存在，之间有不规则的强化和分隔或薄的斑片状强化（图 10-22C）。

3.均匀强化不伴低密度区

均匀强化的淋巴结最大径常＜2.0 cm，症状少或无症状（图 10-22D）。

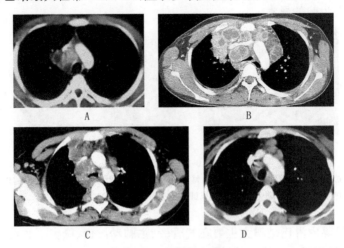

图 10-22　纵隔淋巴结结核

A.CT 强化扫描示气管前、腔静脉后间隙淋巴结增大、融合，边缘强化，中心见低密度坏死区；B.纵隔多发淋巴结增大，周边有强化环；C.增强扫描纵隔淋巴结增大，不均匀强化；D.CT 强化扫描示血管前间隙多发淋巴结增大，密度均匀，部分融合，部分为边界清楚的软组织结节。中、后纵隔见增大淋巴结

4.不强化

淋巴结增大融合，其内低密度区伸至结外，周围的纵隔脂肪线消失。

淋巴结结核的活动性不同，在 CT 图像上的表现也有所差别。Moon 等发现：活动性淋巴结结核，大多数结内有多个低密度区或周边强化中心低密度，少为均匀强化，结内钙化灶的出现率为 19％，大约有 73％的患者有全身症状。而非活动性淋巴结结核的结内常无低密度改变，几乎 100％的表现为均匀密度，83％伴发钙化灶。活动性淋巴结较非活动性大。抗结核治疗后，淋巴结可缩小，结内低密度减少或消失，钙化增加。

（四）CT 病理对照

CT 图像上淋巴结显示为周边强化中心低密度，病理为淋巴结中心完全的坏死（干酪坏死或液化）。不均匀强化淋巴结为结内肉芽组织存在及炎性血管增生，干酪坏死少于周边强化者。

总之，CT 扫描有助于确定或证明淋巴结增大的存在，通过显示淋巴结的中心低密度周边强化的 CT 特征，来确诊纵隔结核性淋巴结炎。

二、结节病

结节病是一种不明原因的全身性疾病。女性好发。可累及全身多个器官、组织。绝大多数患者有胸部淋巴结的累及,并沿淋巴管累及肺内组织。

(一)病理表现

为非干酪样肉芽肿性炎性疾病。

(二)临床表现

乏力,轻咳等。

(三)CT表现

结节病主要表现为肺门和纵隔的淋巴结增大(图10-23A)。60%～90%的结节病有肺门和纵隔淋巴结的增大,两者常同时出现,且为对称性表现。41%的结节病同时有肺和纵隔的异常,43%的患者单独表现为肺的异常。

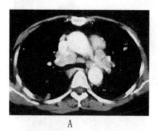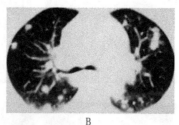

A   B

图10-23　结节病

A.CT强化扫描示纵隔各间隙淋巴结增大及双肺门多发淋巴结增大,增大的淋
巴结密度均匀,有融合;B.肺窗示双肺多发结节,与血管纹理关系密切

结节病引起的纵隔内淋巴结增大主要在气管旁、主肺动脉窗、隆突下和血管前间隙。其他间隙淋巴结也可增大,但相对少。增大的淋巴结可融合形成肿块,但不如淋巴瘤的淋巴结大,可见均匀性、点状或蛋壳样钙化,少有强化或有坏死的出现。

结节病可侵犯双肺实质,范围从5%～85%。HRCT能充分显示结节病的肺部异常改变,包括:磨玻璃样征、不规则线样影和小叶间隔增厚,其出现率分别为:83%、72%和89%。肺内结节(图10-23B)包括沿支气管血管束的结节(100%)、胸膜下结节(100%)和小叶间隔的结节(89%)。此外也可见含气囊腔,出现率为39%,肺内结构扭曲为50%,两种征象可长期存在。

磨玻璃样征是结节病最早的肺内征象,它代表活动性肺泡炎或广泛扩散的微小间质性肉芽肿,继而出现纤维化。不规则线样影被认为预后差的表现之一。Müller等认为不规则线样影比有结节的患者肺功能差,但并不提示有不可恢复的纤维化存在。当不规则线伴有结构的扭曲、肺门和叶裂移位、囊性灶和收缩性肺不张时,肺纤维化可诊断。

总之,肺结节病可表现出肺门和纵隔淋巴结的增大以及肺内结构的异常。淋巴结增大以肺门和纵隔淋巴结对称性增大为特征;肺的磨玻璃样征、肺结节、不规则线和增厚的小叶间隔代表疾病的可恢复性;囊性腔、结构扭曲为不可恢复性的CT表现。

三、淋巴瘤

恶性淋巴瘤为全身淋巴网状系统的原发性肿瘤,分为霍奇金病(Hodgkin disease,HD)和非霍奇金淋巴瘤(non-Hodgkin lymphoma,NHL),两者均可累及胸部淋巴结,HD更易累及纵隔淋巴结。

(一)霍奇金病

HD可发生在任何年龄,好发年龄为30～40岁。女性多于男性,男女之比为1∶(1.39～

1.94)。占新发恶性肿瘤的0.5%～10%。80%的淋巴瘤伴有胸部纵隔的累及。

1.病理表现

淋巴瘤的肿瘤大体标本剖面呈鱼肉样,镜下瘤组织由胶原纤维带分隔成多个细胞结节,其内主要为增生的淋巴瘤细胞,且大小不等,并见特异的 R-S(Reed-Stemberg)细胞及陷窝细胞。可分为淋巴细胞突出型、结节硬化型、混合细胞型及淋巴细胞消减型。不同的组织类型预后有差别。

2.CT表现

淋巴瘤累及纵隔,主要导致纵隔淋巴结的增大。其最常累及部位为血管前间隙、气管旁淋巴结,其次是肺门淋巴结(28%～44%)、隆突下(22%～44%)、心隔角(8%～10%)、内乳淋巴结(5%～37%)和后纵隔淋巴结(5%～12%)。若仅有一组淋巴结受累,多在血管前间隙。常多个淋巴结群同时受累。CT扫描为检查纵隔淋巴瘤的首选手段,尤其是显示隆突下、内乳旁、主肺动脉窗的淋巴结。

CT强化图像上常见表现如下。

(1)淋巴结增大呈密度均匀的软组织结节,可融合呈较大肿块,均匀强化(图10-24A)。

(2)多发增大淋巴结并存,且边界清楚、锐利(图10-24B)。

(3)少见CT征象为增强后,增大淋巴结显示为低密度或坏死性或囊性结节(图10-24C)。更少见的征象表现在未治疗患者的淋巴结内出现细砂样钙化。

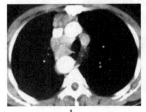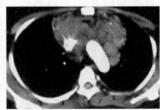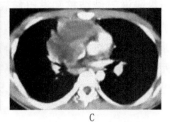

A   B   C

图 10-24　霍奇金淋巴瘤

A.CT增强扫描示纵隔多发淋巴结增大,融合,密度均匀;B.CT增强扫描示多发增
大淋巴结,部分融合,部分呈单个结节,且边界清楚,锐利;C.CT增强扫描示前纵
隔边缘不规则肿块,偏向右侧胸腔生长,密度不均匀,呈结节状、片状强化

(二)非霍奇金淋巴瘤

NHL常发生在55岁左右年龄,较HD少累及胸部。在小儿淋巴瘤中,NHL多于HD累及胸部。NHL有40%～50%的患者有胸部累及,仅为HD的一半。

1.病理表现

NHL肉眼观瘤体较大,灰白色,有凝固坏死灶。在显微镜下,肿瘤的主要成分包括淋巴母细胞性淋巴瘤和大细胞淋巴瘤,前者由曲核和非曲核、中等大小的瘤细胞构成,后者由胞浆丰富明亮、个体较大的瘤细胞构成,可呈实体癌巢或小叶状分布并被纤维组织包绕。

2.CT表现

NHL累及纵隔常只有一个淋巴结组。最常为上纵隔(74%)(血管前间隙和上份气管前)(图10-25A),其次为隆突下(13%)、肺门(9%)和心隔淋巴结(7%)。相对于HD,NHL更易累及后纵隔淋巴结(10%)(图10-25B)。

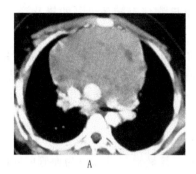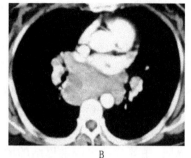

A B

图 10-25　非霍奇金淋巴瘤

A.CT 增强扫描示前纵隔实性肿块,边缘不规则,密度不均匀,内见
点片状低密度区,周围不规则强化。肿块侵入血管间隙内;B.CT 增
强扫描示后纵隔实性肿块,密度均匀。双肺门淋巴结增大,均匀强化

NHL 可表现为多个边界清楚、密度均匀的增大淋巴结,也可为融合成团形成较大的孤立肿块,密度可均匀或不均匀。当较大的肿块形成时,密度多不均匀,有灶性坏死。淋巴结钙化为少见改变。结外累及多于 HD,包括肺(13%)、胸膜(20%)、心包(8%)和胸壁(5%)。HD 和 NHL累及纵隔淋巴结,均优势累及气管旁及主肺动脉窗淋巴结,其次为隆突下及右肺门淋巴结。

3.鉴别诊断

需与纵隔淋巴结结核和淋巴结转移性肿瘤和结节病鉴别。结核性的淋巴结常>20 mm,呈中心低密度周边强化的强化方式,易累及气管右旁及右肺门淋巴结。转移性淋巴结的增大区域与肺内原发肿瘤的位置有关。多数转移性淋巴结增大呈均匀强化密度表现,少数淋巴结中心有液化坏死,常因原发病灶的位置而存在着不同的优势解剖分布。结节病的淋巴结呈对称性的双肺门淋巴结增大伴纵隔淋巴结增大,增大的淋巴结密度均匀,可有点状或蛋壳样钙化,极少发生坏死。

NHL 在前纵隔形成孤立的肿块时,有时较难与纵隔生殖细胞瘤和胸腺癌鉴别。

四、纵隔神经鞘膜瘤

神经源性肿瘤主要位于后纵隔,占成人纵隔肿瘤的 9%,小儿的 29%。主要来自周围神经、神经鞘和交感神经节。在成人的神经源性肿瘤中 75% 是神经鞘瘤和神经纤维瘤,而小儿的 85%是交感神经源性肿瘤。神经鞘瘤又名雪旺氏瘤,来源于神经鞘细胞。

临床特征:30～40 岁为好发年龄,男女发病一致。大多数患者无症状,仅一小部分患者因肿瘤压迫或椎管内扩张而有感觉异常或疼痛。

(一)病理表现

起源于周围神经鞘细胞。神经鞘瘤为单发性肿块,圆形或卵圆形,包膜完整境界清楚,切面灰白或稍带黄色,实体性,部分为黏液变性和囊变。可由呈束状排列的长梭形瘤细胞或由疏松的黏液样组织及微小囊腔合并泡沫状组织细胞和淋巴细胞构成,分为束带型和网状型。

(二)CT 表现

神经鞘瘤位于椎体旁,或沿迷走神经、膈神经、喉返神经和肋间神经分布。CT 图像上为边界清楚、光滑、圆形或椭圆形的肿块,大多数为软组织密度,有不同程度的强化,常为环状强化(图 10-26A)。也可为低密度表现(图 10-26B),其原因主要为:肿瘤内有富含液体的纤维细胞、脂肪细胞以及肿瘤的囊性变。

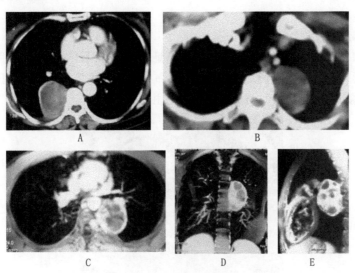

图 10-26　神经鞘瘤

A.CT 增强扫描示后纵隔右旁类圆形肿块,边缘光滑,密度欠均匀,内见点、片状强化。邻近胸膜增厚。右侧胸腔少量积液;B.CT 增强扫描示左上纵隔旁肿块,密度较低(CT 值 16.6 Hu),边界清楚。肿块紧邻胸椎体左旁生长;C.MRI 横断面,显示中纵隔左旁肿块,T_1 加权见肿瘤的不均匀强化,肿块呈多房样表现;D.与图 C 为同一患者,MRI 冠状显示中纵隔左旁肿块,T_1 加权见肿瘤的不均匀强化,肿块呈多房样表现;E.与图 C 为同一患者,MWI 矢状成像分别显示中纵隔左旁肿块,T_1 加权见肿瘤的不均匀强化,肿块呈多房样表现

T_1 加权肿瘤信号高于肌肉信号,T_2 加权肿瘤信号明显不均匀增高,形成中心高信号,周边低信号壁的肿块(图 10-26C～E)。

少见征象为肿瘤内的点状钙化,均可出现在良、恶性肿瘤。10% 的神经鞘瘤可通过椎间孔伸入椎管内,形成哑铃状外观。

恶性神经鞘瘤不常见,占神经鞘瘤的 5%～15%,一半来自神经纤维瘤病,极少为神经鞘瘤发展而来。临床上有持续几月或几年的疼痛、肿块和神经刺激症状。CT 鉴别良恶性较困难。恶性神经鞘瘤相对较大(>5 cm)、不规则、密度不均匀,中心可因坏死和出血表现为低密度,可侵蚀纵隔和胸壁结构,并可血行转移到肺,很少有淋巴结的转移。

五、胸腺脂肪瘤

胸腺脂肪瘤为纵隔少见的良性肿瘤,来源于胸腺或通过蒂与胸腺相连,约占胸腺肿瘤的 2%。可发生于任何年龄,最常见于小儿和青年人。几乎不伴有重症肌无力。

(一)病理表现

肿瘤大体标本与一般的皮下脂肪瘤无区别,呈黄色分叶状,有薄层完整的包膜,包含成熟脂肪组织和数量不等的胸腺组织,两者的比例在不同的个体不同。

(二)临床表现

大多不伴临床症状,常为胸片偶然发现。发现时常较大,可达 36 cm,突入胸腔。由于脂肪

的柔韧性,肿块可伸进心膈角,在胸片上可误为心脏增大、胸膜或心包肿瘤、肺段不张,甚至肺隔离症。

(三)CT 和 MRI 表现

始终位于胸腺位置的脂肪密度肿块,有三种类型表现:①等量的脂肪和软组织混合存在的圆形或卵圆形肿块影,或片状影;②脂肪成分为主,伴岛状软组织密度影;③纯软组织肿块影。MRI 表现为 T_1 加权图像上的高信号区,与皮下脂肪信号相似(图 10-27)。

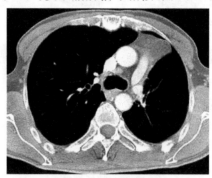

图 10-27　胸腺脂肪瘤
前纵隔片状脂肪密度影,密度不均,边缘光整

肿块邻近结构可受压,出现率为 50%。CT 是评价胸腺脂肪瘤的存在、范围及其对周围结构影响的有效检查手段。

六、纵隔畸胎瘤

畸胎瘤占纵隔生殖源性肿瘤的 60%~70%。包括成熟型、未成熟型和恶性畸胎瘤。可发生于任何年龄,以小儿和青年人最多,男女发病一致。畸胎瘤可发生于体内许多位置。位于纵隔内的分布比例为:前纵隔的血管前间隙占 80%,中后纵隔和多间隙占 20%。

(一)病理表现

病变较小无症状,病变较大时,可引起胸痛、咳嗽和呼吸困难。成熟型畸胎瘤含至少两个胚层的结构,为成熟的软骨、脂肪和成熟的鳞状和腺状上皮组织,为良性肿瘤。未成熟畸胎瘤含较少外胚层成分,有成熟的上皮、结缔组织和未成熟的神经外胚层组织,婴幼儿时为良性,成人时表现出进展和恶性。恶性畸胎瘤含恶性组织成分,包括各种肉瘤组织,预后差,几乎全是男性发病。

(二)CT 表现

畸胎瘤主要表现为前纵隔的肿块,少部分为弥漫的纵隔增宽或纵隔肿块与邻近实变的肺组织分界不清。肿瘤大多突向纵隔一侧生长,主要突向左侧胸腔。常累及纵隔一个间隙(86%),且多在前纵隔。典型表现为有完整包膜、边界清楚的混杂密度肿块,可呈分叶状或边缘光滑的球形。包含液体、脂肪、软组织、钙化多种成分。这些特点有别于胸腺瘤和淋巴瘤。钙化出现率为 20%~80%,表现为局灶、环状钙化,代表牙齿和骨结构的存在。脂肪的出现率为 50%(图 10-28)。特殊征象为脂肪与液体的分层界面在肿块内出现。液体、脂肪和钙化同时出现率为 39%,可合并软组织存在。不含脂肪或钙化的非特异囊肿占 15%。

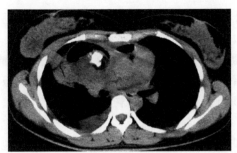

图 10-28 纵隔畸胎瘤
右前纵隔肿块影,密度不均,内有高密度的骨质,也为低密度的脂肪

成熟畸胎瘤成分多样,为边界清楚、分叶、不对称和含脂肪、液体、软组织和钙化的肿块
(图 10-29)。软组织成分可表现为肿块周边线状影形成包膜(<3 mm),其次可表现为肿块中心
的软组织分隔,将液体或其他组织分隔开,少部分为结节状软组织影,在强化 CT 图像上均有强
化表现。成熟畸胎瘤可因肿瘤内胰腺或小肠黏膜分泌的消化酶的存在,致其破裂至邻近结构,如
支气管、胸腔、肺,甚至心包。

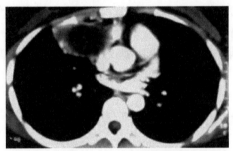

图 10-29 成熟畸胎瘤
CT 增强扫描示前纵隔肿块,突向右侧胸腔生长。
形态不规则,密度不均匀,边缘强化,内含脂肪成分

恶性畸胎瘤为结节状边界不清的实性软组织肿块,含脂少,可囊变,有较厚的强化包膜,可见
出血和坏死(图 10-30)。

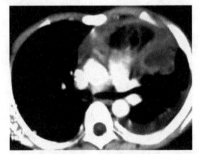

图 10-30 恶性畸胎瘤
CT 增强扫描示前中纵隔肿块突向左侧胸腔生长。形态不规则,密度
不均匀,内含脂肪成分,与血管的脂肪间隙消失,伴左侧胸腔积液

七、胸腺瘤

胸腺位于前纵隔,成人大多萎缩,被脂肪代替。在未退化完全的胸腺左叶常大于右叶,但边

缘光滑、平整。当胸腺呈分叶状改变时应疑胸腺肿块的存在。胸腺肿块占纵隔肿瘤的 20％,包括胸腺瘤、胸腺癌、胸腺类癌、胸腺囊肿、胸腺脂肪瘤和淋巴瘤。

胸腺瘤是纵隔最常见的原发肿瘤,占纵隔肿瘤的 15％。好发年龄为 50～60 岁,很少出现在 20 岁以前。25 岁以下年龄者,尽管胸腺有时很大,但此年龄段胸腺瘤较少,因而诊断应慎重。＞40 岁者,胸腺常为脂肪组织所代替,容易诊断胸腺瘤。

(一)病理表现

大体观肿瘤呈球形、卵圆形,可有结节状突出,瘤表面有纤维性包膜,切面瘤实质膨隆呈淡黄或灰红色,由纤维组织分隔形成分叶状或呈髓样均质形,可有坏死、囊变或出血。镜下瘤组织由上皮细胞和淋巴细胞组成。传统组织学分类包括上皮类、淋巴组织类和混合类。Marino,Müller-Hermelink 分类(根据形态学和组织学)为:①皮质型;②髓质型;③混合型。

根据 Ricci 报道,以髓质为主要成分的胸腺瘤多为良性,出现年龄较晚。以皮质为主要成分的胸腺瘤出现年龄较早,尽管经积极的治疗,5 年死亡率可达 50％,生存率 53％～87％。

组织学表现不能区分良、恶性胸腺瘤,恶性是指肿瘤侵及包膜或周围组织,因此胸腺瘤分为侵袭性与非侵袭性。3％胸腺瘤有侵袭性,可侵入邻近结构,而少有胸外的转移。侵犯内容包括:①邻近肺组织及胸壁侵犯;②局部纵隔结构,气管、上腔静脉等大血管;③胸膜和心包种植,可为一侧胸腔受累,也可种植在膈表面,并直接侵入腹腔。

胸腺瘤可分为 3 期。Ⅰ期:肿瘤与包膜相邻;Ⅱ期:肿瘤累及包膜和纵隔脂肪组织;Ⅲ期:肿瘤周围器官受侵和胸腔种植。

(二)临床表现

可无临床症状,有 30％～50％的胸腺瘤患者伴有重症肌无力。

(三)CT 表现

肿瘤大多为软组织密度的肿块,强化后密度均匀(图 10-31A),少数肿瘤表现肿块内的钙化(图 10-31B),或肿瘤囊变伴结节。80％的胸腺瘤位于前纵隔的血管前间隙、心脏上方;20％胸腺瘤因胸腺组织异位至颈部,而位于颈部或胸廓入口处,与甲状腺肿块相似。在 CT 图像上,肿瘤与纵隔结构直接接触,脂线消失,不能表明有浸润;而脂线清晰,则说明无局部浸润。

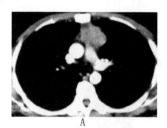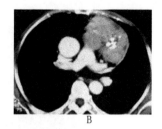

图 10-31 胸腺瘤

A.CT 扫描示血管前间隙的肿块,密度均匀,边界清楚;B.CT 扫描示
血管前间隙的软组织肿块,边界清楚,内见不规则形态的块状钙化

侵袭性胸腺瘤在 CT 图像上表现为形态不规则、密度不均匀的较大肿块,且侵入血管间隙,与血管间的脂肪间隙消失,并常出现胸腔积液和心包积液(图 10-32)。

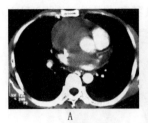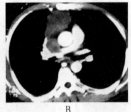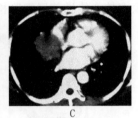

图 10-32　**侵袭性胸腺瘤**

A.CT 增强扫描示前中纵隔肿块,密度不均匀,侵入血管间隙,血管受压,左侧少量胸腔积液;B.CT 增强扫描示前中纵隔肿块,密度不均匀,推压并侵入上腔静脉,右侧少量胸腔积液;C.CT 增强扫描示前纵隔偏右生长的分叶状肿块,大小 4 cm×5 cm,密度不均,肿块突向右肺中叶。术前 CT 诊断误为右肺中叶癌

八、纵隔生殖源性肿瘤

原发性生殖细胞瘤占纵隔原发肿瘤的 10％～15％,也占所有前纵隔肿瘤的 10％～15％。生殖细胞瘤最常见于前纵隔,仅 5％位于后纵隔。

好发年龄为 20～40 岁。来源于前纵隔内胚胎组织迁徙过程受阻滞的生殖细胞。

生殖细胞瘤包括良、恶性畸胎瘤,精原细胞瘤,内胚窦癌(卵黄囊瘤),绒毛膜癌,胚胎瘤和混合型生殖细胞瘤。80％为良性,主要是畸胎瘤。良性肿瘤中男女发病率一致,但在恶性生殖细胞瘤中男性比例可达 99％。在恶性生殖细胞瘤中,精原细胞瘤占 30％～40％,胚胎瘤占 10％,恶性畸胎瘤为 10％、绒毛膜癌为 5％、内胚窦癌为 5％,余下的 30％～40％为混合型的恶性肿瘤。

目前 CT 有助于评价恶性生殖细胞瘤的进展、恶性程度,检测治疗效果。

(一)精原细胞瘤

原发的纵隔精原细胞瘤为恶性肿瘤,几乎全为男性发病,女性极少见。发病年龄范围较大,以 30～40 岁常见。

1.临床表现

胸痛为最常见症状,其次为呼吸道症状,如呼吸困难和咳嗽,以及较大肿块压迫或侵蚀上腔静脉引起的上腔静脉综合征。实验室检查,有 10％的单纯精原细胞瘤 HCG 的升高,而无 AFP 的升高。

2.病理表现

瘤体常较大而软,黄褐色,可有出血和坏死灶。镜下,由巢状分布的大多角细胞(精原细胞)构成,伴淋巴细胞浸润和散在分布的合体滋养层细胞。

3.CT 表现

前纵隔肿块,常较大,平扫密度均匀,强化后扫描呈不均匀强化,可见低密度区,但不含脂肪,肿块边缘不规则,呈浅分叶状生长,并明显推压前纵隔的血管,并可见肿瘤组织伸入血管间隙,侵蚀心包和胸膜,引起心包和胸腔积液(图 10-33)。

对放、化疗敏感。长期生存率可达 80％。

(二)非精原细胞瘤

非精原细胞瘤很少见,常以混合成分存在。内胚窦瘤由管状或乳头状分布的瘤细胞构成,在瘤组织内形成大小不等的腔隙,腔隙互相沟通呈网状排列,AFP 阳性。纵隔绒毛膜癌由单核的细胞滋养层及多核合体滋养层细胞构成,瘤组织内有丰富血窦和大片出血区,β-HCG阳性。

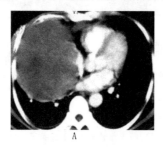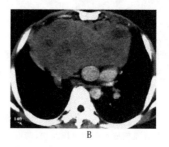

图 10-33　精原细胞瘤

A.CT 增强扫描示前中纵隔肿块,12 cm×15 cm 大小,偏向右侧胸腔生长,软组织密度,较均匀。推压上腔静脉致其变形,与血管的脂肪间隙消失,心包增厚,右侧胸腔少量胸腔积液;B.CT 增强扫描示前纵隔巨大软组织密度肿块,轻度强化,可见点、片状低密度坏死区

CT 表现如下述。

非精原细胞瘤均可表现为密度不均匀的肿块(图 10-34),还因坏死、出血、囊变形成边界不清的低密度肿块。不含脂肪,有棘状突起,呈浸润性,可见钙化。

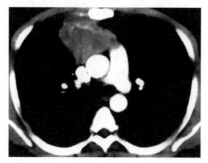

图 10-34　非精原细胞瘤(内胚窦癌、胚胎癌成分混合肿瘤)

CT 增强扫描示前纵隔软组织密度肿块,形态不规则,可见片状和线状强化

九、巨淋巴结增生

巨淋巴结增生(Castleman 病)是一种淋巴结瘤样增生性疾病,1954 年由 Castleman 首先报告。由于其组织学改变特殊,病因不明,故当时只能以人名命名,称为 Castleman 病。后来沿用的名称很多,如滤泡性淋巴网状瘤,血管性淋巴错构瘤,良性巨淋巴结,类胸腺瘤样局限性纵隔淋巴结肿大等。目前病因仍不清,但有两种学说:第一种认为霍奇金病的变异型,有潜在的恶性;第二种认为是由炎症或某些未知抗原引起的淋巴反应性增生。本病可发生于有淋巴结存在的任何部位,以纵隔最多见,占 70%,颈部约占 14%,腹膜后和盆腔占 4%,腋淋巴结占 2%。巨大淋巴结直径一般在 2~10 cm,最大者可达 21 cm,多数包膜完整,少数可侵犯包膜外另外淋巴结外病灶可无包膜。局限型一般为单发。系统型则为多灶性侵犯,甚至为全身性淋巴结病。组织学上分为 3 型:①血管透明型,占 80%~90%,滤泡内和滤泡间淋巴组织增生,滤泡中心含大量透明性的毛细血管;②浆细胞型,占 10%~20%,以显著成片的浆细胞浸润为主,周围绕以免疫母细胞;③中间型,为上述两种类型的混合存在,可见于多中心型。

（一）病理表现

无或轻微临床症状，病程缓慢，预后较好。浆细胞型常多发，发病较早，侵袭性较强，可合并其他系统疾病，病程发展快，预后不良。病变发展缓慢，病程较长，历时数年余，患者仅表现为非特异性临床症状，亦有报道全身同时多处病变并肝、脾肿大，呈恶性过程，短期内死亡，并认为这与免疫缺陷有关。

对于本病的良恶性问题，根据临床过程的不同将其分为 4 组：①稳定型；②慢性复发型；③进展型；④恶变型。局限型者见于稳定型和慢性复发型，多中心性者为进展型。

好发部位早期报道多发生于纵隔淋巴结，后来发现从浅表淋巴结到内脏均可发生。而且有报道发生于心胸腔、颅内、肌肉、咽部、肺、外阴等处者。目前根据侵犯部位不同，分为局限与系统。

发病年龄局限性者发病年龄在 20 岁左右，系统性者 57 岁左右。两者显然不同，男性多于女性。

（二）CT 表现

巨淋巴结增生的影像学特征为多个结节，大小不一，有的可达 5 cm 以上，平扫示肿块边缘光整，实质均匀，偶尔可见钙化及卫星结节，不侵及邻近组织。增强后肿块呈明显均匀强化，尤其是血管透明型病变，其强化程度与邻近大血管相似。肿块明显强化是因为肿块具有较多支供血血管和丰富的毛细血管所致。中心可见液化坏死区，尤其是侵袭性生长，周围可见小结节影（图 10-35）。

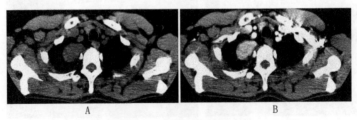

图 10-35　巨淋巴结增生症
A.纵隔右侧见一肿块影，平扫与软组织密度相似；B.与图
A 为同一患者，增强扫描后，纵隔右侧肿块影明显强化

（三）鉴别诊断

巨淋巴结增生无特异性临床表现和影像学特征，最后的确诊仍需活检病理证实，但是当患者无或仅轻微症状，纵隔内和腹膜后出现单个慢性巨大肿块，CT 平扫示肿块边缘清楚，实质密度均匀，尤其是肿块呈显著强化和邻近大血管一致时，提示本病的可能。即使实质密度不均匀，中心液化坏死，但实质部分呈显著强化，与邻近大血管相似时，在鉴别诊断中仍然要考虑到本病的可能。

（唐　琳）

第八节　胸膜肿瘤

一、胸膜脂肪瘤

胸膜脂肪瘤是一种少见的胸膜肿瘤,CT表现有特征,一般诊断并不难。起于胸膜间皮层下,部位较局限,生长缓慢,突入胸膜腔内。

(一)临床表现

患者常无明显的临床表现,通常是因胸部其他疾病做检查时无意中发现。

(二)CT表现

胸壁弧形影向胸腔内突出,椭圆形阴影。密度较淡、均匀、边锐,紧贴于胸壁,边界清晰锐利。纵隔窗上可能见不到。肺窗示胸膜下见梭形影,以宽基底部与胸膜相贴(图10-36A),边缘锐利,CT值可为−100 HU左右;病灶密度均匀,与胸部皮下脂肪密度相等(图10-36B)。CT因有良好的密度分辨率可直接测出其脂肪密度,结合常规纵隔窗无异常发现,而肺窗病灶明显,一般可做出诊断(图10-37)。

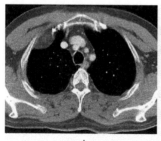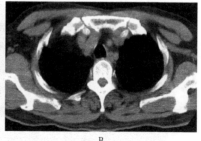

图 10-36　右侧胸膜脂肪瘤

A.右前上胸膜见一梭形包块影,宽基底与胸膜相连,肺野侧边缘光整,密度低;B.右侧前上胸膜包块影,胸壁弧形影向胸腔内突出,椭圆形阴影,密度较淡、均匀,紧贴于胸壁,边界清晰锐利

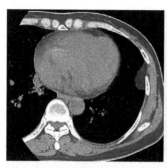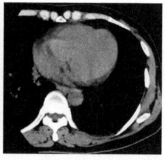

图 10-37　左侧胸膜脂肪瘤

A.肺窗可见左侧胸壁宽基底与胸膜相连的结节影,跨斜裂;B.纵隔窗见包块密度低,而且均匀

CT 检查胸膜脂肪瘤几乎不必与其他疾病疾病。

二、局限性胸膜纤维瘤

局限性胸膜纤维瘤是胸膜较为常见的肿瘤之一,有别于弥漫性胸膜间皮瘤。

(一)病理表现

局限性胸膜纤维瘤起源于间皮下纤维组织,多源于脏层胸膜,突入胸膜腔生长,也有学者认为多数来源于小叶间隔的间质细胞或来源于肺组织。50%以上的肿瘤带蒂,也有无蒂而附着于胸膜表面者。

局限性胸膜纤维瘤患者可有 Poland 综合征,Poland 综合征在临床上表现为胸大肌缺损及同侧短指(趾)并指(趾)畸形,有学者认为同时出现局限性胸膜纤维瘤和 Poland 综合征可能与中胚层发育异常有关。

部分学者认为有良、恶性之分,但是并未得到多数人的认可。

(二)临床表现

局限型胸膜纤维性肿瘤可发生于任何年龄,男女发病机会相当。本病发病率低,无特异症状,术前易误诊。临床症状有胸痛、胸闷、咳嗽,肿瘤增大到一定程度压迫周围组织器官引起相应症状,少数可伴肺源性骨关节病、杵状指、低血糖。

(三)CT 表现

CT 平扫多表现为密度均匀、边界光整、紧临胸壁的孤立性椭圆形肿块。肿块边缘与胸壁交角多数为钝角(图 10-38)。

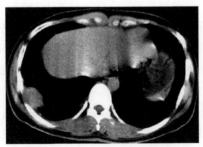

图 10-38　右侧胸膜纤维瘤
右侧胸膜紧贴胸壁的包块影,边缘光整,密度均匀

CT 增强扫描示肿块强化较显著,可均匀也可不均匀,CT 值为 35～65 HU,肿块内可见簇状小血管影,向外压迫推移周围组织结构。部分病例可见肿瘤与胸膜之间的蒂,为位于肿瘤与胸膜之间的小结节影,强化较肿瘤组织更明显(图 10-39)。

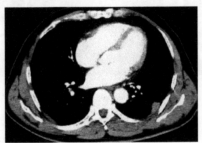

图 10-39　左侧胸膜纤维瘤
左侧胸膜包块影,增强扫描强化均匀,与胸膜为钝角相连

（四）鉴别诊断

（1）有胸大肌缺损及同侧短指（趾）并指（趾）畸形，高度支持局限性胸膜纤维瘤的诊断。

（2）CT片上发现肿瘤与胸膜之间的蒂，有利于局限性胸膜纤维瘤的诊断。蒂内含有较粗的血管，CT轴位图像上于肿瘤边缘可见一结节状影，增强扫描后结节影内有明显的血管强化表现。

（3）必要时需做胸膜穿刺活检，以明确诊断。

三、胸膜间皮瘤

胸膜间皮瘤为胸膜原发性肿瘤，是一种少见肿瘤，据报道占肿瘤的0.04％左右，但近年其发病率有逐年增加趋势。其发病与石棉的关系已被证实，长期接触石棉的人比一般人的发病数高300倍，从接触石棉到发现间皮瘤长达20～40年。临床上分为弥漫型及局限型。弥漫性绝大多数是恶性。

（一）病理表现

世界卫生组织曾将弥漫性恶性间皮瘤分为上皮型、肉瘤型和混合型。Adams等根据胸膜尸检材料将该瘤分为上皮样型、腺管乳头状型、肉瘤样型、黏液样型、硬纤维瘤样型及混合型。细胞学检查常查不到恶性瘤细胞，但可见到大量间皮细胞。胸液透明质酸酶常增高。超微检查瘤细胞表面及瘤细胞内腔面有细长的蓬发样微绒毛，胞浆内丰富的张力微丝及糖原颗粒，有双层或断续的基底膜，瘤细胞间有较多的桥粒为弥漫性胸膜间皮瘤的超微结构特征。

（二）临床表现

胸膜皮瘤发病年龄为40～70岁，男性2倍于女性，右胸腔比左胸腔常见。常见症状为咳嗽、胸痛、呼吸困难，部分患有可有杵状指、肺性肥大性骨关节病。50％的患者有大量胸腔积液，胸痛并不随胸腔积液的增多而减轻，胸液50％为血性，较为黏稠，为渗出液，细胞总数和白细胞不多。

（三）CT表现

（1）局限性胸膜间皮瘤表现为胸膜的局限性结节影，宽基底与胸膜相连，肿瘤与胸膜大多成钝角。密度均匀，边缘光整（图10-40A）。少数有胸腔积液。局限性胸膜间皮瘤多位于侧胸膜，呈丘状或卵圆形软组织密度肿块（图10-40B）。病灶边缘光整与胸膜外脂肪分界清楚。较大肿块内可有坏死、囊变或出血区（图10-40C）。增强扫描，肿瘤呈均匀性显著强化，瘤体较大者可呈不均匀性强化或周边为均匀性强化，极少伴胸腔积液或胸膜增厚。

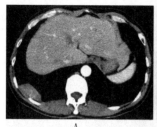 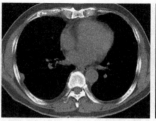 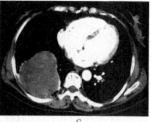

A   B   C

图10-40　局限性胸膜间皮瘤

A.右侧胸膜包块影，宽基底与胸膜相连，密度均匀，边缘光整；B.右侧胸膜小结节
影，边缘光整；C.右侧下部胸膜间皮瘤，呈囊性，且与胸膜为锐角相连

（2）弥漫性胸膜间皮瘤显示胸膜呈弥漫性增厚，并可见到有结节样肿块，比较多的累及横膈

胸膜和纵隔胸膜面。肺容量明显缩小(图 10-41)。也可为多发的胸膜"D"字形结节影。常有胸腔积液。单侧弥漫性结节状胸膜肥厚伴大量胸腔积液,增厚的胸膜厚度在 1 mm 以上。纵隔固定使有病侧胸腔变小,也有的侵犯胸壁组织(图 10-42)。

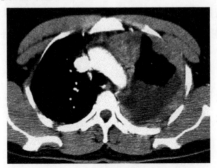

图 10-41　弥漫性胸膜间皮瘤
左侧胸膜弥漫性增厚,并成结节状,左侧胸腔积液

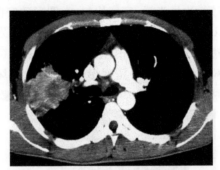

图 10-42　似肺癌的胸膜间皮瘤
右肺叶间裂胸膜间皮瘤,形态不规则,密度不均,容易与肺癌混淆

(四)鉴别诊断

需要与恶性间皮瘤鉴别的病主要有以下几种。

1.结核性胸膜炎

(1)临床表现:结核性胸膜炎患者常有少量胸液时可出现胸痛,当出现大量胸液时胸痛减轻,抗结核治疗胸痛可以消除,而间皮瘤患者有大量胸腔积液时,胸痛仍存在,胸膜增厚。

(2)CT 表现:结核性胸膜炎是以胸膜增厚为主,很少有胸膜结节影。陈旧性结核性胸膜炎还有胸廓塌陷。相邻肺组织有纤维条索状影。弥漫性胸膜间皮瘤以胸膜的结节包块多见,一般胸膜增厚较结核性胸膜炎更厚。不伴胸廓塌陷。

2.肺癌

(1)临床表现:出现咯血或痰中带血的症状支持肺癌的诊断,因为胸膜间皮瘤不侵犯肺内支气管。

(2)肺癌常可以找到肺内病灶支持。广泛胸膜增厚伴结节影胸膜间皮瘤较胸膜转移瘤多见。另外胸膜间皮瘤与胸膜多为广基底钝角接触,胸膜转移瘤多为锐角接触。弥漫性胸膜间皮瘤侵犯膈或纵隔胸膜多见。

3.间皮细胞增生

两者鉴别较困难,前者为良性过程,可达 10 年以上,少数病例可自愈,病理显示间皮细胞核仁不显著,染色质无过度染色,缺乏有丝分裂呈良性细胞表现。

与其他原因引起的恶性胸腔积液比较,几乎所有的恶性间皮瘤在首诊时均有症状(其他原因的恶性胸腔积液患者约 25% 在首诊时无症状),主要表现为胸痛、呼吸困难和咳嗽。

四、胸膜神经鞘膜瘤

神经鞘膜瘤好发于四肢及躯干等体表面,据报道发生在胸部占肿瘤的 2.3%～6.6%,发生在胸膜神经鞘膜瘤发生率非常低,容易误诊。

(一)起源

胸膜神经鞘膜瘤多起源于脊神经,病灶多见于后纵隔脊椎旁区。少数来源于肋间神经、迷走神经和膈神经。

(二)CT 表现

在后胸壁病灶呈孤立结节影,边界光滑、密度均匀、类圆形致密阴影。软组织肿块,紧贴外侧胸壁,平扫 CT 值为 10～35 HU。肺组织明显受压(图 10-43)。多发肿块型,一侧或双侧胸膜多发包块影,结节影,密度均匀,边缘不规则。常伴有胸腔积液(图 10-44)。肺、支气管明显压迫。肺浸润,呈小斑状影或多发粟粒状影。肋骨受压变形,可伴骨质破坏,可有胸腔积液。病灶边缘较光整或边缘毛糙。病灶呈网格样强化,不均匀强化,内有不规则囊性区域。

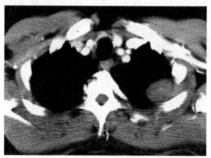

图 10-43　孤立性胸膜神经鞘膜瘤

左侧胸腔靠近侧胸膜处结节影,边缘光整,密度不均

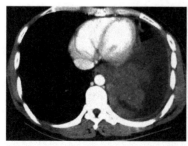
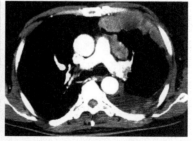

A　　　　　　　　　　　　　　B

图 10-44　多发肿块性胸膜神经鞘膜瘤

A.左侧胸腔见靠近胸膜处,尤其是靠近纵隔胸膜多发包块影,边缘不规则,左侧胸腔积液;B.左侧胸膜多发包块影,结节影,形态不规则,左侧胸腔积液

(三)鉴别诊断

1.与胸膜间皮瘤鉴别

(1)良性胸膜间皮瘤:病程进展慢,密度均匀,边缘光整,与良性胸膜神经鞘膜瘤难以鉴别。

(2)恶性胸膜间皮瘤:病程发展快,临床表现重。CT表现一侧广泛胸膜增厚,一般厚度超过1 cm,并有多发胸膜结节影。增强扫描密度不均,但是与胸膜神经鞘膜瘤的不规则强化有不同,胸膜间皮瘤的不规则强化多为条形,与胸膜面平行,而恶性胸膜神经鞘膜瘤的不规则强化多为其内的液性类圆形囊性低密度影。

2.胸膜转移瘤

(1)肺癌胸膜转移常可以找到肺癌的依据,肺内包块影或支气管阻塞,淋巴结增大等。

(2)胸膜转移瘤分为胸膜小结节转移和广泛胸膜转移,小结节胸膜转移容易与神经鞘膜瘤区别,仅仅为胸膜上的散在小结节影。广泛胸膜转移,表现为不规则增厚的胸膜与多发胸膜肿块影共存。

3.胸膜神经鞘膜瘤的良恶性鉴别

CT鉴别胸膜神经鞘膜瘤的良恶性有很大的局限性,以下供鉴别时参考。

(1)增强扫描肿瘤内密度不均,有囊性低密度影多为恶性,密度均匀多为良性。

(2)有肺内浸润的多为恶性,恶性胸膜神经鞘膜瘤可以表现为,肺内小斑状影,多发粟粒状影浸润。

(3)有相邻肋骨骨质破坏的为恶性胸膜神经鞘膜瘤。

(4)出现胸腔中到大量积液的多为恶性胸膜神经鞘膜瘤。

五、胸膜淋巴瘤

胸膜淋巴瘤和淋巴瘤胸膜浸润并非十分少见的疾病,据报道淋巴瘤的胸膜侵犯占淋巴瘤的7%～30%。其中原发于胸膜的淋巴瘤较少见,全身淋巴瘤尤其肺内淋巴瘤的胸膜浸润较多见。

(一)病理

最多累及脏层胸膜,也有部分累及到壁层胸膜。镜下见一些小型类圆恶性肿瘤细胞,细胞大小不均,核大,圆或不规则圆形,染色质组粒状,核仁显露不一,1～2个,浆少,多淡蓝色,无颗粒,偶见少数小空泡。

(二)临床表现

胸痛,不规则高热。感到胸隐痛,经止痛治疗无缓解。数月后可以出现胸痛加重。呈刀割样,不规则高热,体温有时自降至正常,数天后又上升。偶有咳嗽,咳少许黏液痰。有大量胸腔积液时可有呼吸困难、端坐呼吸。

(三)CT表现

1.原发胸膜淋巴瘤

主要表现为由胸膜突向肺内的结节或沿胸膜浸润生长的斑片影,或结节与斑片影共存(图10-45A)。胸膜局限增厚,厚处均超过1.0 cm。呈厚薄不均的饼状,胸腔积液。极少数还出现胸壁肿胀、肋骨破坏、心包积液(图10-45B)。

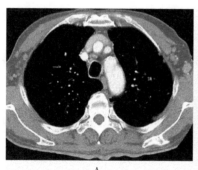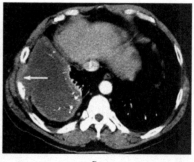

图 10-45　胸膜淋巴瘤

A.左侧胸膜多发小结节影,大小不均,边缘光整,双侧腋窝淋巴结增大;B.右
侧胸腔积液,胸膜有结节样增厚,并有右侧胸壁侵犯及肋骨破坏(箭头所指)

2.淋巴瘤胸膜浸润

淋巴瘤胸膜浸润是有其他部位的淋巴瘤表现加胸膜增厚伴结节影,胸腔积液。如肺内淋巴瘤浸润胸膜,表现为肺内包块影、斑片状影、小点状影及纵隔双侧肺门淋巴结增大,同时伴有胸膜结节影、饼状影、胸腔积液。

(四)鉴别诊断

1.与胸膜间皮瘤鉴别

胸膜间皮瘤可发生于任何部位的胸膜,以弥漫性病变多见,一般不伴纵隔及肺门淋巴结肿大。其 CT 表现为胸膜常普遍受累,脏、壁层胸膜彼此粘连,呈波浪状增厚及结节,患侧肺常被包裹,体积缩小。而胸膜淋巴瘤呈不均匀的局部胸膜增厚,伴有程度不等的占位效应,胸廓较少塌陷。受累的脏、壁层胸膜可为胸腔积液分离,且脏层胸膜受累更多见。

2.与胸膜转移瘤鉴别

胸膜转移瘤常发生在肺癌、乳癌或侵袭性胸腺瘤对胸膜的直接浸润,原发肿瘤易于确定。而远处肿瘤胸膜转移常伴有相邻的肋骨破坏,这与胸膜淋巴瘤不同。

3.与良性病变的胸膜增厚鉴别

良性病变的反应性胸膜炎常不累及纵隔胸膜。慢性胸膜炎症性改变往往出现胸膜的纤维性收缩,CT 显示患侧胸膜增厚、胸腔狭小、胸廓塌陷。胸膜淋巴瘤不会导致显著的胸廓塌陷,相反,还可能有局部占位效应出现。

六、黏膜相关性淋巴瘤胸膜浸润

黏膜相关性淋巴瘤胸膜浸润是一种罕见疾病,属于非霍奇金淋巴瘤在胸膜上的一种侵犯。

(一)一般表现

黏膜相关性淋巴瘤属非霍奇金淋巴瘤的一个亚型,有病程长、进展慢、发病率低、全身症状少等特点,约占同期淋巴瘤的 5%,据报道,肺部黏膜相关淋巴瘤占全部淋巴瘤的 10%。自然病程 4～6 年,治疗后可达 7～12 年,对治疗敏感,但难以获得长期缓解及治愈。淋巴瘤累及胸膜多由淋巴管浸润。

(二)CT 表现

胸膜局限性结节影,有的呈"D"型表现。边缘光整,密度均匀,也有少数表现为密度欠均匀。周围胸膜轻度增厚。胸腔积液少见。经随访观察变化不大(图 10-46)。

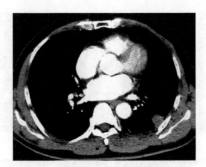

图 10-46 黏膜相关性淋巴瘤胸膜浸润
左侧胸膜见一"D"形结节影,密度不均,边缘清晰

(三)鉴别诊断

黏膜相关性淋巴瘤胸膜浸润依靠影像学诊断与鉴别诊断非常困难,一般结合临床表现及较长时间的 CT 随访观察,提出可能诊断。确诊依靠胸膜穿刺活检,甚至开胸胸膜活检。

七、胸膜转移瘤

胸膜转移瘤是较长见的胸膜病变,其中孤立性胸膜转移瘤是胸膜转移瘤中的一种表现形式,容易与胸膜的其他肿瘤混淆,有时还需要与肺部肿瘤鉴别。

(一)病因

乳腺癌和支气管癌最常引起胸膜转移性肿瘤。据报道乳腺癌占胸膜转移瘤的 20%～50%,支气管癌占胸膜转移瘤的 10%～45%。大约有 20% 的胸膜转移瘤不能寻找到原发癌的来源。

(二)CT 表现

1.胸膜包块影或结节影

CT 表现为孤立性椭圆形、圆形、扁丘状胸膜肿块(图 10-47A)。CT 发现相邻肋骨破坏及胸壁深部软组织浸润。甚至出现巨大包块影,与肺内巨大包块影需要鉴别(图 10-47B、C)。

2.环绕性胸膜增厚

结节样胸膜增厚厚度＞1 cm,瘤样胸膜增厚、纵隔胸膜受累及纵隔淋巴结肿大为恶性胸膜病变较具特征的征象。如果出现胸腔积液,在积液里看到壁层胸膜上结节影、饼状影是胸膜转移瘤的有力证据(图 10-47D)。

3.胸膜上小点状影

胸膜出现小点状影,分布不均。胸膜有粘连。部分合并有胸腔积液(图 10-47E)。

(三)鉴别诊断

1.与胸膜间皮瘤鉴别

对于胸膜转移瘤与弥漫型胸膜间皮瘤,许多学者认为大多数病例在影像学上都不易鉴别。我们认为胸膜面上各自分离的多个小结节状阴影以转移瘤可能性大;单发胸膜肿瘤,伴胸壁软组织及肋骨受侵多见于转移瘤。胸膜弥漫性增厚呈驼峰样大结节状阴影提示为弥漫型胸膜间皮瘤。恶性胸膜间皮瘤远处转移较少见。

2.孤立性胸膜转移瘤的鉴别

孤立型胸膜转移瘤鉴别依据原发灶的帮助及恶性肿瘤的治疗病史。必要时需要胸膜穿刺。

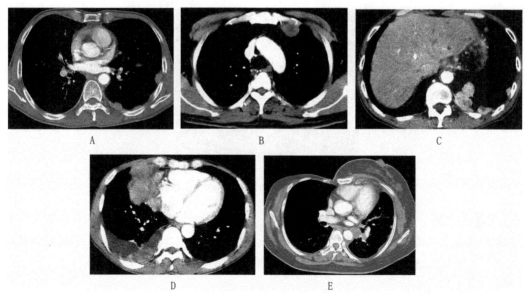

图 10-47　胸膜转移瘤

A.左侧胸膜多发小结节状影,呈椭圆形、圆形、扁丘状,与胸膜相交为钝角;B.左侧前胸膜见一结
节影,扁丘状,与胸膜呈钝角;C.左侧胸膜包块影,形态不规则,大小不均,有强化;D.右侧胸膜饼
状影、包块影,右侧胸腔少许积液;E.右侧乳腺癌术后,左侧胸膜小结节影转移

3.与良性胸膜增厚的鉴别

线状粘连增厚和钙化,胸膜穿刺活检未见肿瘤细胞,CT 追踪观察胸膜增厚无明显变化,多
为良性病所见。胸膜弥漫性增厚伴结节样或瘤样增厚提示恶性,而均匀性弥漫性增厚,厚度
<1 cm则不易鉴别良恶性。单纯胸腔积液而无胸膜增厚,不能除外恶性病变。应查找原发灶,
或进一步做胸腔积液细胞学检查明确诊断。

(刘亚军)

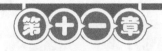

腹部疾病的CT诊断

第一节　胃十二指肠疾病

一、溃疡性疾病

(一)病理和临床概述
胃十二指肠溃疡是消化道常见疾病,十二指肠较胃多见,与胃酸水平及幽门螺杆菌感染有关。病理表现为胃壁溃烂缺损,形成壁龛。临床表现长期反复上腹疼痛。

(二)诊断要点
CT、MR对胃十二指肠溃疡的诊断价值不大,尤其是良性溃疡;恶性溃疡较不典型时表现为胃壁不规则增厚或腔外软组织肿块。

(三)鉴别诊断
需活检与溃疡型胃癌鉴别。

(四)特别提示
溃疡性病变主要靠钡剂造影或胃镜诊断,CT在观察溃疡穿孔、恶变等方面有一定优势。

二、憩室

(一)病理和临床概述
十二指肠憩室占消化道憩室首位,胃憩室少见。病因不清,可能与先天性肠壁发育薄弱有关,病理为多层或单层肠壁向腔外呈囊袋状突出,多位于十二指肠内侧。单纯憩室无症状,合并憩室炎或溃疡可有上腹痛、恶心、呕吐等症状。

(二)诊断要点
本病表现为圆形或卵圆形囊袋状影,与肠腔关系密切,三维重组常见一窄颈与肠腔相连。其内密度混杂,含有气体、液体或高密度对比剂。十二指肠乳头旁憩室常引起胆管及胰管扩张(图 11-1)。

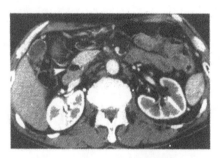

图 11-1 胃十二指肠球后憩室

CT 显示可见十二指肠降部前方类圆形空气集聚

(三)鉴别诊断

胃十二指肠憩室具有典型表现,行钡剂造影检查一般可确诊。

(四)特别提示

对于胆管、胰管扩张患者,在排除结石及肿瘤后,应考虑到十二指肠壶腹部憩室可能。

三、胃淋巴瘤

(一)病理和临床概述

胃淋巴瘤(GL)原发性起源于胃黏膜下层淋巴组织,肿瘤局限于胃肠壁及其周围区域淋巴结;也可继发全身恶性淋巴瘤。临床症状除上腹痛、消瘦及食欲缺乏外,可有胃出血、低热等。

(二)诊断要点

胃壁广泛或节段性增厚,胃腔变形缩小,增厚胃壁密度较均匀。增强扫描增厚胃壁均匀强化,其强化程度较皮革样胃低。肾门上下淋巴结肿大或广泛主动脉旁淋巴结肿大,常侵犯胰腺(图 11-2)。

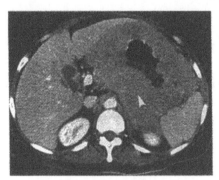

图 11-2 淋巴瘤

CT 检查显示胃体部胃壁弥漫性增厚,强化均一,胃腔狭窄

(三)鉴别诊断

需与胃癌鉴别,胃壁增厚、胃腔缩小不明显、较少侵犯胃周脂肪层及增强强化效应不及胃癌等征象有助于胃淋巴瘤诊断。

(四)特别提示

CT 对检出早期淋巴瘤比较困难,但能充分显示中晚期淋巴瘤的病变全貌。病变确诊依靠活检。

四、胃间质瘤

(一)病理和临床概述

胃间质瘤是一类独立来源于胃间叶组织的非定向分化肿瘤,以往将其诊断为平滑肌或神经源性肿瘤,多数间质瘤为恶性,好发胃体,以膨胀性、腔外性生长为主,肿瘤越大恶性可能性越大。临床表现进行性上腹疼痛,有呕血及柏油样便,可触及包块。

(二)诊断要点

肿瘤较大,常在 5 cm 以上,腔外肿块常向腹腔薄弱区域突出,肿块密度不均,有坏死囊变,增强扫描中等度不均质强化;肿块腔内部分凹凸不平,可见溃疡龛影。腔外肿块有向邻近结构浸润现象(图 11-3)。

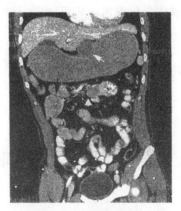

图 11-3　多发间质瘤

CT 显示胃小弯及十二指肠旁腔外肿块,密度不
均,有坏死囊变,增强扫描中等度不均质强化

(三)鉴别诊断

同胃癌、肝肿瘤、淋巴瘤等鉴别,膨胀性、腔外性生长有助于间质瘤诊断。

(四)特别提示

CT 重建有助于判断肿瘤起源部位。要明确病理诊断必须进行光镜检查及免疫组化检测,包括c-KIT、PDGFRα 和 CD34。

五、胃癌

(一)病理和临床概述

胃癌在我国居消化道肿瘤首位。病因至今不明,好发年龄为 40～60 岁,可发生在胃任何部位,以胃窦、小弯、贲门常见。胃癌起于黏膜上皮细胞,都为腺癌。早期胃癌临床症状轻微,进行期胃癌表现为上腹痛、消瘦及食欲缺乏。

(二)诊断要点

胃壁局限或广泛增厚,胃腔狭窄,胃腔内形成不规则软组织肿块,表面凹凸不平,早期扫描肿瘤强化明显。周围组织受侵时表现为胃周脂肪层模糊消失,腹腔腹膜后淋巴结增大,常伴肝转移(图 11-4)。

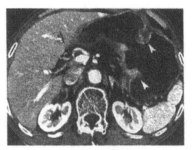

图 11-4　胃癌

CT 显示胃小弯侧前、后壁不规则增厚,后壁见浅大腔内溃疡,增强扫描动脉期明显强化

(三)鉴别诊断

胃平滑肌瘤,边界光整规则,瘤内易出现出血坏死、囊变及钙化,有套叠征、胃溃疡。

(四)特别提示

胃肠造影检查只能观察胃腔内结构,CT 检查意义在于发现胃周结构侵犯情况,腹腔腹膜后有无淋巴结转移等,对临床分期有重要意义。

(尹德军)

第二节　小肠与大肠疾病

一、肠梗阻

　　肠梗阻是临床最常见的急腹症之一,可见于各年龄段。肠梗阻的病因很多,其临床表现复杂多变且无特异性,不但引起肠管本身解剖和功能的改变,并且导致全身性正常生理功能紊乱。腹部 X 线平片对肠梗阻的诊断具有重要作用。但对 20%～52% 的病例尚不能做出肯定诊断,对梗阻原因、有无闭襻和绞窄的诊断价值十分有限。钡剂检查对明确结肠梗阻有一定的诊断价值,并对小儿肠套叠有重要治疗意义,但对不完全性小肠梗阻价值有限,并存在使完全性小肠梗阻患者梗阻程度加重的危险。螺旋 CT 作为一种先进的无创性检查技术具有良好的密度分辨率和时间分辨率,对气体和液体分辨均很敏感,将 X 线腹部平片上相互重叠的组织结构在横断面显示清晰,结合其强大的后处理功能,能全面显示和判断肠梗阻是否存在、梗阻部位及程度、梗阻原因,CT 发现有无闭襻和绞窄比出现临床症状、体征早数小时,并且对肿瘤引起梗阻的病灶性质判断、周围情况显示、分期等具有显著的优越性,越来越被广泛认可。

　　肠梗阻一般可以分为机械性、动力性(包括假性肠梗阻)、血运性梗阻三大类,其中大部分为机械性肠梗阻。机械性肠梗阻按照梗阻的病变位置可以分为肠壁、肠腔内和肠腔外三种。按照有无绞窄又可分为单纯性机械性肠梗阻和绞窄性机械性肠梗阻。以下简单介绍以下几种常见的和部分罕见但可能会导致严重并发症的机械性肠梗阻类型。

(一)肿瘤性肠梗阻

1.病理和临床概述

肠道肿瘤是引起肠梗阻重要原因之一。临床表现为腹痛、腹胀、呕吐、肛门停止排便、排气。

2.诊断要点

CT可显示梗阻近、远段肠管情况，以阳性对比剂充盈肠管并追踪梗阻点，以重组分析梗阻段情况，常能显示肠腔或肠壁肿块，同时显示供血动脉及引流静脉。

以下CT表现支持肠道恶性肿瘤：①肠壁肿块局部僵硬，较明显强化，中央有坏死；②移行带狭窄不规则，肠壁不规则增厚；③淋巴结肿大（图11-5）。

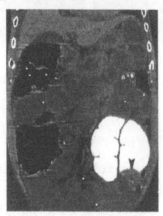

图11-5　肿瘤性肠梗阻

三维重建显示降结肠腔内充盈缺损，手术病理为降结肠腺癌

3.鉴别诊断

炎症；粘连；粪石性肠梗阻，发现肠道内不均匀肿块和淋巴结肿大有助于肿瘤性肠梗阻的诊断。

4.特别提示

小肠是内镜检查盲区，螺旋CT应用使诊断肠梗阻发生了革命性变化，它能分析肠梗阻原因、明确梗阻部位。

（二）肠扭转

1.病理和临床概述

肠扭转是严重急腹症，以小肠多见，原因有先天发育异常、术后粘连、肠道肿瘤、胆道蛔虫及饱餐后运动等；另外小肠内疝（部分小肠疝入手术形成空隙内）实质上也是肠扭转。临床表现为急性完全性肠梗阻，常在体位改变后剧烈腹痛。

2.诊断要点

（1）漩涡征：为肠曲及肠系膜血管紧紧围绕某一中轴盘绕聚集。

（2）鸟嘴征：扭转开始后未被卷入"涡团"的近端肠管充气、充液而扩张，紧邻漩涡肠管呈鸟嘴样变尖。

（3）肠壁强化减弱、靶环征及腹水：为肠扭转时造成局部肠壁血运障碍所致，靶环征指肠壁环形增厚并出现分层改变，为黏膜下层水肿增厚所致（图11-6）。

3.鉴别诊断

肠道肿瘤、其他原因肠梗阻。

4.特别提示

诊断肠扭转必须具备肠管及肠系膜血管走行改变，即肠管及血管漩涡征。CT扫描结合后处理诊断肠扭转具有明显优势。

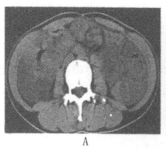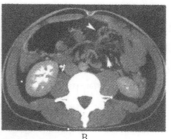

图 11-6　肠扭转

A.肠系膜血管 360°旋转,呈典型漩涡征,同时见肠管梗阻、肠

壁水肿及腹水;B.可见附属肠系膜血管"漩涡征"

(三)肠套叠

1.病理和临床概述

肠套叠是一段肠管套入邻近肠管,并导致肠内容物通过障碍。常因系膜过长或肠道肿瘤所致,以回盲部或升结肠多见。婴幼儿表现为突然发生的阵发性剧烈腹痛、哭闹、果酱样血便。成人肠套叠常继发于肿瘤、炎症、粘连及坏死性肠炎等,最常见是脂肪瘤。临床表现为不全性肠梗阻或完全性肠梗阻,症状不典型,并可以因反复肠套叠,反复出现腹部包块。

2.诊断要点

肠套叠可以分 3 类:小肠-小肠型,小肠-结肠型和结肠-结肠型,以小肠-结肠型为最常见。

典型征象:出现 3 层肠壁,最外层为鞘部肠壁,第 2 层为套入之折叠层肠壁,第 3 层为中心套入部肠腔。鞘部及套入部均可有对比剂或气体,呈多层靶环状表现,即"同心圆征"或"肠内肠征"。原发病灶一般位于肠套叠的头端(图 11-7)。CT 重建可见肠系膜血管卷入征。

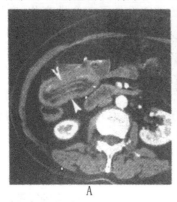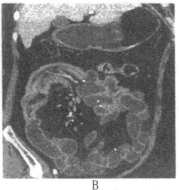

图 11-7　肠套叠

A、B.两图 CT 检查显示肠套叠的横断位增强扫描和冠状位重建,因套叠部长轴与扫描层面平

行,表现为肾形或香肠状,并可见肠系膜动脉嵌入,即"肠内肠征"及"血管卷入征"

3.鉴别诊断

肠道肿瘤,CT 重建有助于鉴别。

4.特别提示

CT 扫描及重建对肠套叠有非常重要的价值,对原发病的检出也有重要意义。少部分坏死性肠炎所致及慢性肠套叠 CT 征象不典型,需密切结合临床。

(四)粘连性肠梗阻

1.病理和临床概述

粘连性肠梗阻的诊断与治疗是临床上一个棘手问题,而能否及时正确诊断,对患者治疗效果甚至预后有重大影响。以往,肠梗阻的诊断一般依赖于传统X线平片,但螺旋CT的应用显著提高了粘连性肠梗阻的定性定位诊断正确率。主要继发于腹部手术后,由于以不全性肠梗阻为主,大部分病例临床症状较轻,以反复腹痛为主。

2.诊断要点

(1)梗阻近段的肠管扩张和远端肠塌陷。

(2)在梗阻部位可见移行带光滑

(3)增强扫描肠壁局部延迟强化,但肠壁未见增厚

(4)局部见"鸟嘴征"、粘连束带及假肿瘤征(图11-8)。

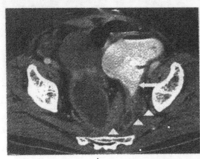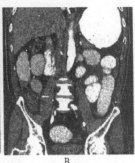

图11-8 粘连性肠梗阻

A.在梗阻部位可见移行带光滑,肠壁未见明显增厚,但局部后期强化更明显,近段肠管扩张,并可见局部粘连束带,后方见光整移行带及粘连束带,局部呈"鸟嘴征";B.在单纯回肠末段粘连性肠梗阻病例的MPR重建,可见回肠末段呈鸟嘴样改变,梗阻段肠管明显变细,其外可见束带影

3.鉴别诊断

其他原因所致肠梗阻,如肠道肿瘤、扭转等。

4.特别提示

一些有反复不全性肠梗阻症状患者,行螺旋CT扫描及各种方法重组,对肠梗阻定性、定位诊断具有重要临床价值。

(五)肠内疝

1.病理和临床概述

肠内疝、小肠内疝是罕见的肠梗阻原因之一,及时正确诊断并进行手术治疗对抢救患者生命具有重大意义。分先天性、后天性小肠内疝两种。胚胎发育期,中肠的旋转与固定不正常将导致内疝。腹腔内会有一些腹膜隐窝或裂孔形成如十二指肠旁隐窝、回盲肠隐窝、回结肠隐窝、小网膜孔(winslow孔)、肠系膜裂孔等。后天性小肠内疝常见胃空肠吻合术后(如Roux-en-Y),上提的空肠襻与后腹膜间可形成间隙,另外还有末端回肠与横结肠吻合后形成系膜阀隙等。一个正常的腹腔内并无压力差,肠管的各种运动(主要是蠕动)和肠内容物之重力作用以及人体位突然改变,而致使肠管脱入隐窝、裂孔或间隙,由于肠管的蠕动,进入孔洞的肠曲增多,无法自行退回则会发生嵌闭、扭转、绞窄,甚至坏死。部分内疝由于肠管的运动,可自行退回复位,这就是间断

出现发作性或慢性腹痛的原因。小肠内疝临床表现不典型,一直以来,正确的术前诊断是难点和重点。

2.诊断要点

(1)左侧十二指肠旁疝:①胃、胰腺之间囊性或囊袋状肿块,重建观察与其余腹内肠管相连,为移位、聚集的小肠;②肠系膜血管异常征,包括肠系膜血管聚集、牵拉、扭转与充盈,肠系膜血管干左移或右移,超过一个主动脉宽度,并可见粗大的肠系膜血管进入病灶内;③肠系膜脂肪延伸进入病灶内;STS-MIP观察有时可见疝口;其他肠段移位,可见十二指肠第四段受压移位(图11-9)。

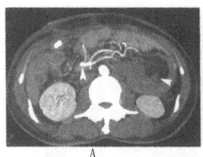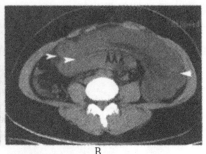

图11-9　肠内疝

A.左侧十二指肠旁疝STS-MIP重建示,肠系膜上动脉主干移位,超过1个主动脉宽度(上箭头),并可见肠系膜脂肪与病变内脂肪相连续;B先天性肠系膜裂孔所致的空、回肠内疝,部分肠襻经裂孔疝入左侧疝入(右向箭头),肠系膜血管受牵拉(多个星号),所累肠管因水肿呈"靶环征"及少量腹水(左向箭头)

(2)经肠系膜疝的主要征象:①肠管或肠襻聚集、移位及拥挤、拉伸及"鸟嘴征",肠襻经肠系膜裂孔疝入后,继续蠕动进入更多肠襻,可以显示聚集拥挤的肠襻;②其附属肠系膜血管异常征,包括肠系膜血管聚集、牵拉、扭转与充盈等,上述征象在STS-MIP重建时可以观察到;③肠系膜脂肪延伸进入病灶内,可见附属于疝入肠襻的肠系膜脂肪受牵连进入;④其他肠段移位,原来位置的腹腔空虚及疝入小肠襻对该位置的肠管推移;⑤可见疝口;⑥并发肠扭转时,可以显示为肠管及附属肠系膜血管的"漩涡征"。

(3)其他继发性征象:①肠梗阻,位于疝口附近的近段肠管有梗阻扩张积液征象;②靶环征,为疝入肠管缺血水肿所致;③腹水,早期可较少,位于疝入侧的结肠隐窝内,后期可以明显增加,提示绞窄性梗阻甚至有坏死并弥漫性腹膜炎趋势。

3.鉴别诊断

粘连性肠梗阻,肠扭转,左侧十二指肠旁疝和腔外型胃间质瘤进行鉴别肠道肿瘤、其他原因肠梗阻。

4.特别提示

螺旋CT扫描及MPR、STS-MIP重建对小肠内疝的诊断具有重要价值,在检查急腹症或肠梗阻患者时,发现肠管或肠襻聚集、移位及拥挤、拉伸及"鸟嘴征",附属肠系膜血管有充盈、拥挤等异常征象,其他肠段移位等征象时,并且临床上有腹部手术史,尤其是Roux-en-Y术式,或有慢性间歇性腹痛史,应该考虑到此病的可能。

(六)胆石性肠梗阻

1.病理和临床概述

胆石性肠梗阻最早(1896年)由 Bouveret 报道,以胃的幽门部梗阻为特征,主要是指由于胆结石(多数为较大的胆囊结石)通过胆肠瘘移行在胃的远侧部分或十二指肠近侧部分,所造成的胃肠输出段的梗阻石性肠梗阻是临床上极为少见的肠梗阻类型;已经发现许多较小的胆结石通过胆囊与十二指肠之间瘘管后,可以滑入小肠而引起小肠梗阻。患者有胆囊结石及慢性胆囊炎病史,临床症状和体征缺乏特异性,主要包括恶心、呕吐和上腹部疼痛等非特异性征象。

2.诊断要点

确诊胆石性肠梗阻的直接征象:①肠腔内胆结石;②胆囊与消化道之间瘘管。

有第一直接征象,以下任两种间接征象以上可以确诊为胆石性肠梗阻:①肠梗阻;②胆囊塌陷及胆囊与十二指肠之间边界不清;③胆囊和胆管积气(图 11-10)。

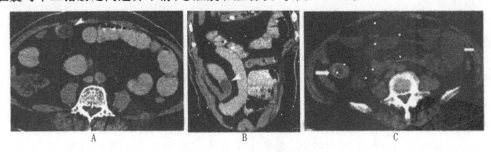

图 11-10　肠石性肠梗阻

A、B.阴性结石所致的肠梗阻,可见空回肠交界处低密度灶,局部肠壁有强化;C.为阳性结石
所致的肠梗阻,可见回肠近段同心圆样结石密度灶(大箭头),近段肠管扩张(小箭头)

3.鉴别诊断

与粪石性肠梗阻、肿瘤性肠梗阻、粘连性肠梗阻鉴别。

4.特别提示

胆石性肠梗阻是临床上极为少见的肠梗阻类型,由于胆石性肠梗阻发病年龄较大,并发症较多,手术的风险性也随之增加,据文献总结,其病死率可高达 33%。螺旋 CT 诊断胆石性肠梗阻上具有高度的敏感性和特异性。

(七)粪石性肠梗阻

1.病理和临床概述

粪石性肠梗阻的粪石的形成主要是因为某些食物中含有的鞣酸成分遇胃酸后形成胶状物质,胶状物质与蛋白质结合成为不溶于水的鞣酸蛋白,再有未消化的果皮、果核及植物纤维等相互凝集而成。粪石嵌入小肠引起粪石性肠梗阻。临床症状和体征同胆石性肠梗阻。

2.诊断要点

(1)大部分粪石 CT 上呈类圆形、相对低密度,有筛状结构及"气泡征",与大肠内容物根似,但小肠内容物一般无此形态,增强无强化。

(2)肠梗阻的一般 CT 征象(图 11-11)。

3.鉴别诊断

与胆石性肠梗阻、肿瘤性肠梗阻、粘连性肠梗阻、肠套叠鉴别。

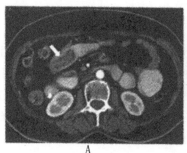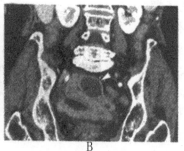

图 11-11　粪石性肠梗阻

A.空肠内粪石呈卵圆形低密度灶(箭头),内部有气泡征;B.为回肠粪石冠状
位重建,可见粪石呈低密度影,内有气泡及筛孔结构,其远段肠管塌陷

4.特别提示

结合临床病史,螺旋CT在粪石性肠梗阻的定位、定性上具有高度的敏感性和特异性,为临床正确诊断与治疗提供重要依据。

二、肠道炎症

(一)Crohn 病

1.病理和临床概述

小肠 Crohn 病是一原因不明的疾病,多见于年轻人。表现为肉芽肿性病变,合并纤维化和溃疡。好发于末段回肠,同时常侵犯回肠和空肠。临床常表现为腹痛、慢性腹泻。

2.诊断要点

受累肠管的肠壁及肠系膜增厚,肠管狭窄,邻近淋巴结肿大和炎性软组织肿块,邻近腹腔内脓肿或瘘管形成(图 11-12)。

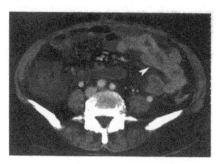

图 11-12　小肠 Crohn 病

CT 检查显示左侧小肠肠壁增厚、强化,相应肠管狭窄,远段肠管正常(箭头)

3.鉴别诊断

(1)肠结核:其他部位有结核病灶者有助于诊断,鉴别困难可行抗结核药物实验性治疗。

(2)肠淋巴瘤:小肠多发病灶,有腹腔淋巴结肿大,临床表现更明显。

(3)慢性溃疡性空回肠炎:肠管狭窄和扩张,临床腹痛腹泻明显。

4.特别提示

小肠插管气钡双重造影是诊断 Crohn 病的首选方法。CT 扫描的作用在于显示病变侵入腹腔的情况,可明确腹部包块的性质和腹腔内病变范围。

(二)肠结核

1.病理和临床概述

肠结核好发于回盲部,也可见于空回肠和十二指肠,多见于青壮年人。以肠壁和相邻淋巴结的纤维化和炎症为特征。临床常表现为腹痛、腹泻和便秘交替、低热等。

2.诊断要点

病变肠管狭窄,肠壁增厚,邻近淋巴结肿大。若伴有结核性腹膜炎,则可显示腹水和腹膜增厚。

3.鉴别诊断

Crohn病;肠淋巴瘤,增殖型肠结核同淋巴瘤有时鉴别困难,淋巴瘤范围广,淋巴结肿大,肠道受压移位,伴有肝脾大。

4.特别提示

小肠钡剂造影是诊断肠结核的主要方法。

三、肠道肿瘤

(一)小肠腺癌

1.病理和临床概述

小肠腺癌肿瘤起源于肠黏膜上皮细胞,好发于十二指肠降段和空肠。多见于老年男性。病理上分肿块型和浸润狭窄型。肿瘤向腔内生长或沿肠壁浸润,产生梗阻症状。

2.诊断要点

肠壁局限性增厚或肿块形成,近段肠腔梗阻扩张,增强扫描病变不均质强化,可伴肠系膜淋巴结肿大。部分腺癌呈局部肠壁水肿增厚改变,但增强扫描有不均匀强化(图 11-13)。

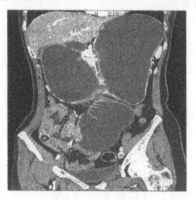

图 11-13　空肠腺癌

CT 冠状位重建可见局部肠管狭窄、肠壁明显增厚,增强扫描有不均匀强化,近段肠管明显扩张

3.鉴别诊断

(1)十二指肠布氏腺增生:增强扫描为均匀一致,同肠壁表现相仿。

(2)小肠淋巴瘤:病灶常呈多发改变。

4.特别提示

小肠造影是诊断小肠肿瘤的常用方法。CT 有助于显示肿块大小、形态、范围以及同周围器官的关系、转移情况。必要时可行 CT 引导下穿刺活检。

(二)小肠淋巴瘤

1.病理和临床概述

小肠淋巴瘤可原发于小肠,也可为全身淋巴瘤一部分。淋巴瘤起源于肠壁黏膜下层淋巴组织,向内浸润黏膜,使黏膜皱襞变平、僵硬,向外侵入浆膜层、系膜及淋巴结。临床常有高位肠梗阻症状。

2.诊断要点

肠壁增厚,肠腔狭窄,局部形成肿块,病变向肠腔内、外生长,增强扫描病变轻中度强化。肠系膜及后腹膜常受累(图 11-14)。

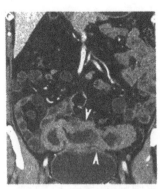

图 11-14　回肠淋巴瘤

CT 增强扫描后冠状位重建可见下腹部回肠肠壁明显增厚,范围较广,肠腔未见明显狭窄,增强扫描呈中度均匀强化

3.鉴别诊断

同小肠腺癌、小肠 Crohn 病等鉴别。

4.特别提示

小肠造影是诊断小肠肿瘤的常用方法。CT 有助于显示肿块大小、形态、范围以及同周围器官的关系、转移情况。必要时可行 CT 引导下穿刺活检。

(三)结肠癌

1.病理和临床概述

结肠癌为常见消化道肿瘤,好发直肠及乙状结肠。病理多为腺癌,分增生型、浸润型、溃疡型。临床常有便血及肠梗阻症状。

2.诊断要点

结肠或直肠壁不规则增厚,累及部分或全周肠壁,肠腔内见分叶或菜花状肿块,晚期肠腔狭窄并侵犯浆膜,肠外脂肪层密度增高,周围淋巴结肿大。增强扫描病灶强化较明显(图 11-15)。

3.鉴别诊断

(1)肠结核:病灶多同时累及盲肠、升结肠和回盲部,表现为管腔狭窄变形,三维重建有助于诊断。

(2)溃疡性结肠炎:常先累及直肠和左半结肠,病变呈连续状态,无明显肿块。

4.特别提示

在日常工作中,部分肠梗阻患者因梗阻存在,临床不能行内镜检查,常不能明确梗阻原因,行CT 检查,能较明确诊断结肠癌。

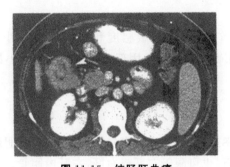

图 11-15　结肠肝曲癌

CT 检查示结肠肝曲肠壁不规则增厚,局部见菜花状肿块突入肠腔,相应肠腔狭窄

（尹德军）

第三节　肝脏疾病

一、肝囊肿

(一)病理和临床概述

肝囊肿是比较常见的良性疾病,根据发病原因不同,可将其分为非寄生虫性和寄生虫性肝囊肿。非寄生虫性又分为先天性和后天性(如创伤、炎症性和肿瘤性,又称为假性囊肿)。以先天性肝囊肿最常见,先天性起源于肝内迷走的胆管或因肝内胆管和淋巴管在胚胎期发育障碍所致。可单发或多发,肝内两个以上囊肿者称为多发性肝囊肿。有些病例两肝散在大小不等的囊肿,又称为多囊肝,通常并存有肾、胰腺、脾、卵巢及肺等部位囊肿。本节主要讨论先天性肝囊肿表现。临床一般无表现,巨大囊肿可压迫肝和邻近脏器产生相应症状(图 11-16)。

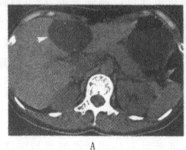
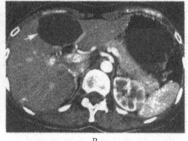

A　　　　　　　　　　　　　　B

图 11-16　肝囊肿

A.CT 平扫可见左侧肝叶呈低密度囊性改变,呈张力较高;B.CT 增强扫描可见左侧肝叶囊性病变未见强化

(二)诊断要点

CT 上表现为单个或多个、圆形或椭圆形、密度均匀、边缘光滑的低密度区,CT 值接近于水。合并出血或感染时密度可以增高。增强后囊肿不强化。

(三)鉴别诊断

囊性转移瘤;肝包虫囊肿;肝囊肿无强化,密度均匀可鉴别。

(四)特别提示

肝囊肿的诊断和随访应首选 B 超,其敏感度和特异性高。对于疑难病例,可选用 CT 或 MR。其中 MR 对小囊肿的准确率最高,CT 因部分容积效应有时不易区分囊性或实质性。

二、肝内胆管结石

(一)病理和临床概述

我国肝内胆管结石发病率约 16.1%,几乎全是胆红素钙石,由胆红素、胆固醇、脂肪酸与钙盐组成。可为双侧肝内胆管结石,也可限于左肝或右肝,左肝内胆管。肝内胆管结石的形成与细菌感染、胆汁滞留有关。肝内胆管结石与肝内胆管狭窄、扩张并存较多见。因此有胆汁的滞留。狭窄于两侧肝管均可见到,以左侧多见,也可见于肝门左、右肝管汇合部。主要临床表现:患者疼痛不明显,发热、寒战明显,周期发作;放射至下胸部、右肩胛下方;黄疸;多发肝内胆管结石者易发生胆管炎,急性发作后恢复较慢;肝大、肝区叩击痛;多发肝内胆管结石者,多伴有低蛋白血症及明显贫血;肝内胆管结石广泛存在者,后期出现肝硬化、门静脉高压。

(二)诊断要点

(1)单纯肝内胆管结石或伴肝外胆管结石、胆囊结石,按结石成分 CT 表现可分五种类型:高密度结石、略高密度结石、等密度结石、低密度结石、环状结石。胆石的 CT 表现与其成分有关,所以 CT 可以提示结石的类型。肝内胆管结石主要 CT 表现为管状、不规则高密度影,典型者在胆管内形成铸型结石,密度与胆汁相比以等密度到高密度不等,以高密度为多见。结石位于远端较小分支时,肝内胆管扩张不明显;结石位于肝内较大胆管者,远端小分支扩张。

(2)肝内胆管结石伴感染,肝内胆管结石可以伴感染,主要有胆管炎、胆管周围脓肿形成等。CT 表现为胆管壁增厚,有强化;对胆管周围脓肿,CT 可以表现为胆管周围可见片状低密度影或呈环形强化及延迟强化等表现。

(3)肝内胆管结石伴胆管狭窄,CT 可以显示结石情况及逐渐变细的胆管形态。

(4)肝内胆管结石伴胆管细胞癌,CT 增强扫描可以在显示肝内胆管结石外及扩张胆管的同时,对肿块的位置、大小、形态及其对周围肝实质侵犯情况可以精确分析,动态增强扫描有特异性的表现。依表现分两型,肝门型和周围型。肝门型主要表现有,占位近侧胆管扩张,70% 以上可显示肿块,呈中度强化。局限于腔内的小结节时,可以显示胆管壁增厚和强化,腔内软组织影和显示中断的胆管。动态增强扫描其强化方式呈延迟强化,具有较高的特异性。周围型病灶一般较大,在平扫和增强扫描中,都表现为低密度多数病例有轻度到中度强化,以延迟强化为主,常伴有病灶内和/或周围区域胆管扩张。

(三)鉴别诊断

肝内胆管结石容易明确诊断,主要需要将肝内胆管结石伴间质性肝炎与胆管细胞癌相鉴别。

(四)特别提示

肝内胆管结石的影像学检查一般首选 B 超、CT 和 MR,由于单纯的胆管结石较少,伴有胆管炎、胆管狭窄的居多,所以,MRCP 因其可以完整显示胆管系统又成为一项重要的检查项目;但单纯 MRCP 对伴有胆管细胞癌或不伴胆管扩张的胆管结石显示效果不佳,CT 和 MR 及增强扫描的价值重大(图 11-17)。

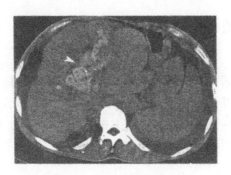

图 11-17 肝内胆管结石

CT 显示左肝内胆管内多发结节状高密度灶,肝内胆管扩张,肝脾周围少量积液

三、肝脏挫裂伤

(一)病理和临床概述

肝脏挫裂伤,肝脏由于体积大,肝实质脆性大,包膜薄等特点,在腹部受到外力撞击容易产生闭合伤,多由高处坠入、交通意外引起。临床表现为肝区疼痛,严重者失血性休克。

(二)诊断要点

1.肝包膜下血肿

包膜下镰状或新月状等低密度区,周围肝组织弧形受压。

2.肝实质血肿

肝内圆形、类圆形或星芒低密度灶。

3.肝撕裂

多条线状低密度影,边缘模糊(图 11-18)。

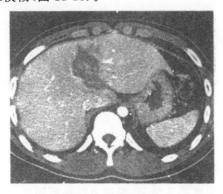

图 11-18 肝挫裂伤

CT 显示肝左叶内片状低密度灶,边缘模糊,增强扫描内部轻度不均质强化

(三)鉴别诊断

结合病史,容易诊断。

(四)特别提示

CT 检查能准确判断肝外伤的部位、范围、肝实质损伤和大血管的关系、腹腔积血的量,为外科决定手术或保守治疗提供重要依据。

四、肝脏炎性病变肝脓肿

(一)病理和临床概述

肝脓肿是肝内常见炎性病变,分细菌性、阿米巴性、真菌性、结核性等,以细菌性、阿米巴性肝脓肿多见。肝脓肿病理改变可分为 3 层结构,中心为组织液化坏死,中间为含胶原纤维的肉芽组织构成,外周为移行区域,为伴有细胞浸润及新生血管的肉芽组织。临床表现肝大、肝区疼痛、发热及白细胞升高等急性感染表现。

(二)诊断要点

平扫肝实质圆形或类圆形低密度病灶,中央为脓腔,密度均匀或不均匀,CT 值高于水低于肝,有时可见积气或液平面。脓腔壁为较高密度环状阴影,急性期可见壁外水肿带,边缘模糊。增强扫描脓肿壁明显环状强化,中央坏死区无强化,典型称"双环"征,代表强化脓肿壁及水肿带。

环征和脓肿内积气为肝脓肿特征性表现(图 11-19)。

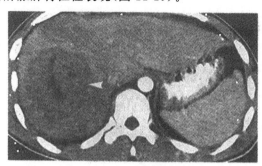

图 11-19 肝脓肿

CT 检查显示肝右叶类圆形混杂密度团块,增强扫描脓肿壁见
环状强化,外缘见晕征,中心区域低密度脓腔未见强化

(三)鉴别诊断

肝癌、肝转移瘤,典型病史及"双环"征有助于肝脓肿诊断。

(四)特别提示

临床起病急,进展快有助于肝脓肿诊断,不典型病例需随访观察。

五、肝硬化

(一)病理和临床概述

肝硬化是以肝脏广泛纤维结缔组织增生为特征的慢性肝病,正常肝小叶结构被取代,肝细胞坏死、纤维化,肝组织代偿增生形成再生结节,晚期肝脏体积缩小。引起肝硬化主要原因有乙肝、丙肝、酗酒、胆道疾病、寄生虫等。早期无明显症状,后期可出现腹胀、消化不良、消瘦、贫血及颈静脉怒张、肝脾大、腹水等症状。

(二)诊断要点

(1)肝叶比例失调,肝左叶尾叶常增大,右叶萎缩,肝裂增宽,肝表面凹凸不平,表面呈结节状,晚期肝硬化体积普遍萎缩。

(2)肝脏密度不均匀,肝硬化再生结节为相对高密度,动态增强扫描见强化。

(3)脾大(>5 个肋单位),脾静脉、门静脉扩张及侧支循环建立,出现胃短静脉、胃冠静脉及食管静脉曲张,部分患者见脾肾分流。

(4)腹水:表现为腹腔间隙水样密度灶。少量腹水常积聚于肝脾周围,大量腹水时肠管受压聚拢,肠壁浸泡水肿(图11-20)。

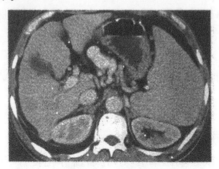

图 11-20　肝硬化

CT检查显示肝脏体积缩小,肝叶比例失调,脾大,门静脉扩张伴侧支血管形成

(三)鉴别诊断

弥漫型肝癌:增强扫描动脉期肝内结节明显强化及门脉癌栓,AFP 显著升高等征象均有助于肝癌诊断。

(四)特别提示

CT 可直观显示肝脏形态和轮廓改变,观察肝密度改变,可初步判断肝硬化程度。同时可全方位显示肝内血管,为 TIPSS 手术的操作进行导向。

六、脂肪肝

(一)病理和临床概述

脂肪肝为肝内脂类代谢异常,诱发甘油三酯和脂肪酸在肝内聚积、浸润和变性,分局灶性脂肪浸润及弥漫性脂肪浸润两种。常见原因有肥胖、糖尿病、肝硬化、激素治疗及化疗后等。临床表现为肝大、高脂血症等症状。

(二)诊断要点

(1)局灶性脂肪浸润:表现为肝叶或肝段局部密度减低,密度低于脾脏,无占位效应,其内见血管纹理分布。

(2)弥漫性脂肪浸润:表现为全肝密度降低,肝内血管异常清晰(图11-21)。

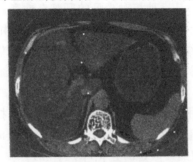

图 11-21　脂肪肝

CT 检查显示肝脏平扫密度均匀性减低,低于脾脏密度,肝内血管纹理异常清晰

（3）常把肝/脾 CT 比值作为脂肪肝治疗后的观察指标。

（三）鉴别诊断

肝癌；血管瘤；肝转移瘤；局限性脂肪肝或弥漫性脂肪肝中残存肝岛有时呈圆形或类圆形，易误诊为肿瘤或其他病变。增强扫描表现、无占位效应、无门脉肝静脉阻塞移位征象，可作为鉴别诊断依据。

（四）特别提示

对于肝岛、局灶性脂肪浸润及脂肪肝基础上伴有病变的检查，MRI 具有优势。

七、肝细胞腺瘤

（一）病因、病理及临床概述

肝细胞腺瘤与口服避孕药或合成激素有关，肿瘤由分化良好、形似正常的肝细胞组织构成，无胆管，表面光滑，有完整假包膜。主要见于年轻女性，多无症状，停用避孕药肿块可以缩小或消失。

（二）诊断要点

平扫为圆形低密度块影，边缘锐利。少数为等密度，增强扫描动脉期较明显强化。有时肿瘤周围可见脂肪密度包围环，为该肿瘤特征。

（三）鉴别诊断

1.肝癌

与肝细胞癌相比腺瘤强化较均匀，无结节中结节征象。

2.局灶性结节增生

中央瘢痕为其特征。

3.血管瘤

早出晚归，可多发。

（四）特别提示

肝腺瘤在 CT 上与其他实质性肿瘤表现相似，不易做出定性诊断。若有长期口服避孕药史，可供诊断参考。

八、肝脏局灶性结节增生

（一）病因病理及临床概述

肝脏局灶性结节增生（FNH）是一种相对少见的肝脏良性富血供占位。病变常为单发，易发生于肝包膜下，边界多清晰，但无包膜，其病理表现为实质部分由肝细胞、Kupffer 细胞、血管和胆管等组成，肝小叶的正常排列结构消失；肿块内部有放射性纤维瘢痕、瘢痕组织内包含一条或数条供血滋养动脉为其病理特征。临床多见于年轻女性，通常无临床症状。

（二）诊断要点

平扫表现为等或略低密度，中央瘢痕为更低密度；动态增强扫描 FNH 表现基本恒定，表现为动脉期明显均匀强化（中央瘢痕除外），程度强于肝细胞肝癌及海绵状血管瘤，门脉期强化程度降低，略高于正常肝组织，中央瘢痕一般延时强化（图 11-22）。

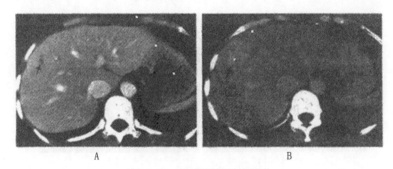

图 11-22　肝局灶性结节增生
CT检查显示增强扫描肝右前叶类圆形团块强化,中央星芒瘢痕延迟期强化

(三)鉴别诊断

主要与肝细胞肝癌鉴别,FNH 无特殊临床症状,中央瘢痕为其特征。

(四)特别提示

CT 可动态反映病灶血供特点,定性能力强。对于不典型者,以放射性核素扫描和 MR 检查意义大。

九、肝脏血管平滑肌脂肪瘤

(一)病因、病理及临床概述

肝血管平滑肌脂肪瘤(AML),是一种较为少见的肝脏良性间叶性肿瘤,由血管、平滑肌和脂肪三种成分以不同比例组成。随着病理诊断水平的不断提高,近年来对其报道逐渐增多,但由于该瘤的形态学变异多样化,因此大多数病倒易误诊为癌、肉瘤或其他间叶性肿瘤。

(二)诊断要点

HAML 病理成分的多样化导致临床准确诊断 HAML 存在一定困难。根据三种组织成分的不同比率将肝血管平滑肌脂肪瘤分四种类型。

1.混合型

各种成分比率基本接近(脂肪 10%～70%)。混合型 HAML 是 HAML 中常见的一种类型,CT 平扫为含有脂肪的混杂密度,各种成分的比率相近,增强扫描动脉期软组织成分有明显强化,多数能持续到门静脉期,病灶中心或边缘可见高密度血管影(图 11-23A～B)。

2.平滑肌型

脂肪<10%,根据其形态分为上皮样型、梭形细胞型等。平滑肌型 HAML 中脂肪含量<10%,动脉期及门静脉期强化都略高于周围肝组织,但术前准确诊断困难(图 11-23C～E)。

3.脂肪型

脂肪型(脂肪≥70%)HAML 影像学表现相对有特征性,脂肪影是其特征性 CT 表现之一。其他成分的比率相对较少。因此在 CT 扫描时发现有低密度脂肪占位偏高则怀疑 HAML(图 11-23F)。

4.血管型

血管型 HAML 诊断依靠动态增强扫描。发现大多数此类的 HAML 在注射对比剂后40 秒,病灶达到增强峰值,延迟期(>4 分钟)病灶仍然强化,强化方式酷似血管瘤,造成鉴别诊断困难,主要靠病灶内含有脂肪及中心高密度点状血管影加以区分。

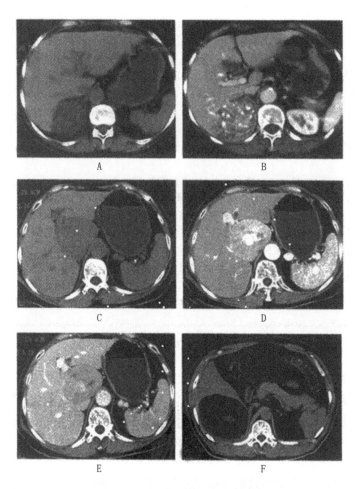

图 11-23　肝脏血管平滑肌脂肪瘤

A～B.为混合型：可见脂肪低密度及软组织影、增强的血管影；C～E.为上皮样型：实质内未见明显脂肪
密度，中央可见粗大畸形的血管影，增强扫描为"快进快出"模式；F.为脂肪型，大部分为脂肪密度

（三）鉴别诊断

（1）脂肪型 HAML 首先要与肝脏含脂肪组织的肿瘤鉴别。①脂肪瘤及脂肪肉瘤：CT 值多在－60 HU 以下，而且无异常血管及强化组织，脂肪肉瘤形态不规则，边缘不光滑；②肝局灶性脂肪浸润：常呈扇形或楔形，无占位表现，其内有正常血管穿过；③肝癌病灶内脂肪变性：分布弥散，界限不清，伴有液化坏死和血管侵犯，有肝硬化和甲胎蛋白升高；④髓源性脂肪瘤：由于缺乏血供，血管造影呈乏血供或少血供。

（2）平滑肌型 HAML 需要与肝癌、血管瘤、腺瘤等相鉴别。①肝细胞癌：增强扫描"早进早出"，动脉期多为明显强化，呈高密度，但门静脉期及平衡期强化不明显，密度相对低于周围正常肝组织。肝血管平滑肌脂肪瘤的软组织成分在门静脉期仍呈稍高密度，尤其对于脂肪成分少的HAML 容易误诊为肝癌。②肝脏转移瘤或腺瘤：鉴别诊断主要依赖于病史，瘤内出血、坏死有助于鉴别肝腺瘤。③血管型平滑肌脂肪瘤的强化方式和血管瘤的强化方式相似，在平衡期仍然为较高密度。肝血管瘤由扩张的血管及血窦组成，血窦内衬内皮细胞，有厚薄不一的纤维隔，其血供特点为"快进慢出"，在增强扫描时强化密度与肝动脉相近，动脉期、门静脉期均多为明显强化，而平衡期多为稍高密度。较大的肝血管瘤内可有纤维化,呈低密度,与肝血管平滑肌脂肪瘤内含脂肪的低密度明显不同,因而鉴别诊断主要依靠 HAML 内有脂肪成分及中心血管影。

(四)特别提示

动态增强多期扫描可充分反映 HAML 的强化特征,有助于提高 HAML 诊断的准确性,但是对不典型病灶必须结合临床病史和其他影像检查方法,CT 引导下细针抽吸活检对肝脏 HAML 诊断很有帮助。少脂肪的 HAML 可以行 MR 同相位、反相位扫描。

十、肝脏恶性肿瘤

(一)肝癌

1.病因、病理及临床概述

肝癌是成人最常见的恶性肿瘤之一,肝癌患者大多具有肝硬化背景。有三种组织学类型:肝细胞型、胆管细胞型、混合细胞型。肿瘤主要由肝动脉供血,易发生出血、坏死、胆汁郁积。肿块 >5 cm 为巨块型;<5 cm 为结节型;细小癌灶广泛分布为弥漫型。纤维板层样肝细胞癌为一种特殊类型肝癌,以膨胀性生长并较厚包膜及瘤内钙化为特征,多好发青年人,无乙型肝炎、肝硬化背景。

2.诊断要点

(1)肝细胞型肝癌,表现为或大或小、数目不定低密度灶。CT 值低于正常肝组织 20 HU 左右。有包膜者边缘清晰;边缘模糊不清,表明浸润性生长特征,常侵犯门静脉及肝静脉。有些肿瘤分化良好平扫呈等密度。增强扫描表现多种多样,通常动脉期癌灶明显不均匀强化,门静脉期及延迟期快速消退,即所谓"快进快出"强化模式(图 11-24)。

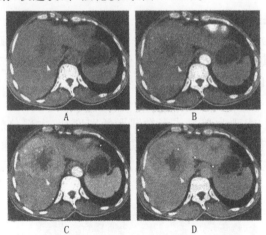

图 11-24 肝癌的平扫、动脉期、静脉期及延迟扫描
CT 显示动脉期扫描肝脏右叶病灶明显强化,见条状供血血管影。
静脉期及延迟期扫描病灶强化程度降低,见假包膜强化

(2)胆管细胞型肝癌,平扫为低密度肿块,增强动脉期无明显强化,门静脉期及延迟期边缘强化、并向中央扩展。发生在较大胆管者,可见肿瘤近端胆管呈节段性扩张(图 11-25)。

3.鉴别诊断

同肝血管瘤、肝硬化再生结节、肝转移瘤等区别,乙型肝炎病史、AFP 升高、并肝内胆管结石及门脉癌栓等均有助于肝癌诊断。

4.特别提示

一般肝癌通过典型 CT 表现、慢性肝病史、AFP 升高可确诊。部分不典型者可通过影像引导下穿刺活检明确诊断。

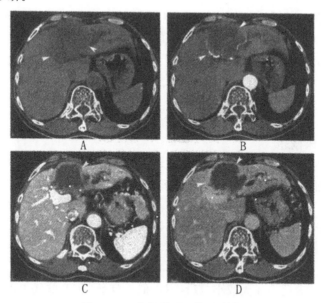

图 11-25　左肝外叶胆管细胞癌

A.左肝外叶萎缩,平扫可见肝内低密度肿块;B～D.左肝肿块逐渐强化,边缘不规则

(二)肝转移瘤

1.病因、病理及临床概述

肝转移瘤,由于肝脏为双重供血,其他脏器恶性肿瘤容易转移至肝脏,尤以门静脉为多,故消化系统肿瘤转移占首位,其次为肺、乳腺等肿瘤。肝转移性肿瘤多为结节或圆形团块状,中心易发生坏死、出血和囊变,钙化较常见。

2.诊断要点

可发现 90% 以上肿瘤,表现为单发或多发圆形低密度灶,大部分病灶边缘较清晰,密度均匀,CT 值 15～45 HU,若中心坏死、囊变密度则更低。若有出血、钙化则局部为高密度。增强扫描瘤灶边缘变清晰,呈花环状强化,称"环靶征",部分病灶中央延时强化,称"牛眼征"(图 11-26)。

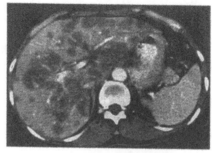

图 11-26　乳腺癌肝转移

CT 检查显示肝内见广泛低密度结节及团块状转移瘤,境界较清,增强扫描边缘环状强化

3.鉴别诊断

同肝癌、肝血管瘤、肝硬化再生结节、局灶性脂肪浸润等鉴别,结合原发病灶,一般诊断不难。

4.特别提示

结合原发病灶,一般诊断不难。多血供肿瘤有平滑肌肉瘤、肾癌、甲状腺癌、胰岛细胞瘤;少血供肿瘤有胃癌、胰腺癌及恶性淋巴瘤;黏液腺癌易产生钙化;结肠癌、平滑肌肉瘤易发生出血、坏死;直肠癌可为单发巨大肿块;卵巢癌常见肝包膜种植转移。

十一、肝脏血管性病变

(一)肝海绵状血管瘤

1.病因、病理及临床概述

海绵状血管瘤,起源于中胚叶,为中心静脉和门静脉发育异常所致。由大小不等血窦组成,血窦内充满血液,与正常肝组织间有薄的纤维包膜。瘤体小至数毫米,大至数十厘米,直径>4 cm称巨大血管瘤。小血管瘤无症状,巨大血管瘤引起压迫症状,血管瘤破裂致肝内或腹腔出血。

2.诊断要点

平扫为圆形或类圆形低密度灶,边缘清晰,密度均匀。动态增强扫描动脉期病灶周边结节或环状强化,门静脉期逐渐向中心充填,延迟期(5~10分钟)病灶大部或全部强化。整个强化过程称"早出晚归"为血管瘤特征性征象。巨大血管瘤可见分隔或钙化。大血管瘤内部多有纤维、血栓及分隔而不强化(图11-27)。

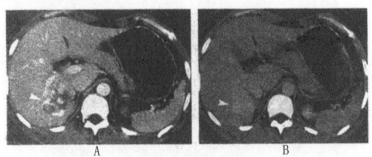

图 11-27 肝海绵状血管

A、B.两图为 CT 检查显示增强扫描示右肝病灶边缘结节环状强化,平衡期病灶被充填呈高密度改变

3.鉴别诊断

肝细胞癌;肝转移瘤;肝细胞癌的"快进快出"强化模式与血管瘤容易鉴别,转移瘤一般有原发病史,且呈环状强化。

4.特别提示

CT 是诊断血管瘤主要手段,但若未做延迟扫描或时间掌握不好,可能会误诊;特别是伴有脂肪肝的患者,CT 诊断较困难,可选用 MR 检查,MR 诊断血管瘤有特征表现。

(二)布加综合征

1.病因、病理及临床概述

布加综合征是指肝静脉流出道阻塞和由此引起的相应表现,阻塞可以发生于肝与右心房之间的肝静脉或下腔静脉内。BCS 是一全球性疾病,其发病率、病因、病变类型及临床表现具有一定地域性。在亚洲,BCS 多由下腔静脉膜性闭塞所致,多无明确病因。临床主要表现为下腔静脉梗阻和门静脉高压症状,发病年龄以 20~40 岁为多见,男性略高于女性,如诊断不及时可以导致肝实质纤维化、肝硬化甚至肝衰竭而死亡。BCS 依据其病变类型和阻塞部位临床分为肝静脉阻塞型、下腔静脉阻塞型及肝静脉下腔静脉均阻塞型。

2.诊断要点

CT 表现有以下特征。

(1)肝静脉和/或下腔静脉明显狭窄或闭塞。CT 可以直接显示肝静脉和下腔静脉的情况。

(2)肝实质内呈网格状改变或局部低密度影,增强扫描时呈渐进式强化,为肝淤血所致的局部区域有相对减弱的动脉血流,窦后压力增高,门静脉血流减慢所致。显示门静脉高压征象包括腹水以及胆囊水肿及胆囊静脉显示以及侧支循环形成等。

(3)肝内侧支血管,在 CT 增强上表现多发"逗点状"异常强化灶,为扭曲襻状血管,尤其在延迟期扫描可以显示肝内迂曲高密度影。

(4)肝硬化改变,伴或不伴轻度脾大。

(5)肝脏再生结节,病理检查中,60%~80%的 BCS 患者肝内可见到>5 mm 的多发的再生结节,也称腺瘤性增生结节或结节样再生性增生。通常为散在多发,圆形或类圆形,边界清楚,大小不等,通常直径为0.2~4.0 cm,少数可达 7~10 cm。部分位于周边的结节可引起肝轮廓改变(图 11-28)。

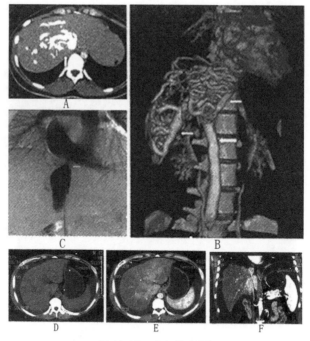

图 11-28　布加综合征

A、B.为 CT 增强延迟扫描和 VRT 重建,可见肝中、右静脉造影剂滞留,下腔静脉内造影剂滞留明显;C.DSA 下腔静脉造影可见膜状物;D~F.为另一例男性患者,45 岁,平扫肝脏密度不均匀,有腹水;增强扫描可见肝实质明显不均匀强化;冠状位重建可见下腔静脉肝内段明显受压

3.鉴别诊断

(1)多发性肝转移瘤,其强化多为边缘强化,多个转移结节呈明显均一强化者少见,与 BCS 再生结节不同,结合其他影像学表现及临床资料不难鉴别。

（2）与可能合并的肝细胞癌进行鉴别，肝细胞癌有其特征性的"快进快出"强化模式，血浆甲胎蛋白浓度的升高可提示肝细胞癌的发生。

（3）局灶性结节增生（FNH），FNH 在延迟扫描可以有进一步强化。但鉴别意义不大，因为两者都是属于肝细胞及血管等间质过度增殖形成的良性结节。

4.特别提示

MR 和 CT 能很好地显示肝脏实质信号或密度的改变，增强以后能清楚地显示血管结构及血供变化情况。另外，MR 可以多方位做肝血管成像，最大限度显示血管结构而不用静脉注射造影剂。特别对于那些因血管病变严重或肝静脉开口闭塞即使行血管造影也难以显示的血管结构，能够清楚地显示。相位敏感技术及 MR 血管造影有助于评价门静脉通畅度和血流方向。超声检查是诊断 BCS 的首选检查方法可为临床病变的定位、分型提供可靠的诊断，但 US 的局限性在于不能全面评价凝血块或肿瘤累及下腔静脉或肝静脉的情况。静脉造影是诊断的金标准，目前采用介入方法治疗 BCS 已十分普遍。

（三）肝小静脉闭塞病

1.病因、病理及临床概述

肝小静脉闭塞病（VOD）是指肝小叶中央静脉和小叶下静脉损伤导致管腔狭窄或闭塞丽产生的肝内窦后性门静脉高压症。本病的致病原因据目前所知有两大类，一是食用含吡咯双烷生物碱植物或被其污染的谷类；二是癌肿化疗药物和免疫抑制药的应用。另有文献认为，肝区放疗3～4周内，对肝照射区照射剂量超过 35 Gy 时也可发生本病。含吡咯双烷生物碱的植物与草药有野百合碱、猪屎豆、千里光（又名狗舌草）、"土三七"等。

病理表现：急性期肝小叶中央区肝细胞由于静脉回流不畅致出血坏死，无炎细胞浸润；亚急性期肝小叶、肝小静脉支内皮增生、纤维化致管腔狭窄，出现血液回流障碍。周围有广泛的纤维组织增生；慢性期呈同心源性肝硬化的表现。

急性期起病急骤，上腹剧痛、腹胀、腹水；黄疸、下肢水肿少见，有肝功能异常；亚急性的特点是持久性的肝大，反复出现腹水；慢性期表现以门脉高压为主。

2.诊断要点

（1）CT 平扫：肝大，密度降低，严重者呈"地图状"、斑片状低密度，呈中到大量腹水。

（2）增强动脉期：肝动脉呈代偿改变，血管增粗、扭曲，肝脏可有轻度的不均匀强化。

（3）门静脉期：特征性的"地图状"、斑片状强化和低灌注区；肝静脉显示不清，下腔静脉肝段明显变扁，远端不扩张亦无侧支循环，下腔静脉、门静脉周围"晕征"或"轨道征"，胃肠道多无淤血表现（图 11-29）。

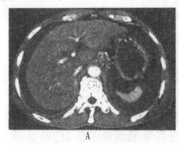
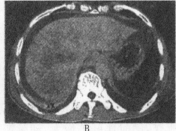
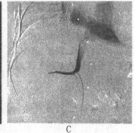

图 11-29　肝小静脉闭塞病

A、B、C.三图为该患者服用"土三七"20 天后出现腹水，肝功能损害。CT 示肝淤血改变，肝静脉未显示，门静脉显示正常，侧支循环较少。造影见下腔静脉通畅，副肝静脉显示良好

（4）延迟期：肝内仍可有斑片、"地图状"的低密度区存在。

3.鉴别诊断

布加综合征：主要指慢性型约有 60％的患者伴有躯干水肿、侧腹部及腰部静脉曲张簿下腔静脉梗阻的表现，而 VOD 无这种表现；CT 平扫及增强可发现 BCS 的梗阻部位，肝内和肝外侧支血管形成等血流动力学改变等。

4.特别提示

对临床有明确病史、符合肝脏 CT 3 期增强表现特征者，可以提示 VOD 的诊断，并根据平扫和增强前后的肝实质密度改变程度和肝内血管的显示清晰程度，提供临床对肝脏损害程度的判断。明确诊断应行肝静脉造影和肝穿刺活检。临床无特异性治疗。

（四）肝血管畸形

1.病理和临床概述

肝血管畸形分为先天性和特发性两类，前者为遗传性出血性毛细血管扩张症（HHT）的肝血管异常表现的一部分，较为多见；后者为单纯肝血管畸形，而无其他部位或脏器的血管畸形。文献报道，HHT 有 4 个特征：家族性，鼻咽部出血，脏器出血及内脏动、静脉畸形。一般认为如果上述症状出现 3 项即可诊断 HHT，在肝脏的发生率占总发生率的 8％，主要的临床表现为肝硬化，继而出现肝性脑病，食管静脉曲张及充血性心力衰竭等。HHT 的病变主要累及毛细血管、小静脉及小中动脉，表现为毛细血管扩张，动、静脉畸形及动、静脉瘘。这种改变可累及皮肤、黏膜、肺、胃肠道、肝脏和中枢神经系统，肝脏受累概率为8％～31％，可形成肝硬化改变。特发性肝动脉畸形仅指肝动脉异常，而无其他脏器和部位相应血管畸形，但同 HHT 比较两者的肝动脉畸形改变是类似的。

2.诊断要点

CT 和增强造影示患者有典型的肝内动、静脉瘘、轻度门静脉、肝静脉瘘，肝血管畸形有许多伴发改变，如增粗肝动脉压迫局部胆管，可使胆管扩张，由于血流动力学改变致肝大、尾叶萎缩等（图 11-30）。

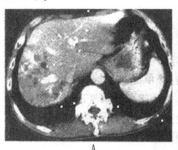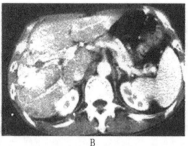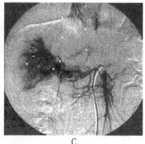

图 11-30　特发性肝血管畸形

CT 检查显示动脉期肝内异常强化灶，门静脉提前出现。造影见肝动脉杂乱，肝
静脉、门静脉提前出现。该患者给予两次 NBCA 栓塞畸形血管，肝功能良好

增强扫描动脉期肝实质灌注不均匀，可见斑片状强化区并其间夹杂散在点状强化，腹腔动脉干及肝内动脉明显增宽、扭曲改变，同时伴肝脏增大，动脉期全肝静脉清晰显影，门静脉期肝实质密度强化基本均匀，门静脉一般无明显异常改变。

3.鉴别诊断

肿瘤所致动、静脉瘘,可见肝脏肿块,有临床病史,一般可以鉴别。

4.特别提示

双期螺旋 CT、CTA、MRA 能特别有助于显示血管畸形的血流特征及空间关系,同时可以发现肝脏动、静脉畸形的其他伴发表现,这些很难被其他影像技术很好地显示,可以充分认识病灶的影像学特征,为诊治提供可靠的影像学信息。动态增强 MRA 也可以直观显示肝动脉畸形改变,是 US 和传统 CT 不可比拟的。肝动脉造影是诊断肝血管畸形的金标准。

(杨俊彦)

第四节　胆　囊　疾　病

一、胆囊结石伴单纯性胆囊炎

(一)病理和临床概述

胆囊结石伴单纯性胆囊炎,急性胆囊炎病理改变是胆囊壁充血水肿及炎性渗出,严重者胆囊壁坏死或穿孔形成胆瘘,常合并结石。临床常有慢性胆囊炎或胆囊结石病史,症状为右上腹疼痛,放射至右肩,为持续性疼痛并阵发性绞痛,伴畏寒、呕吐。

(二)诊断要点

平扫示胆囊增大,直径>15 mm,胆囊壁弥漫性增厚超过 3 mm,常见胆囊结石;增强扫描增厚胆囊壁明显均匀强化。胆囊窝可有积液,若胆囊壁坏死穿孔,可见液平面(图 11-31)。

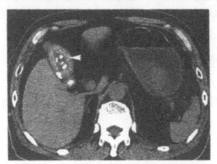

图 11-31　胆囊结石伴单纯性胆囊炎
CT 检查示胆囊壁明显增厚,胆囊内见多发小结节状高密度结石

(三)鉴别诊断

慢性胆囊炎;胆囊癌。胆囊癌常表现为胆囊壁不规则增厚,伴相邻肝脏浸润。

(四)特别提示

USO 为急性胆囊炎、胆囊结石最常用检查方法。CT 显示胆囊窝积液、胆囊穿孔及气肿性胆囊炎方面有较高价值。

二、黄色肉芽肿性胆囊炎

(一)病理和临床概述

黄色肉芽肿性胆囊炎(XGC)是一种以胆囊慢性炎症为基础,伴有胆汁肉芽肿形成,重度填生性纤维化,以及泡沫状组织细胞为特征的炎性疾病。常见于女性,患者常有慢性胆囊炎或结石病史,临床表现与普通胆囊炎相似。

(二)诊断要点

(1)不同程度胆囊壁增厚,弥漫性或局限性,胆囊增大。

(2)胆囊壁可见大小不一、数目不等的圆形或椭圆形低密度灶,病灶可融合,增强无明显强化。胆囊壁轻中度强化。

(3)可显示黏膜线。

(4)胆囊周围侵犯征象,胆囊结石或钙化(图 11-32)。

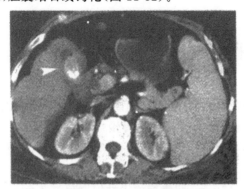

图 11-32 黄色肉芽肿性胆囊炎

CT 检查示胆囊壁弥漫性不均性增厚,中央层可见低密度,呈"夹心饼干"征。胆囊壁轻中度强化,胆囊腔内见高密度结石,胆囊窝模糊不清

(三)鉴别诊断

胆囊癌,急性水肿或坏死性胆囊炎,鉴别困难。

(四)特别提示

CT 常易误诊为胆囊癌伴周围侵犯。诊断需由切除的胆囊做病理检查后才能最终确诊。

三、胆囊癌

(一)病理和临床概述

胆囊癌病因不明,可能与胆囊结石及慢性胆囊炎长期刺激有关。多见于中老年,以女性多见,早期无明显症状,进展期表现为右上腹持续性疼痛、黄疸、消瘦、肝大及腹部包块。约 80% 合并胆囊结石,70%～90%为腺癌,80%呈浸润性生长。晚期肿瘤侵犯肝脏、十二指肠、结肠肝曲等周围器官,可通过肝动脉、门静脉及胆道远处转移。

(二)诊断要点

分胆囊壁增厚型、腔内型、肿块型和弥漫浸润型。表现为胆囊壁不规则性增厚或腔内肿块,增强扫描明显强化,常并胆管受压扩张,邻近肝组织受侵表现为低密度区(图 11-33)。

(三)鉴别诊断

有时与慢性胆囊炎或胆囊腺肌增生症鉴别困难。

（四）特别提示

CT虽然在诊断胆囊癌上很有价值，但有一定的局限性，如早期胆囊癌，CT易漏诊；而晚期胆囊癌，CT不易区分肿瘤来源；胆囊癌胆管内播散不易发现等。

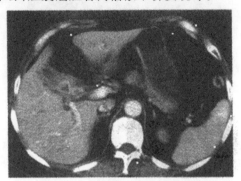

图 11-33 胆囊癌侵犯局部肝脏

CT增强扫描可见胆囊正常结构消失，胆囊壁不规则增厚伴延迟不均匀强化，局部肝脏可见受累

（杨俊彦）

第五节 胰 腺 疾 病

一、胰腺炎

胰腺炎分为急性、慢性胰腺炎。

（一）急性胰腺炎

1.病理和临床概述

急性胰腺炎为常见急腹症之一，多见于成年人，暴饮暴食及胆道疾病为常见诱因，分水肿型及出血坏死型两种。水肿型表现为胰腺大、间质充血水肿及炎症细胞浸润；出血坏死型表现为胰腺腺泡坏死、血管坏死性出血、脂肪坏死。伴胰周渗液及后期假性囊肿形成。临床起病急骤，持续性上腹部疼痛，放射胸背部，伴发热、呕吐，甚至低血压休克。血和尿淀粉酶升高。

2.诊断要点

（1）水肿型：轻型CT表现正常，多数表现为胰腺不同程度增大，密度正常或稍低，轮廓清或欠清，可有胰周渗液，增强后胰腺均匀性强化。

（2）出血坏死型：胰腺体积弥漫性增大、密度不均匀，常见高低混杂密度区，增强扫描见低密度坏死区，胰周脂肪层模糊消失，胰周见低密度渗液，肾前筋脉增厚。常并发胰腺蜂窝织炎及胰腺脓肿（图 11-34）。

3.鉴别诊断

同胰腺癌、胰腺囊腺瘤鉴别，典型临床病史及实验室检查有助于胰腺炎诊断。

4.特别提示

部分患者早期CT表现正常，复查时才出现胰腺增大，胰周渗液等征象。CT对出血坏死性胰腺炎诊断有重要作用。因此临床怀疑急性胰腺炎时应及时行 CT 检查及复查。

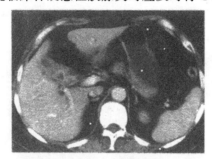

图 11-34　急性胰腺炎

CT 检查显示胰腺弥漫性肿胀、密度减低,胰周见低密度渗液,左侧肾前筋膜增厚

(二)慢性胰腺炎

1.病因、病理及临床概述

慢性胰腺炎在我国以胆道疾病的长期存在为主要原因。病理特征是胰间质纤维组织增生或胰腺腺泡广泛进行性纤维化和胰腺实质破坏,以及有不同程度炎症性改变。临床视其功能受损不同而有不同表现,常有反复上腹痛及消化障碍。

2.诊断要点

(1)胰腺轮廓改变,外形可表现为正常、弥漫性增大或萎缩,或局限性增大,弥漫性增大常见于慢性胰腺炎急性发作者。

(2)主胰管扩张,直径>3 mm,常伴导管内结石或导管狭窄。

(3)胰腺密度改变,钙化是慢性胰腺炎特征,胰腺实质坏死区表现为不均质边界不清低密度区,增强扫描早期可见强化。

(4)假囊肿形成。

(5)肾前筋膜增厚(图 11-35)。

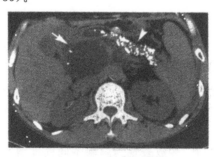

图 11-35　慢性胰腺炎

CT 检查显示胰腺萎缩,广泛钙化,胰管局部扩张,胰头后方区域见假性囊肿形成

3.鉴别诊断

胰腺癌,慢性胰腺炎常表现为胰管不规则扩张、胰周血管受压。而胰腺癌常表现为胰管中断、胰周血管侵犯。

4.特别提示

CT 诊断慢性胰腺炎时,最关键就是要排除胰腺癌或是否合并胰腺癌。行 MRCP 检查观察病变区胰管是否贯穿或中断,有助于提高诊断正确性。

二、胰腺良性肿瘤或低度恶性肿瘤

(一)胰岛细胞瘤

1.病因、病理及临床概述

胰岛细胞瘤起源于胰腺内分泌细胞,根据有无激素分泌活性,分功能性和非功能性两大类。90％功能性胰岛细胞瘤直径不超过 2 cm,85％为良性;非功能性胰岛细胞瘤瘤体总是很大。不同肿瘤其临床表现不一样,无功能胰岛细胞瘤小者无症状,大者以腹部肿块为主诉;功能性胰岛细胞瘤因分泌不同激素而症状不同,如胰岛素瘤表现为持续性低血糖,促胃液素(胃泌素)瘤表现为胰源性溃疡等。

2.诊断要点

动态增强扫描因肿瘤血管丰富而增强显示。非功能性胰岛细胞瘤瘤体很大,平扫呈等或低密度,肿块呈椭圆形或分叶状,可出现囊变坏死,少数有钙化,邻近器官受压改变。增强扫描实质部明显强化,肿瘤不侵犯腹腔干及肠系膜血管根部周围脂肪层(图 11-36)。

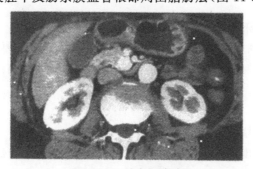

图 11-36　胰岛细胞瘤
CT 检查显示胰腺钩突旁明显强化结节,边缘规则,与周围血管界清

3.鉴别诊断

无功能胰岛细胞瘤需与胰腺癌鉴别,瘤体大、富血管、瘤体内钙化及无胰腺后方血管侵犯等征象有助于诊断胰岛细胞瘤。

4.特别提示

功能性胰岛细胞瘤由于肿瘤小,常规 CT 检出的敏感性不高。判断胰岛细胞瘤良、恶性影像学检查不可靠,需应用免疫化学检查和内分泌标识来分类。

(二)胰腺囊性肿瘤

1.病因、病理及临床概述

胰腺囊性肿瘤比较少见,病理上分为大囊及小囊型。好发于胰体、尾部,高龄女性多见,一般无明显临床症状,肿瘤较大时可触及腹部包块,胃肠道可有不适症状。

2.诊断要点

胰腺内壁较厚的囊性肿块,大囊型直径＞2 cm,小囊型直径＜2 cm,囊壁可见向腔内突出乳头状肿瘤,或表现为多个小囊状肿物,中心呈放射状间隔。增强扫描较明显强化(图 11-37)。

3.鉴别诊断

囊性腺瘤与囊性腺癌很难鉴别,血管造影有利于鉴别。

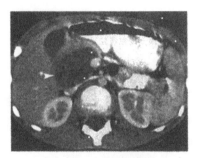

图11-37　**胰头囊腺瘤**

CT检查显示胰头区囊性占位,前缘见受压推移正常胰腺组织,增强扫描病灶内部环状强化

4.特别提示

发现胰腺小囊性占位,特别发生在体尾部,不要轻易诊断胰腺囊肿或囊性瘤,一定要密切随访。

三、胰腺癌

(一)病因、病理及临床概述

胰腺癌主要源于导管细胞,无明确诱发因素,慢性胰腺炎是个重要因素。多见于60～80岁,男性好发。按临床表现为胰头癌、胰体尾部癌及全胰腺癌。腹痛、消瘦和乏力为胰腺癌共同症状,黄疸是胰头癌突出表现。

(二)诊断要点

(1)胰腺局限或弥漫性增大,肿块形成。

(2)胰腺内不均质低密度肿块,内部可有液化坏死区,增强扫描病灶轻度强化(图11-38)。

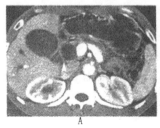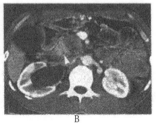

图11-38　**胰头癌**

A、B.两图CT显示胆道胰管扩张呈"双管征"。胰头区见低密度肿块,增强
扫描轻度不均质强化,正常胰腺实质仍明显强化(箭头),右肾盂积水

(3)病变处胰管中断,远侧胰管扩张、周围腺体萎缩,胰头癌可出现"双管"征。

(4)胰周脂肪层模糊消失伴条索状影,血管(腹腔干、肠系膜上动静脉多见)被包埋。

(5)腹膜后淋巴结增大及远处转移,以肝脏多见。

(三)鉴别诊断

主要与囊腺瘤、胰岛细胞瘤及慢性胰腺炎鉴别,胰管中断征象是胰腺癌特征征象。囊腺瘤表现为大小不等囊腔,胰岛细胞瘤为富血供肿瘤,强化明显,慢性胰腺炎一般有典型病史。

(四)特别提示

CT是诊断胰腺癌的金标准。胰周侵犯及胰周血管包绕是胰腺癌不可切除的可靠征象。

(杨俊彦)

第六节 脾脏疾病

一、脾脏梗死及外伤

(一)脾脏梗死

1.病因、病理及临床概述

脾脏梗死指脾内动脉分支阻塞,造成脾组织缺血坏死所致。风湿性心脏病二尖瓣病变和肝硬化是引起脾梗死常见原因。临床多无症状,有时可有上腹痛、发热、左侧胸腔积液等。

2.诊断要点

平扫表现为脾内三角形或楔形低密度区,多发于脾前缘近脾门方向。增强扫描周围脾组织明显强化,而梗死灶无强化,境界变清(图11-39)。

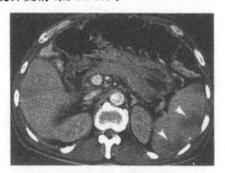

图11-39 脾梗死

CT检查显示脾内多发楔形低密度灶,尖端指向脾门,增强扫描未见强化

3.鉴别诊断

脾梗死容易诊断,慢性期有时需与脾肿瘤鉴别,增强有助于鉴别。

4.特别提示

脾梗死一般不需要处理。CT扫描的目的在于观察梗死的程度。MR价值同CT相仿。

(二)脾挫裂伤

1.病因、病理及临床概述

脾挫裂伤绝大部分是闭合性的直接撞击所致。脾是腹部外伤中最常累及的脏器。病理包括脾包膜下血肿、脾脏挫裂伤、脾撕裂、脾脏部分血管阻断和脾梗死。临床表现为腹痛、血腹、失血性休克等。

2.诊断要点

(1)脾包膜下血肿:包膜下新月形低密度灶,相应脾脏实质呈锯齿状。

(2)脾实质内出血:脾内多发混杂密度,呈线状。圆形或卵圆形改变,增强扫描斑点状不均质强化。

(3)其他:腹腔积血(图11-40)。

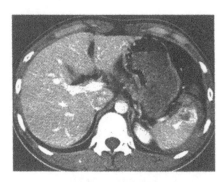

图 11-40　脾挫裂伤

CT 检查显示脾包膜下新月形血肿,脾实质内不规则低密度灶,增强扫描不均质强化

3.鉴别诊断

平扫脾挫裂伤与脾分叶、先天切迹及扫描伪影有时难以鉴别,应行增强扫描观察。

4.特别提示

急性脾损伤患者平扫有时可表现正常,应行增强扫描观察。CT 检查对脾挫裂伤诊断非常准确,累及脾门时应考虑手术。

二、脾脏血管瘤

(一)病因、病理及临床概述

脾脏血管瘤是脾脏最常见的良性肿瘤,多发生于 30～60 岁,女性稍多。成人为海绵状血管瘤,小儿多为毛细血管瘤。较大血管瘤可有上发痛、左上腹肿块、压迫感及恶心、呕吐等症状。约 25% 产生自发性破裂急腹症而就诊。

(二)诊断要点

平扫为比较均匀低密度影,多为单发,边缘清晰,形态规则,合并出血时密度增高或不均匀,瘤体较大可伴有钙化。增强扫描瘤体边缘见斑点状强化,逐渐向中心部充填(图 11-41)。

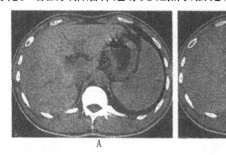

图 11-41　CT 平扫及增强扫描

A、B.两图 CT 检查显示可见脾门处结节状稍低密度灶,增强扫描明显强化,边缘光整

(三)鉴别诊断

脾脏错构瘤,密度不均匀,发现脂肪密度为其特征。

(四)特别提示

因脾脏血管瘤网状内皮增厚及中心血栓、囊变等原因,少部分脾状血管瘤强化充填缓慢。MR 显示脾血管瘤的敏感性高于 CT。

三、脾脏淋巴瘤

(一)病因、病理及临床概述

脾脏淋巴瘤分脾原发性恶性淋巴瘤及全身恶性淋巴瘤脾浸润两种。病理上分为弥漫性脾大、粟粒状肿物及孤立性肿块。临床表现有脾大及其相关症状。

(二)诊断要点

(1)原发性恶性淋巴瘤表现脾大,脾内稍低密度单发或多发占位病变,边缘欠清,增强扫描不规则强化、边缘变清。

(2)全身恶性淋巴瘤脾浸润表现脾大、弥漫性脾内结节灶,脾门部淋巴结肿大。

(三)鉴别诊断

转移瘤,有时鉴别困难,需密切结合临床。

(四)特别提示

淋巴瘤的诊断要依靠病史,CT上淋巴瘤病灶可互相融合成地图样,此点同转移瘤不同。MR平面梯度快速回波增强扫描对淋巴瘤的诊断很有帮助。

(杨俊彦)

第七节　肾　脏　疾　病

一、肾脏外伤

(一)病理和临床概述

肾脏遭受任何直接损伤如暴力挤压、骨折损伤、牵拉撕裂,或间接暴力如强烈震荡等均可导致损伤。近年来,医源性损伤亦逐渐增多。根据其病理特征,一般将肾外伤分为3型:①轻型损伤,包括肾挫伤、表浅性裂伤、包膜下血肿;②中型损伤,伤及肾实质或延及集合系统;③重型损伤,包括肾粉碎性伤及肾蒂损伤。临床表现为血尿、休克、腰部疼痛、腰肌紧张或有肿块,同时常合并其他脏器损伤。

(二)诊断要点

肾出血是肾外伤最常见的征象。肾损伤表现多样,一般可表现为:①肾因水肿和出血而增大,或肾脏因肾周血肿或漏尿而移位;②肾轮廓模糊不清或失去连续性;③肾实质裂隙、缺损或碎裂,肾内出血,轻的出现局限性血肿,边界清,严重者出现不规则不均匀的混杂密度;④肾周血肿是诊断肾破裂最常见的征象,表现为新月形或环形包膜下血肿,严重者随肾包膜撕裂,出血进入肾周间隙或肾旁间隙;⑤尿外漏,表明肾集合系统损伤;⑥合并其他脏器损伤(图11-42)。

(三)鉴别诊断

一般可明确诊断,注意排除肾是否伴有其他病变。

253

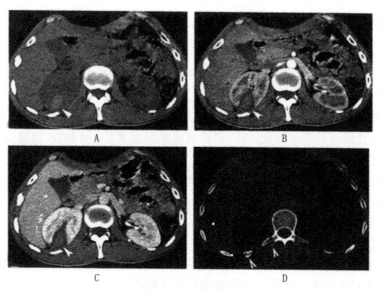

图 11-42　肾破裂

A、B、C、D.为右肾破裂的 CT 三维重建,右肾上极破裂,边缘不规则,局部未见血液供应

(四)特别提示

肾在泌尿系统中最易发生损伤。由于肾血供丰富,具有高分辨率的 CT 显示出其优势。可明确损伤的程度和范围。三维 CT 重建对肾盂、输尿管、肾血管损伤的判断很有帮助。肾血管损伤的金标准是肾动脉造影,对于肾血管小分支出血患者可行肾动脉栓塞治疗。

二、肾囊肿

(一)病理和临床概述

肾囊肿分为肾单纯囊肿和多囊肾。肾单纯囊肿最常见,多见于成人。系后天形成,目前认为是肾小管憩室发展而来。病理上多见于肾皮质的浅深部或髓质,囊壁薄,内含透明液体,与肾盂不同。临床多无症状。多囊肾指肾皮质和髓质内发生的多发囊肿的遗传性疾病,按遗传方式分为常染色体显性遗传型(成人型)多囊肾和常染色体隐性遗传型(儿童型)多囊肾。前者多在30 岁后发病,表现为肾脏增大、局部不适、血尿、蛋白尿、高血压等。后者基本病变为肾小管增生和囊状扩张,有不同程度肝门周围纤维化和肝内胆管囊状扩张。临床有肾、肝症状。

(二)诊断要点

1.单纯囊肿

平扫为圆形或椭圆形低密度灶,水样密度。增强扫描不强化、壁薄(图 11-43)。

2.特殊类型

肾盂旁囊肿,位于肾窦内,可能为淋巴源性或肾胚胎组织残余发展而成,低密度,可压迫肾盂和肾盏,还有一种高密度囊肿,平扫比肾实质高,可能为出血、含蛋白样物质所致。

3.多囊肾成人型

肾内多发囊状水样低密度,大小不等,不强化。

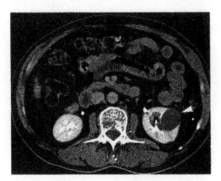

图 11-43　左肾囊肿

CT检查示左肾实质内见一圆形囊状积液,未见强化

4.多囊肾儿童型

双肾对称增大有分叶,肾实质密度低,肾盂小,囊肿不易发现,增强扫描肾实质期延长,可见多发、扩张的肾小管密度增高,放射状分布。

(三)鉴别诊断

1.囊性肾癌

癌灶边缘有强化,可伴有后腹膜淋巴结转移及邻近脏器受侵犯等改变。

2.肾母细胞瘤

肾母细胞瘤多见于儿童,为肾脏实质性肿块,肾静脉往往受侵,易发生肺转移。

3.髓质海绵肾

肾皮、髓质交界区多发小钙化灶,呈簇状分布。

(四)特别提示

B超是诊断肾囊肿常用而有效的方法。CT、MRI均明确诊断,并起到鉴别诊断价值。

三、肾结石

(一)病理和临床概述

肾结石在尿路结石中居首位,发病年龄多为 20～50 岁,男性多于女性,多为单侧性。发病部位多见于肾盂输尿管连接部、肾盏次之,偶可见于肾盂源性囊肿或肾囊肿内。病理改变主要为梗阻、积水、感染及对肾盂黏膜和肾实质的损害。结石根据其组成成分分为阳性和阴性结石两类。临床症状主要为血尿、肾绞痛和排石史。当结石并发感染和梗阻性肾积水时,则出现相应临床症状。

(二)诊断要点

平扫可发现阳性及阴性结石,阴性结石密度常高于肾实质,CT 值常为 100 HU 以上,无增强效应。结石常为圆形、卵圆形、鹿角状。螺旋 CT 薄层扫描可发现<2 mm 的结石。结石继发肾积水表现为患侧肾盂肾盏扩大,为均匀一致的低密度,部分患者在低密度中能发现高密度结石。长期梗阻导致肾皮质萎缩,增强扫描肾实质强化差,集合系统内对比剂浓度低(图 11-44)。

(三)鉴别诊断

血凝块,密度明显低于结石;钙化灶,不引起近侧尿路梗阻。

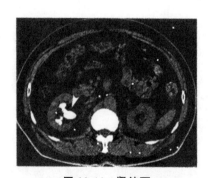

图 11-44　**肾结石**

CT 检查示肾盂内可见鹿角状高密度灶

（四）特别提示

腹部 X 线平片能发现 90％以上的阳性结石，能确定结石位置、形状、大小。静脉肾盂造影能发现 X 线平片不能显示的阴性结石，并判断肾积水程度。CT 检查的分辨率明显高于 X 线平片，可同时发现肾及其周围结构的形态学和功能学改变，CT 不仅能发现肾积水的程度，还能确定其梗阻位置。

四、肾结核

（一）病理和临床概述

肾结核 90％为血行感染引起，肺结核是主要原发病灶，骨关节结核、肠结核等也可成为原发灶。其他传播途径尚包括经尿路、经淋巴管和直接蔓延。致病菌到达肾皮髓交界区形成融合的结核结节，感染多是双侧性的。病变发展扩大，结节中心坏死，干酪样物液化排出，形成空洞。病灶常在肾乳头处侵入肾盂、肾盏，进而到达全肾或其他部位，肾结核可随集合系统累及输尿管、膀胱，男性可累及生殖系统。肾结核多见于青壮年，20～40 岁，男性多见，主要症状有尿频、尿痛、米汤样尿及血尿、脓尿等。部分患者有腰痛。

（二）诊断要点

（1）早期肾小球血管丛病变，CT 检查无发现。

（2）当病变发展干酪化形成寒性脓肿，破坏肾乳头时，CT 见单侧或双侧肾脏增大，肾实质内边缘模糊的单发或多发囊状低密度区，CT 值接近于水，增强扫描呈环状强化，与之相通的肾盏变形。

（3）后期肾体积缩小，肾皮质变薄，肾盂、肾盏管壁增厚，不规则狭窄。脓肿溃破可形成肾周或包膜下积脓，肾周间隙弥漫性软组织影。50％可见钙化，"肾自截"可见弥漫性钙化（图 11-45）。

（三）鉴别诊断

（1）肾囊肿：肾实质内单发或多发类圆形积液，无强化，囊壁极少钙化。

（2）肾积水：积液位于肾盂、肾盏内。

（3）细菌性肾炎：低密度灶内一般不发生钙化。

（四）特别提示

静脉肾盂造影是诊断肾结核的重要方法，但早期不能显示结核病灶，晚期肾功能受损时又不能显影。诊断不明确可选择 CT 检查，CT 的价值在于判断病变在哪侧肾、损害程度，能更好地显示病灶细节、肾功能情况、肾门及腹膜后淋巴结有无肿大，是确定肾结核治疗方案必不可少的检查方法。

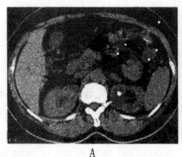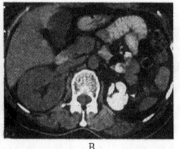

图 11-45　肾结核

A.肾结核,肾实质内多发囊状低密度区伴斑点状钙化;B.肾自截,全肾钙化

五、肾脓肿

(一)病理和临床概述

肾脓肿是肾非特异性化脓性脓肿,主要由血运播散引起,少数由逆行感染所致。常为单侧性病变。其致病菌多为金黄色葡萄球菌,病理改变为致病菌在肾皮质内形成多发局限性脓肿,数个脓肿可合并成较大脓肿,偶尔全肾累及。临床表现有突然起病,畏寒、高热、腰部疼痛、患侧腰肌紧张及肋脊角叩痛、食欲缺乏等。血常规示白细胞计数升高,中性粒细胞比例升高。

(二)诊断要点

1.急性浸润期

CT 平扫肾实质内稍低密度,边界不规则病灶,边缘模糊,增强呈边缘清晰的低密度灶。

2.脓肿形成期

检查可见不规则脓腔,增强呈环状强化,外周见水肿带。脓肿内可见小气泡及液化区。

3.肾周脓肿

脓肿可波及肾周、后腹膜及腰大肌,也可向肾盂内蔓延,形成肾盂积脓(图 11-46)。

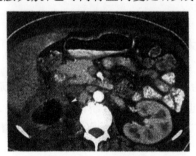

图 11-46　肾脓肿

CT 示右肾外形增大,边缘模糊,肾实质内见环状强化灶及气体

(三)鉴别诊断

肾结核,半数发生钙化,低密度灶内一般看不见气泡。

(四)特别提示

结合病史、体征、实验室检查和尿路造影可诊断。B超、CT 不仅可确定病变部位、程度,还可动态观察。尚可行 CT 引导下肾脓肿穿刺诊断或治疗。MRI 检查 T_1WI 像呈低信号,T_2WI 上呈高信号。

六、肾动脉狭窄

(一)病理和临床概述

肾动脉狭窄是指各种原因引起的肾动脉起始部、主干,或其分支的狭窄,是继发性高血压最常见的原因。常见肾动脉狭窄原因:大动脉炎,病变常累及主动脉及其分支,我国多见,主要发生于年轻女性,累及肾动脉者多为单侧,好发于起始部;肌纤维结构不良,见于年轻男性,肾动脉管壁纤维增生,管腔狭窄,常发生在肾动脉远侧 2/3,多位双侧,呈串珠样;主动脉粥样硬化,见于老年,常有高血压,糖尿病,多发生在肾动脉起始部。其他原因有先天发育不良、肾动脉瘤、动静脉瘘、外伤、肾移植术后、肾蒂扭转、肾动脉周围压迫等。临床主要表现为短期出现高血压,舒张压升高为主。部分患者腰部可闻及杂音。

(二)诊断要点

CT 显示肾脏形态变小,肾萎缩改变。肾皮质变薄,强化程度减低。部分患者血栓形成并脱落导致肾梗死。CTA 可显示肾动脉狭窄或动脉狭窄后扩张。大动脉炎可见血管壁增厚,呈向心性或新月形增厚。动脉粥样硬化的钙化发生在动脉内膜,血管腔不均匀或偏心狭窄(图 11-47)。

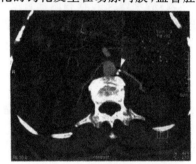

图 11-47　左肾动脉狭窄
曲面重建示左肾动脉起始部钙化引起的左肾动脉狭窄

(三)鉴别诊断

血管造影可明确诊断,一般无须鉴别。

(四)特别提示

本病的早期诊断对于临床治疗有重要影响。CTA、MRA 是无创性检查,诊断敏感性和特异性高,有取代血管造影的趋势。但血管造影是诊断该病的金标准,能准确显示狭窄部位、范围和程度。同时可施行肾动脉球囊扩张或支架置入术治疗肾动脉狭窄。

七、肾肿瘤

肾肿瘤多为恶性,任何肾肿瘤在组织学检查前都应疑为恶性。临床上较常见的肾肿瘤有源自肾实质的肾癌、肾母细胞瘤以及肾盂肾盏发生的移行细胞癌。小儿恶性肿瘤中,肾母细胞瘤占 20% 以上,是小儿最常见的腹部肿瘤。成人恶性肿瘤中肾肿瘤占 2% 左右,绝大部分为肾癌,肾盂癌少见。肾脏良性肿瘤中最常见的是肾血管平滑肌脂肪瘤。

(一)肾血管平滑肌脂肪瘤

1.病理和临床概述

以往认为肾血管平滑肌脂肪瘤是错构瘤,目前通过免疫组化证实该肿瘤系单克隆性生长,是真性肿瘤。绝大部分肾血管平滑肌脂肪瘤是良性,但已有文献报道少数肿瘤恶性变并发生转移。肿瘤主要起源于中胚层,由不同比例的异常血管、平滑肌和脂肪组织组成,一般呈膨胀性生长。肾血管平滑肌脂肪瘤有两个类型:一型合并结节性硬化,此型多见于儿童或青年,肿瘤为双肾多发小肿块。临床无泌尿系统症状。另一型不合并结节性硬化,肾肿块单发且较大,有血尿、腰痛等临床症状。肾血管平滑肌脂肪瘤是肾脏自发破裂最常见的原因。从病理学上看,肾血管平滑肌脂肪瘤可以分为上皮样血管平滑肌脂肪瘤和单形性上皮样血管平滑肌脂肪瘤及单纯的血管平滑肌脂肪瘤,前者有上皮样细胞,含有大量血管成分或少量脂肪组织;中者仅含上皮样细胞和丰富的毛细血管网;后者三者按不同比例在瘤内分布。

2.诊断要点

典型表现为肾实质内单发或多发软组织肿块,边界清楚,密度不均匀,内见脂肪密度,CT值低于−20 HU。脂肪性低密度灶中夹杂着不同数量的软组织成分,呈网状或蜂窝状分隔。增强后部分组织强化,脂肪组织不强化(图 11-48A)。少部分不含脂肪或含少量脂肪组织(上皮样或单形性上皮样血管平滑肌脂肪瘤)可以类似肾癌样表现,呈不均匀明显强化,包膜不完整,诊断非常困难(图 11-48B～D)。

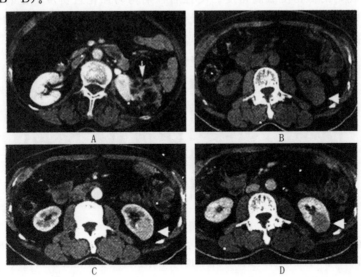

图 11-48　肾血管平滑肌脂肪瘤

A.肾血管平滑肌脂肪瘤,肿块内见较多脂肪组织,肿块不规则,突出肾轮廓外;B～D.上皮样血管平滑肌脂肪瘤,可见肿块密度均匀,增强动脉期扫描呈明显均匀强化,静脉期扫描退出呈低密度

3.鉴别诊断

(1)肾癌:肿块内一般看不到脂肪组织。

(2)单纯性肾囊肿:为类圆形积液,无强化。

(3)肾脂肪瘤:为单纯脂肪肿块。

4.特别提示

肿瘤内发现脂肪成分是 B 超、CT、MRI 诊断该病的主要征象。如诊断困难,应进一步行

MRI检查,因 MRI 对脂肪更有特异性。DSA 血管造影的典型表现有助于同其他占位病灶的鉴别。少部分肾脏血管平滑肌脂肪瘤伴出血,可以掩盖脂肪的低密度,密度不均匀增高,需要注意鉴别。上皮样或单形性上皮样血管平滑肌脂肪瘤诊断困难者,需要进行穿刺活检。

(二)肾嗜酸细胞腺瘤

1.病理和临床概述

肾嗜酸细胞腺瘤是一种较罕见的肾脏实质性肿瘤,虽然近年来人们对此瘤的临床病理特征认识加深,但在实际工作中常误诊为肾细胞癌。1976 年 Klein 和 Valensi 提出肾嗜酸细胞腺瘤是一种具有不同于其他肾皮质肿瘤特征的独立肿瘤并获公认。文献报道肾嗜酸细胞腺瘤占肾脏肿瘤的 3%～7%,发病率多在 60 岁以上,男性较女性多见。肾嗜酸细胞腺瘤起源于远曲小管和集合管细胞。肿瘤质地均匀,没有坏死、出血及囊性变,而肾细胞癌其肉眼标本最大特点是因瘤体内有出血坏死呈五彩色,即使瘤体小也能见到。该瘤肉眼标本另一个特点是部分肿瘤中央有纤维瘢痕形成。光镜下肿瘤细胞呈巢状或实片状,肾嗜酸细胞腺瘤的胞膜通常不清晰,胞质嗜酸性为此瘤的又一大特点,镜下颗粒粗大,充满胞质,嗜酸性强。肾嗜酸细胞腺瘤无特异性临床表现,通常无症状,瘤体较大者可有腰痛、血尿或腹部包块。该瘤绝大部分为单发,肿瘤大小为0.6～15 cm 不等。常局限肾脏实质,很少侵犯肾包膜和血管。

2.诊断要点

CT 平扫为较均匀的低密度或高密度。增强后各期均匀强化且密度低于肾皮质。比较特异的是,CT 扫描时出现的中央星状瘢痕和轮辐状强化,可提示肾嗜酸细胞腺瘤的诊断。但也有人认为它们并不可靠。轮辐状强化和中央星状瘢痕,也是嫌色细胞癌的表现之一。但如果螺旋CT 血管期和消退期双期均表现为轮辐状,应疑诊肾嗜酸细胞腺瘤(图 11-49)。

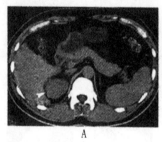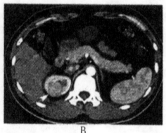

A   B

图 11-49　肾嗜酸细胞腺瘤

女性患者,34 岁,体检 B 超发现右肾上极占位,CT 平扫显示右肾上极等密度肿块,动脉期呈均匀中等强化,静脉期扫描呈等低密度,手术病理为右肾上极嗜酸细胞瘤

3.鉴别诊断

(1)肾细胞癌:肿块不出现中央星状瘢痕和轮辐状强化,且易侵犯肾包膜和邻近血管。

(2)肾血管平滑肌脂肪瘤:内可见特异性脂肪组织。

4.特别提示

因肿瘤为良性,如术前能正确诊断,则可采用低温冷冻治疗、肾部分切除或肿瘤射频消融术,从而避免不必要的肾脏切除术。近来发现 MRI 在诊断肾嗜酸细胞瘤方面有独特价值,可显示肿瘤包膜完整、中央星状瘢痕、等或低 T_1 信号、稍低或稍高 T_2 信号及强化情况等,可提示诊断。如果仔细观察肾脏 MRI 形态学特点和特异的信号特征,并结合其他辅助影像检查和病史,对绝大多数肾嗜酸细胞腺瘤及其他肾脏肿块,MRI 能做出正确诊断并指导治疗。

(三)肾细胞癌

1.病理和临床概述

肾细胞癌为肾最常见恶性肿瘤,好发年龄 50~60 岁,男性多见。肾细胞癌起源于肾小管上皮细胞,发生在肾实质内,可有假包膜,易发生囊变、出血、坏死、钙化。肾癌易侵犯肾包膜、肾筋膜、邻近肌肉、血管、淋巴管等,并易在肾静脉、下腔静脉内形成瘤栓,晚期可远处转移。病理类型有透明细胞癌、颗粒细胞癌、梭形细胞癌。典型症状有血尿、腰痛和腹部包块。

2.诊断要点

CT 表现为等密度、低密度或高密度肿块。动态增强:早期大部分肾癌强化明显,CT 值可增加≥40 HU;皮质期不利于肿瘤显示;实质期呈相对低密度。肿块局限于肾实质内或突出肾轮廓外。肿块与正常肾脏分界不清,边缘较规则或部分不规则。有时肿瘤内有点状、小结节状、边缘弧状钙化。同时注意观察肾周结构有无侵犯,局部淋巴结有无肿大(图 11-50)。

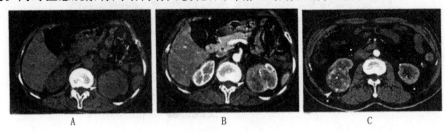

图 11-50　肾癌

A、B、C 三图为 CT 检查示肾轮廓增大,肿块呈明显不均匀性强化

3.鉴别诊断

(1)肾盂癌:发生在肾盂,乏血供,肿块强化不明显。

(2)肾血管平滑肌脂肪瘤:肿块内有脂肪组织时容易鉴别,无脂肪组织则难以鉴别。

(3)肾脓肿:脓腔见环状强化,内见小气泡及积液。

4.特别提示

B 超检查对肾癌的普查起重要作用,对肾内占位囊性成分的鉴别诊断准确性高。CT 检查可作为术前肾癌分期的主要依据,确定肿瘤有无侵犯周围血管、脏器及淋巴结转移、远处转移。MRI 诊断准确性同 CT,但在诊断淋巴结和血管病变方面优于 CT。

(四)肾窦肿瘤

1.病理和临床概述

肾窦肿瘤,由肾门深入肾实质所围成的腔隙称肾窦,内有肾动脉的分支、肾静脉的属支、肾盂、肾大、小盏、神经、淋巴管和脂肪组织。有研究者将肾窦病变分为三种:一类是窦内固有成分发生的病变,如脂肪组织、集合系统、血管及神经组织来源的;一类是外来的从肾实质发展进入肾窦内的病变;另一类是继发的包括转移或腹膜后肿瘤累及肾窦的肿瘤。原发性肾窦内肿瘤非常罕见,发现其病因或发生肿瘤的解剖组织范围很广,从脂肪组织(如脂肪肉瘤)、神经组织(如副神经节细胞瘤)、淋巴组织(如以良性 Castleman 病或恶性淋巴瘤),以及血管来源的血管外皮瘤或肌肉来源的平滑肌瘤、血管平滑肌瘤。肾窦肿瘤以良性为主,恶性较少。患者一般临床上症状无特异性表现,以腰部酸痛最为常见;原发性肾窦肿瘤一般直径在4.0 cm左右,可能出现临床症状才引起患者注意,无血尿。

2.诊断要点

(1)CT 示肾盂肾盏为受压改变,与肾盂肾盏分界清晰、光整。

(2)平扫及增强密度均匀(良性)或不均匀(恶性)。

(3)与肾实质有分界,血管源性肿瘤强化非常明显。

(4)脂肪源性肿瘤内见脂肪组织密度(图 11-51)。

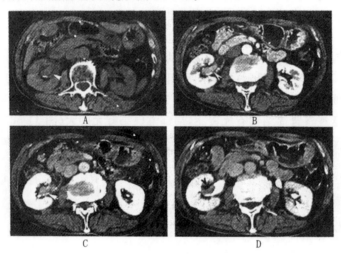

图 11-51　肾窦肿瘤

CT 平扫可见右侧肾窦等密度占位,分泌期扫描可见右侧肾盂受压变扁,但
与肿块之间交接光滑,未见受侵犯征象。手术病理为肾窦血管平滑肌瘤

3.鉴别诊断

(1)肾癌,肿块发生于肾实质内,可侵犯肾周及肾窦,一般呈显著强化。

(2)肾盂肿瘤,起源于肾盂,肿块强化差。

4.特别提示

肾区病变的定位对疾病的诊断、手术方案的制订,甚至预后都具有极其重要的临床意义。位于肾窦内的肿瘤一般不需要进行全肾脏切除,而肾实质的肿瘤一般必须全肾切除。CT、IVP、MRI 及肾动脉造影对肾窦肿瘤的定位有重要的临床价值,并对肿瘤的定性也有重要的参考价值。

(刘亚军)

第八节　膀　胱　疾　病

一、膀胱结石

(一)病理和临床概述

膀胱结石 95% 见于男性,发病年龄多为 10 岁以下儿童和 50 岁以上老人。儿童以原发性多见,主要是营养不良所致。继发性则多见于成人,可来源于肾、输尿管,膀胱感染、异物、出口梗阻、膀胱憩室、神经源性膀胱等也可引起继发结石。结石的病理改变是对膀胱黏膜的刺激、继发性炎症、溃疡形成出血、长期阻塞导致膀胱小梁、小房或憩室形成。临床症状主要为疼痛、排尿中断、血尿及膀胱刺激症状。

(二)诊断要点

平扫表现为圆形、卵圆形、不规则形、倒梨形等高密度灶,可单发或多发,大小不一,小至几毫米,大至十余厘米。边缘多光整,CT值常为 100 HU 以上,具有移动性;膀胱憩室内结石移动性差(图 11-52)。

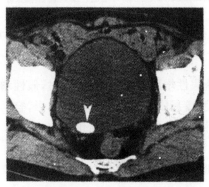

图 11-52　膀胱结石
CT 显示膀胱后壁见一卵圆形高密度影

(三)鉴别诊断

1.膀胱异物

常有器械检查或手术史,异物有特定形状,如条状等,容易以异物为核心形成结石。

2.膀胱肿瘤

膀胱壁局限性不规则增厚,可形成软组织肿块,有明显强化。

(四)特别提示

膀胱结石含钙量高,易于在 X 线平片上确诊。CT 对膀胱区可疑病灶定位准确,易于表明位于膀胱腔内、膀胱憩室、膀胱壁及壁外;易于反映膀胱炎等继发改变及膀胱周围改变。一般不需MRI 检查。

二、膀胱炎

(一)病理和临床概述

膀胱炎临床分型较多,以继发性细菌性膀胱炎多见。致病菌多为大肠埃希菌,且多见于妇女,由上行感染引起,常合并尿道炎和阴道炎。急性膀胱炎病理上局限于黏膜和黏膜下层,以充血、水肿、出血及小溃疡形成为特征;慢性膀胱炎以膀胱壁纤维增生、瘢痕挛缩为特征。主要症状有尿频、尿急、尿痛等膀胱刺激症状。

(二)诊断要点

(1)急性膀胱炎多表现正常,少数 CT 平扫增厚的膀胱壁为软组织密度,增强均匀强化。

(2)慢性膀胱炎表现为膀胱壁增厚,强化程度不如前者,无特征性表现(图 11-53)。

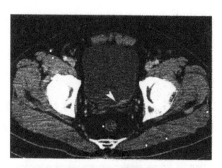

图 11-53 膀胱炎

男性患者,有反复膀胱刺激症状,CT检查示膀胱左后壁较均匀性增厚、强化

(三)鉴别诊断

(1)膀胱充盈不良性膀胱壁假性增厚,膀胱充盈满意时,假性增厚消失。

(2)先天性膀胱憩室,为膀胱壁局限性外突形成囊袋样影,容易伴发憩室炎及憩室内结石。

(3)膀胱癌,为膀胱壁局限性、不均匀性增厚,强化不均。

(四)特别提示

膀胱炎主要靠临床病史、细菌培养、膀胱镜检查或活检证实,CT检查结果只作为一个补充。

三、膀胱癌

(一)病理和临床概述

膀胱癌为泌尿系统最常见的恶性肿瘤,男性多见,多见于 40 岁以上。大部分为移行细胞癌,以淋巴转移居多,其中以闭孔淋巴结和髂外淋巴结最常见,晚期可有血路转移。临床症状为无痛性全程血尿,合并感染者有尿频、尿痛、排尿困难等。

(二)诊断要点

肿瘤好发于膀胱三角区后壁及侧壁;常为多中心。CT 表现为膀胱壁向腔内乳头状突起或局部增厚,增强呈较明显强化。当膀胱周围脂肪层消失,表示肿瘤扩展到膀胱壁外,可有边界不清的软组织肿块和盆腔积液,也可有膀胱周围和盆壁淋巴结转移(图 11-54)。

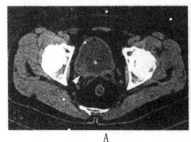 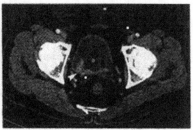

A   B

图 11-54 膀胱癌

A、B 两图为 CT 检查示右侧膀胱三角区可见不规则增厚软组织密度,增强扫描有明显不均匀强化

(三)鉴别诊断

1.膀胱炎

膀胱壁较广泛均匀性增厚,强化均匀。

aph(

2.前列腺肥大

膀胱基底部形成局限性压迹,CT 矢状位重建、MRI 可鉴别。

3.膀胱血块

平扫为高密度,CT 值一般＞60 HU,增强无强化,当膀胱癌伴出血、大量血块包绕肿块时,则难以鉴别。

（四）特别提示

CT 可为膀胱癌术前分期提供依据,明确有无周围脏器、盆壁侵犯及淋巴结转移。膀胱癌术后随访可发现复发或并发症。膀胱壁增厚也可见于炎症性病变或放射后损伤。MRI 的定位价值更高。

（刘亚军）

第九节　输尿管疾病

一、输尿管外伤

（一）病理和临床概述

输尿管外伤可单发或并发于泌尿系统外伤。泌尿系统遭受任何直接或间接暴力均可导致损伤。近年来,医源性损伤亦逐渐增多。输尿管损伤的病理取决于其损伤的程度。如完全断裂,则尿液积聚于腹膜后以肾后间隙最常见。如有瘢痕收缩则形成狭窄、闭塞和阻塞。临床表现多样,可有伤口漏尿或尿外渗,尿瘘形成;腹膜炎症状;尿道阻塞,无尿等（图 11-55）。

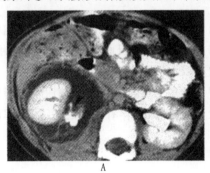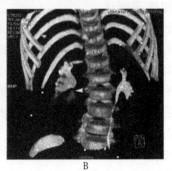

A　　　　　　　B

图 11-55　输尿管断裂三维重建

车祸患者,右输尿管上段区见片状造影剂外渗,输尿管中下段未显影

（二）诊断要点

平扫可发现阳性及阴性结石,阴性结石密度也常高于肾实质,CT 值常为 100 HU 以上,无增强效应。结石多位于输尿管狭窄部位即肾盂输尿管连接部、输尿管与髂动脉交叉处、输尿管膀胱入口处。间接征象可表现为输尿管扩张,肾盂、肾盏积水等,并可显示结石周围软组织炎症、水肿（图 11-56）。

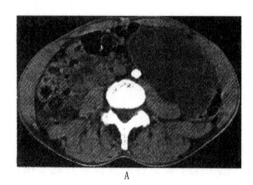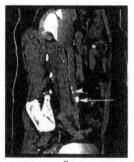

A   B

图 11-56　输尿管内多发结石

图中长箭头所示为较大的一颗结石,小箭头为两颗细小结石

(三)鉴别诊断

1.盆腔静脉石

位于静脉走行区,为小圆形高密度灶,病灶中心为低密度。

2.盆腔骨岛

位于骨骼内。

(四)特别提示

临床诊断以 X 线平片及静脉尿路造影为首选。但 CT 对结石的大小、部位、数目、形状显示更准确,免除了其他结构的影响;同时能易于显示肾盂扩张和肾盂、肾盏积水及梗阻性肾实质改变,能客观评价结石周围炎症、肾功能情况。MRI 水成像能显示梗阻性肾、输尿管积水情况。

二、输尿管炎

(一)病理和临床概述

输尿管炎指发生在输尿管壁的炎症,常由大肠埃希菌、变形杆菌、铜绿假单胞菌、葡萄球菌等致病菌引起。输尿管炎常继发于肾盂肾炎、膀胱炎等;也可因血行、淋巴传播或附近器官的感染蔓延而来(如阑尾炎、盲肠炎);部分患者因医疗器械检查、结石摩擦及药物引起。急性输尿管炎表现为黏膜化脓性炎症;而慢性输尿管炎表现为输尿管壁扩张、变薄,输尿管逐渐延长,也可为管壁增厚、变硬、僵直,致输尿管狭窄。临床症状为尿频、尿急伴有腰痛乏力、尿液浑浊,严重时发生血尿、肾绞痛,尿培养可有细菌。

(二)诊断要点

急性输尿管炎 CT 检查无特异性。

慢性输尿管炎可表现为输尿管壁增厚,管壁不均匀,部分患者出现肾盂积水。输尿管周围炎可出现腹膜后输尿管纤维化(图 11-57)。

(三)鉴别诊断

囊性输尿管炎、输尿管癌,难以鉴别;输尿管结核,表现为输尿管壁增厚,管腔狭窄,管壁常可见钙化,常伴有同侧肾脏结核。

(四)特别提示

输尿管炎的诊断应密切结合病史和辅助检查。静脉尿路造影表现为输尿管扩张或狭窄,扭曲变形。CT 检查亦尤明显特异性。对可疑病变可行病理活检。

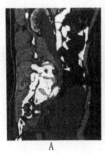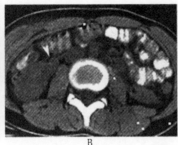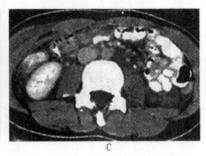

图 11-57　输尿管炎

CT 显示右输尿管中、下段管壁弥漫性增厚、强化,管腔狭窄,输尿管上段及肾盂、肾盏明显扩张、积水

三、输尿管癌

(一)病理和临床概述

输尿管肿瘤多发生在左侧,尤其是在下 1/3 段。大部分为移行细胞癌,少数为鳞癌、腺癌。原发输尿管移行细胞癌较少见,好发年龄为 50~70 岁,男性多于女性。最常见的症状为间歇性无痛性肉眼或镜下血尿,少数患者可触及腹部肿块,阻塞输尿管可引起肾绞痛。

(二)诊断要点

CT 表现输尿管不规则增厚、狭窄或充盈缺损,肿瘤近侧输尿管及肾盂扩张,三维重建显示最佳。输尿管肿瘤为少血供肿瘤,增强多无强化或轻度强化(图 11-58)。

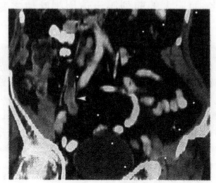

图 11-58　右输尿管癌

CT 显示输尿管中下段及膀胱入口区充满软组织影,管腔闭塞

(三)鉴别诊断

1.血凝块

输尿管腔内充盈缺损,无强化,管壁不增厚。

2.阴性结石

输尿管内高密度灶,CT 值常为 100 HU 以上。

3.输尿管结核

输尿管壁增厚、管腔狭窄,常伴有钙化。

(四)特别提示

随诊中应注意其余尿路上皮器官发生肿瘤的可能性。CT 检查对诊断输尿管肿瘤起重要作用,不仅能显示肿瘤本身,也可了解肿瘤的侵犯程度,有无淋巴结转移。MRU 对该病的诊断有一定的价值,但对尿路结石的鉴别有困难。

（唐　琳）

第十节　前列腺疾病

一、前列腺增生症

(一)病理和临床概述

前列腺增生症又称前列腺肥大,是老年男性的常见病,50 岁以上多见,随着年龄增长发病率逐渐增高。老龄和雌雄激素失衡是前列腺增生的重要病因。前列腺增生开始于围绕尿道精阜部位的腺体,即移行带和尿道周围的腺体组织,最后波及整个前列腺。临床症状主要有进行性排尿困难、尿频、尿潴留、血尿等。

(二)诊断要点

CT 扫描能显示前列腺及其周围解剖并可测量前列腺体积。CT 扫描前列腺上界超过耻骨联合上缘2～3 cm时,才能确诊为增大。增大前列腺压迫并突入膀胱内。增强扫描可见前列腺肥大,有不规则不均匀斑状强化,而肥大的前列腺压迫周围叶使之变扁,密度较低为带状,精囊和直肠可移位(图 11-59)。

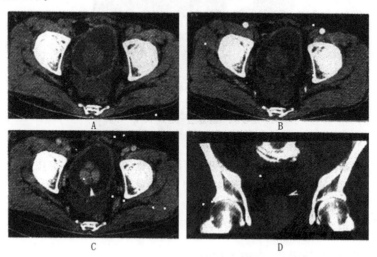

图 11-59　前列腺增生中央叶组织呈不规则状突入膀胱内

(三)鉴别诊断

前列腺癌,较小癌灶 CT 难以鉴别,癌灶巨大伴有周围侵犯、转移时不难鉴别,前列腺一般行 MRI 检查。

(四)特别提示

前列腺肥大需做临床检查,经直肠超声检查为首选检查方法。CT 扫描无特征性,临床常行

MRI检查,表现为中央带增大,周围带受压、变薄。

二、前列腺癌

(一)病理和临床概述

前列腺癌好发于老年人,95%以上为腺癌,起自边缘部的腺管和腺泡。其余为移行细胞癌、大导管乳头状癌、内膜样癌、鳞状细胞癌。前列腺癌多发生在外周带,大多数为多病灶。前列腺癌大多数为激素依赖型,其发生和发展与雄激素关系密切。临床类型分为临床型癌、隐蔽型癌、偶见型癌、潜伏型癌。早期前列腺癌症状和体征常不明显。后期出现膀胱阻塞症状,如尿流慢、尿中断、排尿困难等。

(二)诊断要点

癌结节局限于包膜内CT表现为稍低密度结节或外形轻度隆起,癌侵犯包膜外时常累及精囊,表现为膀胱精囊角消失,也可侵犯膀胱壁。淋巴结转移首先发生于附近盆腔淋巴结。前列腺癌常发生骨转移,以成骨型转移多(图11-60)。

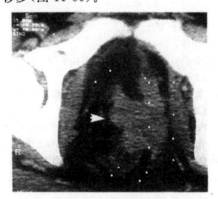

图11-60　前列腺癌

CT检查示前列腺内见一分叶状肿块,膀胱及直肠受累

(三)鉴别诊断

前列腺增生症不会发生邻近脏器侵犯、局部淋巴结转移、成骨转移等恶性征象。

(四)特别提示

前列腺的影像检查以MRI为主,MRI能清晰显示癌灶。CT不能发现局限于前列腺内较小的癌灶。前列腺CT检查的作用是在临床穿刺活检证实为前列腺癌后协助临床分期,并对盆腔、后腹膜淋巴结转移情况进行评估。

（唐　琳）

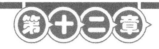

颅脑疾病的MRI诊断

第一节　先天性脑部疾病

一、中枢神经系统畸形的分类方法

可按发育阶段分类,或以器官形成障碍、组织发生障碍及细胞发生障碍分类。各种类别互有交叉,各类畸形有时并存。

(一)按发育阶段分类

(1)妊娠 3～4 个周:无脑畸形、小脑扁桃体下疝畸形、脊髓裂。

(2)妊娠 4～8 个周:前脑无裂畸形。

(3)妊娠 2～4 个月:神经皮肤综合征。

(4)妊娠 3～6 个月:移行障碍。

(5)妊娠 6 个月至出生后:髓鞘形成障碍。

(二)按器官形成,组织及细胞发生障碍分类

(1)器官形成障碍:神经管闭合障碍、脑室及脑分裂障碍、脑沟及细胞移行障碍、体积大小异常、破坏性病变。

(2)组织发生障碍:结节性硬化、神经纤维瘤病、斯德奇-韦伯综合征。

(3)细胞发生障碍:先天性代谢性异常、脑白质营养不良。

在各种中枢神经系统的畸形中,10％的颅内畸形由染色体异常所致,10％与有害的宫内环境(如感染)有关,20％与遗传有关,其余 60％原因不明。许多中枢神经系统畸形可通过神经影像学检查做出诊断,分述如下。

二、脑发育不全畸形

(一)脑沟、裂、回发育畸形

1.全前脑无裂畸形

全前脑无裂畸形属于前脑无裂畸形的最严重形式,与染色体 13、18 三倍体有关。MRI 影像可见大脑呈小圆球形,中央为单一脑室,丘脑融合,正常中线结构(如脑镰、胼胝体)均缺失。约半

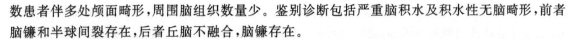

数患者伴多处颅面畸形,周围脑组织数量少。鉴别诊断包括严重脑积水及积水性无脑畸形,前者脑镰和半球间裂存在,后者丘脑不融合,脑镰存在。

2.半叶前脑无裂畸形

半叶前脑无裂畸形基本病理改变与全前脑无裂畸形相同,畸形程度略轻。MRI影像可见中央单一脑室存在,但脑室颞角及枕角、后部半球间裂初步形成;前大脑半球及丘脑融合,并突入脑室;脑镰、胼胝体、透明隔仍缺失。

3.单叶前脑无裂畸形

前脑的分裂近乎完全,但前部半球间裂较浅,脑室系统形态良好,脑镰存在,透明隔仍阙如。

(二)透明隔发育畸形

透明隔发育畸形可能是单叶前脑无裂畸形的轻度形式。半数患者合并脑裂畸形,透明隔是两侧侧脑室间的间隔,如在胚胎期融合不全,则形成潜在的透明隔间腔。透明隔发育畸形包括透明隔间腔,即第五脑室形成。如透明隔间腔积液过多,向外膨隆,称透明隔囊肿。如其向后扩展即形成穹隆间腔,也称第六脑室。透明隔缺如时两侧侧脑室相通,MRI影像可见侧脑室额角在轴面像呈倒三角形,在冠状面像指向内侧。约50%患者在MRI影像可见视神经及视交叉变细,视交叉位置异常,呈垂直状而非水平状。部分病例可见垂体柄增粗,2/3有下丘脑垂体功能障碍。

(三)脑穿通畸形

胚胎发育异常导致脑内形成囊腔而致脑穿通畸形。MRI影像显示脑实质内边界清晰的囊腔,其密度或信号与脑脊液相同。囊腔与脑室或蛛网膜下腔相通。

三、闭合不全畸形

(一)无脑畸形

无脑畸形为脑形成时发生破坏性疾病所致。中线结构(如大脑镰)存在,完整的基底核也可分辨。但几乎无皮质残留,或仅一层薄膜围绕巨大的液体囊腔。脑室结构不清。

(二)脑膨出

颅骨缺损,脑内结构(如脑膜、脑脊液、脑室、脑)单独或合并向外突出。在北美以枕叶膨出最多见,在亚洲地区以额叶经鼻腔膨出多见。脑膨出常合并下列畸形:胼胝体缺如、小脑扁桃体下疝畸形、灰质异位、移行异常、丹迪-沃克综合征等。

(三)胼胝体阙如(胼胝体发育不全)

胼胝体形成于胎儿期的第3~4个月。通常从前向后形成,但胼胝体嘴最后形成。胼胝体发育不全可以是全部的,也可是部分性的。部分性胼胝体发育不全常表现为胼胝体压部和嘴部阙如,而胼胝体膝部存在。影像检查可见侧脑室额角和体部宽大,而且两侧侧脑室分离,额角与体部呈锐角。枕角扩大、不对称。由于内侧纵束伸长,侧脑室中部边缘凹陷。第三脑室轻度扩大并抬高,不同程度延伸至双侧侧脑室中间位置,室间孔常拉长。此外,由于胼胝体膝部阙如,大脑半球间裂似与第三脑室前部相连续,在冠状面MRI影像,半球间裂向下扩展至双侧侧脑室之间,第三脑室顶部。在矢状面,正常扣带回缺失。旁中央回及旁中央回沟围绕第三脑室,呈放射状。部分病例可见海马联合增大,酷似胼胝体压部。

(四)胼胝体脂肪瘤

胼胝体脂肪瘤是在胎儿神经管闭合过程中,中胚层脂肪异常夹入所致,占颅内脂肪瘤的

30%,约半数患者与胼胝体发育不全有关。有学者认为胼胝体脂肪瘤不是真正的肿瘤而是脑畸形,最常见的部位是胼胝体压部,或围绕胼胝体压部,也可累及整个胼胝体。颅内脂肪瘤几乎均发生在中线部位,亦可见于四叠体池,脚间池及鞍上等部位。在 CT 常见特定部位的极低密度,大的脂肪瘤壁可见线样钙化。MRI 影像显示脂肪瘤信号在 T_2WI 与脑组织类似,在 T_1WI 呈高信号,应用脂肪抑制技术可使 T_1 高信号明显减低。重要脑血管可穿过脂肪瘤。

(五)小脑扁桃体下疝畸形

本病最早由 Chiari 描述,将菱脑畸形伴脑积水分为三种类型,而后将伴有严重小脑发育不全的被补充为第四种:Chiari Ⅰ型和 Chiari Ⅱ型相对常见,Chiari Ⅲ型少见,Chiari Ⅳ型结构独特。

(1)Chiari Ⅰ型:在 MRI 影像可见小脑扁桃体下疝,即小脑扁桃体变形、移位,向下疝出枕大孔,进入颈椎管上部。一般认为,小脑扁桃体低于枕大孔 3 mm 属于正常范围,低于枕大孔 3~5 mm 为界限性异常,低于枕大孔 5 mm 可确认下疝。Chiari Ⅰ型通常不伴有其他脑畸形。20%~25%患者伴有脊髓空洞症。有时可见颅颈交界畸形,包括扁平颅底,第一颈椎与枕骨融合等。

(2)Chiari Ⅱ型:一种比较复杂的畸形,影响脊椎、颅骨硬膜和菱脑。与 Chiari Ⅰ型相比,Chiari Ⅱ型伴随幕上畸形的发生率高,表现复杂多变。Chiari Ⅱ型几乎均伴有某种形式的神经管闭合不全,如脑膜膨出、脊髓脊膜膨出和脑积水等。颅骨和硬膜畸形包括颅骨缺损、枕大孔裂开、不同程度的脑镰发育不全、横窦及窦汇低位伴颅后窝浅小、小脑幕发育不全伴幕切迹增宽、小脑蚓部及半球向上膨出(小脑假瘤);中脑和小脑异常包括菱脑发育不全导致延髓小脑向下移位、延髓扭曲、小脑围绕脑干两侧向前内侧生长;脑室和脑池异常包括半球间裂锯齿状扩大、脑室扩大,透明隔阙如或开窗,导水管狭窄或闭塞,第四脑室拉长、变小,向尾侧移位;脑实质异常包括脑回小、灰质异位、胼胝体发育不全;脊柱和脊髓异常包括脊髓脊膜膨出(腰骶部占 75%,颈胸部占25%)、脊髓积水空洞症、脊髓低位合并脂肪瘤、脊髓纵裂。

(3)Chiari Ⅲ型:表现为 Chiari Ⅱ型伴下枕部或上颈部脑膨出,罕见。

(4)Chiari Ⅳ型:表现包括小脑缺失或发育不全、脑干细小、颅后窝大部被脑脊液腔占据。此型罕见,且不能单独存在。

(六)丹迪-沃克综合征

本病为菱脑先天畸形,第四脑室囊性扩大为其特点,伴有不同程度小脑蚓部发育不全。MRI影像表现包括扩大的第四脑室及枕大池复合体内充满大量脑脊液,颅后窝增大,小脑蚓部及半球发育不全,第三脑室和双侧脑室不同程度扩大。约 60%患者合并其他畸形,其中 75%合并脑积水,20%~25%合并胼胝体发育不全,5%~10%合并多小脑回和灰质异位。有些学者认为,小脑后部的蛛网膜囊肿(小脑蚓部存在,第四脑室形成正常)及枕大池(小脑蚓部和小脑半球正常),可能为丹迪-沃克综合征的变异表现。

四、神经元移行障碍

(一)无脑回畸形与巨脑回畸形

在无脑回畸形,MRI 影像显示大脑半球表面光滑,脑皮质增厚,白质减少,灰白质交界面异常平滑,脑回、脑沟消失,大脑裂增宽,岛叶顶盖缺损,脑室扩大,蛛网膜下腔增宽。在巨脑回畸形,MRI 影像显示脑皮质增厚,白质变薄,脑回增宽且扁平。无脑回畸形与巨脑回畸形可伴有胼胼体发育不全、丹迪-沃克综合征及脑干与小脑萎缩。

(二)多脑回

灰质增多呈葡萄状,深脑沟减少,白质内胶质增生。

(三)神经元灰质异位

灰质异位由胚胎发育过程中神经细胞没有及时移动到皮质表面引起。灰质异位可为局限性,也可为弥漫性。病灶可位于脑室周围呈结节状,或突入侧脑室;也可位于脑深部或皮质下白质区,呈板层状,其信号与灰质信号一致。

五、脑体积异常

(一)小头畸形

大多数小头畸形继发于各种脑损害性因素,仅极少数是真正的发育性小头。CT可见颅腔缩小,以前额部明显,颅板增厚,板障增宽,颅骨内板平坦光滑。MRI影像显示脑室系统扩大、蛛网膜下腔及脑沟裂池增宽、脑皮质光滑。本病可合并胼胝体发育不全、透明隔发育异常、脑室穿通畸形等异常。

(二)巨头畸形

大多数"大头"可能属于正常变异。影像检查显示颅腔增大,脑室轻度扩大,脑组织数量增多,但脑组织的信号及密度无明显异常。一种称作单侧巨脑的病症与一侧大脑半球的部分或全部错构样过度生长有关,典型表现包括半球及同侧脑室扩大,皮质广泛增厚,灰质变浅。严重者可伴有多发异位,偶见整个大脑半球发育不良,正常脑结构消失。

六、神经皮肤综合征

神经皮肤综合征包括神经纤维瘤病、斯德奇-韦伯综合征、结节性硬化、遗传性斑痣性错构瘤及其他斑痣性错构瘤。

(一)神经纤维瘤病

神经纤维瘤病简称NF,目前已描述了八种类型的NF,但得到认可的只有NFⅠ型及双侧听神经瘤(NFⅡ型)。

(1)NFⅠ型:占NF的90%,与神经元肿瘤、星形胶质瘤有关,属常染色体显性遗传疾病,为第17号染色体异常。NFⅠ型诊断应包括以下两项或两项以上表现:①有6处咖啡斑,或咖啡斑>5 mm;②有一个丛状的神经纤维瘤,或两个以上任何类型的神经纤维瘤;③腋窝及腹股沟有雀斑;④两个或多个着色的虹膜错构瘤;⑤视神经胶质瘤;⑥低级胶质瘤;⑦特异性骨损伤(蝶骨大翼发育不全)。

NFⅠ型合并视神经胶质瘤时,病变可累及单侧或双侧视神经、视交叉、视束、外侧膝状体和视放射。患者发病平均年龄为5岁。大多数组织学表现相对良性。MRI影像显示病变在T_1WI呈等或稍低信号,在T_2WI呈中度至明显高信号。有时,在T_2WI可见基底核、大脑脚、小脑半球和其他部位存在无占位效应的高信号,T_1WI呈轻度高信号,可能是错构瘤。如果这种信号在注射对比剂后强化,应考虑为新生物。此外,其他部位也可发生胶质瘤,但非NFⅠ型神经纤维瘤的特点。常见部位包括顶盖导水管周围区及脑干,多为低级胶质瘤。

NFⅠ型神经纤维瘤还可伴有大脑动脉环附近的血管发育不全或狭窄,颅骨改变如蝶骨大翼发育不全,合并颞叶向眼眶疝出,搏动性突眼。NFⅠ型合并的脊柱异常包括脊柱侧弯,椎体后部扇形变和椎弓根破坏,脊膜向侧方膨出等。

(2)NFⅡ型与脑膜及神经鞘细胞肿瘤有关,发生率少于NFⅠ型。NFⅡ型也属于常染色体显性遗传疾病,为第22号染色体异常。患者无性别差异,有以下一项或多项表现,即可诊断:①双侧听神经肿物。②单侧听神经瘤伴有神经纤维瘤或脑膜瘤,单发或多发;或胶质瘤、脑内、髓内星形细胞瘤,髓内室管膜瘤;或其他脑神经神经鞘瘤,多发椎管内神经鞘瘤;或青少年晶状体浑浊。NFⅡ型较少伴有皮肤表现。

(二)斯德奇-韦伯综合征(SWS)

SWS又称脑三叉神经血管瘤病。血管痣发生在第Ⅴ脑神经分布区的部分或整个面部。神经系统影像的典型表现为血管瘤病畸形的后遗症,而非畸形本身。CT可见沿脑回的曲线形钙化,在SWS钙化常见。病灶常始于枕叶,逐渐向前发展。脑内钙化与面部表现多在同侧,部分为双侧钙化。钙化在MRI影像呈低信号区。CT及磁共振均可见脑萎缩,常为单侧,与面部血管痣同侧,典型者位于枕叶,亦可累及整个大脑半球,脑沟增宽。注射对比剂后,灰质可轻度或明显强化。75%的患者同侧脉络丛显著增大及强化。在T_2WI可见脑白质内局灶性高信号,可能与反应性胶质增生有关。此外,髓静脉和室管膜下静脉迂曲扩张。DSA检查显示动脉期正常,皮质静脉引流异常,血流淤滞和静脉引流延迟,呈现弥漫而均匀的毛细血管染色。髓静脉和室管膜下静脉扩张,形成侧支静脉引流。

(三)结节性硬化(TS)

TS为常染色体遗传性疾病。临床表现包括皮脂腺瘤、癫痫发作及智力低下。有时三者非同时出现。临床检查可发现多器官错构瘤。神经系统影像检查,约半数患者CT可见颅内钙化。CT及MRI影像显示室管膜下结节,以MRI影像明显,结节信号强度与脑白质类似。皮质也可发现结节,可能与胶质增生或脱髓鞘有关,结节在T_1WI为等或低信号,在T_2WI为高信号,边缘有时不清楚。典型的肿瘤是室管膜下巨细胞星形细胞瘤,常位于莫氏孔附近,注射对比剂后有强化。其他部位室管膜下结节如出现强化,也应考虑为恶性病变,至少为组织学活跃病变,并有可能进展。

(四)Von-Hippal-Lindau病(VHL)

VHL为常染色体显性遗传性多系统病变(外显率约100%),以中枢神经系统及腹腔囊变、血管瘤、新生物为特征。临床诊断VHL依据:①存在一个以上的中枢神经系统血管网织细胞瘤;②一个中枢神经系统血管网织细胞瘤,伴有一个内脏病变;③患者有阳性家族史,同时存在一种阳性病变。中枢神经系统血管网织细胞瘤多发生在小脑或延颈髓交界处,占所有颅后窝肿瘤的7%~12%,半数患者伴发VHL。实性血管网织细胞瘤占20%左右,肿瘤呈囊性伴壁结节占80%。囊内信号高于脑脊液。壁结节为等密度或等信号,在T_2WI较大结节有时可见血管流空信号。注射对比剂后结节明显强化。幕上血管网织细胞瘤罕见,但在T_2WI有时可见白质内局灶性高信号区。可伴有眼部病变,注射对比剂后视网膜强化。DSA可显示一个或多个血管结节染色,囊性部分表现为大的无血管区。

七、先天性脑积水

脑积水通常指由于脑脊液流动受阻或脑脊液过剩所引起的动力学变化过程。从侧脑室到第四脑室出孔的任何部位,脑脊液流动受阻所致脑积水称非交通性脑积水;脑脊液吸收障碍所致脑积水称交通性脑积水。MRI影像检查有助于显示较小的脑脊液循环梗阻病变,精确描述脑室解剖,观察脑脊液流动。由室间孔闭塞所致脑积水多为继发性,先天性闭锁罕见。先天性中脑导水管狭窄为发育畸形,CT 或 MRI 影像表现为侧脑室及第三脑室扩大而第四脑室形态正常。MRI 影像矢状正中图像可清晰显示导水管狭窄及其形态。此外,侧脑室周围的长 T_1、长 T_2 信号与间质水肿有关。MRI 影像检查可排除导水管周围、第三脑室后部或颅后窝病变所致脑积水。Chiari Ⅱ型畸形及丹迪-沃克综合征可伴脑积水。正常脑室可生理性扩大,且随年龄增长而变化。早产儿常有轻度脑室扩大。

（刘　芸）

第二节　脑 白 质 病

脑白质病可分为髓鞘形成异常和脱髓鞘病两大部分。在此分述如下。

髓鞘形成异常是一组髓鞘形成障碍的疾病,其原因包括染色体先天缺陷或某些特异酶缺乏,导致正常代谢障碍,神经髓鞘不能正常形成。与脱髓鞘疾病不同,髓鞘形成异常通常不伴有特异性炎性反应,而且病变范围广泛、弥漫。该组疾病包括中枢神经系统海绵状变性、异染性脑白质营养不良及先天性皮质外轴索再生障碍症等异常。

一、中枢神经系统海绵状变性

(一)临床表现与病理特征

本病又称 Canavan-Van Bogaert 病、脑白质海绵状硬化症,是一种较罕见的家族遗传性疾病,呈常染色体隐性遗传。以犹太人多见。病理改变为慢性脑水肿、广泛的空泡形成、大脑白质海绵状变性。以皮质下白质及深部灰质受累为主,中央白质相对较轻。髓磷脂明显缺失。星形细胞肿胀、增生。临床表现为出生后 10 个月内起病,以男婴多见,发病迅速,肢体松弛,举头困难,而后肌张力增高,去大脑强直与抽搐发作,视神经萎缩及失明。稍大儿童可有巨脑。常在2～3 岁时死亡。5 岁以后发病以智力障碍为主,可有小脑性共济失调。

(二)MRI 表现

MRI 显示大脑白质长 T_1、长 T_2 异常信号,广泛、弥漫、对称,不强化。头颅巨大、颅缝分开。晚期脑萎缩,脑室扩大。

二、肾上腺脑白质营养不良

(一)临床表现与病理特征

本病又称性连锁遗传谢尔德病,为染色体遗传的过氧化物酶体病变。由于全身性固醇或饱和极长链脂肪酸在细胞内异常堆积,致使脑和肾上腺发生器质与功能性改变。由于是在髓鞘形成以后又被破坏,严格讲本病属于脱髓鞘病变。病理检查见大脑白质广泛性、对称性脱髓鞘改变,由枕部向额部蔓延,以顶颞叶变化为著。可累及胼胝体,但皮质下弓形纤维往往不被侵及。脱髓鞘区可见许多气球样巨噬细胞,经 Sudan Ⅳ 染色为橘红色。血管周围呈炎性改变,并可有钙质沉积。电镜下,巨噬细胞、胶质细胞内有特异性的层状胞质含体。肾上腺萎缩及发育不全可同时存在。晚期,脑白质广泛减少,皮质萎缩,脑室扩大。

根据发病年龄及遗传染色体不同分为三种类型。①儿童型:最常见。为 X 性连锁隐性遗传。仅见于男性,通常在 4～8 岁发病。表现为行为改变、智力减退及视觉症状,可有肾上腺功能不全症状(异常皮肤色素沉着)。病程进行性发展,发病后数年内死亡。②成人型:较常见。属性染色体隐性遗传,见于20～30 岁男性。病程长,有肾上腺功能不全、性腺功能减退,小脑共济失调和智力减退。③新生儿型:为常染色体隐性遗传。于出生后 4 个月内出现症状。临床表现有面部畸形、肌张力减低及色素性视网膜炎。精神发育迟缓,常有癫痫发作。一般在 2 岁前死亡。

(二)MRI 表现

顶枕叶白质首先受累,继之向前累及颞、顶、额叶白质。有时累及胼胝体压部及小脑。病灶周边可有明显强化。经与病理对照发现,这种周边强化实际上代表炎性活动,而疾病后期的无强化,则反映完全性髓鞘结构丧失。在 T_2WI,双侧枕叶白质内可见片状高信号,并向视放射及胼胝体压部扩展(图 12-1)。在部分病例,病变可通过内囊、外囊及半卵圆中心向前发展,但较少累及皮质下弓状纤维。偶有病变最先发生在额叶,并由前向后发展。在成人型病例,MRI 表现无特异性,可见白质内长 T_1、长 T_2 局灶性异常信号,可有轻度脑萎缩。

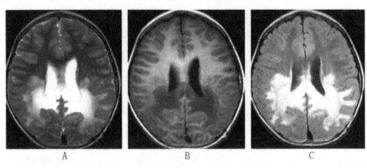

图 12-1 肾上腺脑白质营养不良

A、B.轴面 T_2WI 及 T_1WI 显示双侧颞后枕叶对称性片状长 T_1、长
T_2 信号,胼胝体受累;C.轴面 FLAIR 像显示病变白质为高信号

三、类球状脑白质营养不良

(一)临床表现与病理特征

本病又称 Krabbe 病,属于溶酶体异常,为常染色体隐性遗传疾病。由于 β-半乳糖苷酶缺乏,使脑苷酯类代谢障碍,导致髓鞘形成不良。病理检查见大脑髓质广泛而对称性的缺乏髓鞘区,轴索常受累,并可累及小脑及脊髓,病变区星形胶质细胞增生明显,其特征性改变为在白质小血管周围常见丛集的所谓类球状细胞。这种细胞为体积较大的多核类上皮细胞,胞体内含大量脑苷酯类物质。发病有家族遗传史,首发症状见于生后 2～6 个月(婴儿型)。临床表现为发育迟缓、躁动、过度兴奋、痉挛状态。检查可见痴呆、视神经萎缩、皮质盲、四肢痉挛性瘫痪。一般在3～5 年内死亡。偶有晚发型。

(二)MRI 表现

在疾病早期,丘脑、尾状核、脑干、小脑和放射冠可见对称性弥漫性长 T_2 异常信号。中期可见室周斑状异常信号。晚期呈弥漫性脑白质萎缩。

四、异染性脑白质营养不良

(一)临床表现与病理特征

又称脑硫脂沉积病、异染性白质脑病。为常染色体隐性遗传疾病,脑脂质沉积病之一。因芳香基硫酸酯酶 A 缺乏,导致硫脂在巨噬细胞和胶质细胞内的异染颗粒里异常沉积而发病。病理改变为大脑半球、脑干及小脑白质内广泛脱髓鞘,以少枝胶质细胞脱失明显。用甲苯胺蓝染色可见颗粒状的红黑色异染物质广泛分布。临床表现可根据发病年龄分为以下 4 型。①晚期婴儿型:最常见,1~2 岁时开始不能维持正常姿势,肌张力下降,运动减少,以后智力减退,由软瘫转为硬瘫,并可有小脑共济失调、眼震、视神经萎缩、失语,逐渐去脑强直、痴呆,多于 5 岁前死于继发感染;②少年型:于 4~5 岁起病,进展缓慢,常有人格改变及精神异常;③婴儿型:生后 6 个月内发病,又称 Austin 病;④成人型:16 岁后发病。

(二)MRI 表现

不具特异性。MRI 显示脑白质内弥漫性融合性长 T_1、长 T_2 信号(图 12-2)。早期病变以中央白质区为主,并累及胼胝体。晚期累及皮质下白质,脑萎缩。无强化,无占位效应。

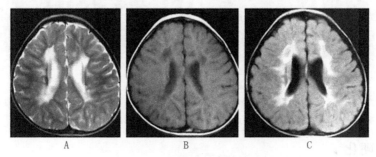

图 12-2　异染性脑白质营养不良

A、B.轴面 T_2WI 及 T_1WI 显示双侧室旁片状长 T_1、长 T_2信号;C.轴面 FLAIR 像显示双侧室旁高信号病变

五、多发性硬化(MS)

(一)临床表现与病理特征

MS 是一种慢性进行性疾病,特征是在大脑及脊髓发生多处播散的脱髓鞘斑块,从而引起多发性与变化不一的神经症状与体征,且有反复加重与缓解的特点。病因不清,可能与自身免疫反应或慢性病毒感染有关。病理检查见散在的脱髓鞘斑块或小岛,少突胶质细胞破坏,伴有血管周围炎症。病变主要发生于白质内,尤其是脑室周围、视神经、脊髓侧柱与后柱(颈胸段常发生),中脑、脑桥、小脑也受累。大脑皮质及脊髓灰质也有病变。早期,神经细胞体及轴突可保持正常;晚期,轴突破坏,特别是长神经束轴突,继而胶质纤维增生,表现为"硬化"。不同时期病灶可同时存在。

MS 多见于 20~40 岁,女性多于男性。部分病例发病前有受寒、感冒等诱因及前驱症状。症状特点是多灶性及各病灶性症状此起彼伏,恶化与缓解相交替。按主要损害部位可分为脊髓型、脑干小脑型及大脑型。①脊髓型,最常见,主要为脊髓侧束、后束受损的症状,有时可呈脊髓半侧损害或出现脊髓圆锥、前角病损的症状,脊髓某一节段受到大的硬化斑或多个融合在一起的硬化斑破坏时,可出现横贯性脊髓损害征象。②脑干或脑干小脑型,也较常见,病损部位主要在脑干与小脑,脑干以脑桥损害多见,临床表现包括 Charcot 征、运动障碍、感觉障碍以及脑神经损害,后者以视神经损害最常见。③大脑型,少见,根据病变部位及病程早晚,可有癫痫发作、运动障碍及精神症状。

(二)MRI 表现

MS 斑块常见部位包括脑室周围、胼胝体、小脑、脑干和脊髓。MRI 显示 MS 的早期脱髓鞘病变优于 CT,敏感度超过 85%。FLAIR 序列,包括增强后 FLAIR 序列,是目前显示 MS 斑块最有效的 MR 序列之一。MS 斑块呈圆形或卵圆形,在 T_2 FLAIR 序列呈高信号,在 T_1 WI 呈等或低信号。注射对比剂后增强扫描时,活动性病灶表现为实性或环状强化(图 12-3),而非活动性病灶往往不强化。对于不典型病例,需要综合临床表现、免疫生化及影像检查结果,方可正确诊断。

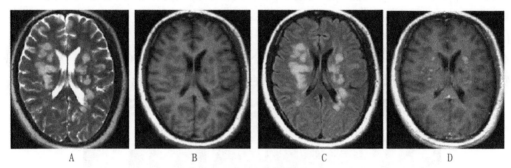

图 12-3　多发性硬化

A、B.轴面 T_2WI 及 T_1WI 显示双侧室旁白质内多发的斑块状长 T_1、长 T_2 异常信号;C.轴面 FLAIR 像显示双侧室旁白质内高信号病灶更明显;D.轴面增强 T_1WI 显示斑点和斑片状强化病灶

六、弥漫性硬化

(一)临床表现与病理特征

弥漫性硬化又称 Schilder 病,是一种罕见的脱髓鞘疾病。常见于儿童,故也称儿童型多发性硬化。病理改变为大脑白质广泛性脱髓鞘,呈弥漫不对称分布,常为一侧较明显。病变多由枕叶开始,逐渐蔓延至顶叶、颞叶与额叶,或向对侧扩展。白质髓鞘脱失由深至浅融合成片,可累及皮质。脑干、脊髓也可见脱髓鞘后形成的斑块。晚期因髓质萎缩出现第三脑室及侧脑室扩大,脑裂、脑池增宽。

患儿多在 10 岁前发病,起病或急或缓。根据受累部位不同出现不同症状。枕叶症状:从同侧偏盲至全盲,从视力减退至失明,瞳孔功能与眼底常无改变;顶颞叶症状:失听、失语、失用与综合感觉障碍;额叶症状:智力低下、情感不稳、行为幼稚。也可出现四肢瘫或偏瘫,癫痫大发作或局限性运动性发作。

(二)MRI 表现

病灶大多位于枕叶,表现为长 T_2 异常信号;在 T_1WI,病灶可为低信号、等信号或高信号;注射对比剂后病灶边缘可强化。病变晚期主要表现为脑萎缩。

七、急性播散性脑脊髓炎

(一)临床表现与病理特征

常发生于病毒感染(如麻疹、风疹、天花、水痘、腮腺炎、百日咳、流感)或细菌感染(如猩红热)

之后,也可发生于接种疫苗(如狂犬病、牛痘)之后。病理改变为脑与脊髓广泛的炎性脱髓鞘反应,以白质中小静脉周围的髓鞘脱失为特征。病变区血管周围有炎性细胞浸润、充血、水肿,神经髓鞘肿胀、断裂及脱失,形成点状软化坏死灶,并可融合为大片软化坏死区,可有胶质细胞增生。病灶主要位于白质,但也可损及灰质与脊神经根。临床急性起病,儿童及青壮年多发,发病前1～2周有感染或接种史。首发症状多为头痛、呕吐,体温可再度升高。中枢神经系统受损广泛,出现大脑、脑干、脑膜及脊髓症状与体征。

(二)MRI 表现

双侧大脑半球可见广泛弥散的长 T_1、长 T_2 异常信号,病灶边界清楚,可累及基底核区及灰质。急性期因水肿使脑室受压、变小。注射对比剂后,病灶无强化,或呈斑片状、环状强化。较大孤立强化病灶的影像表现可类似肿瘤,应结合病史进行鉴别。晚期灰白质萎缩,脑沟裂及脑室增宽。

八、胼胝体变性

(一)临床表现与病理特征

本病又称 Marchiafava-Bjgnami 病,病因不清。最早报道发生于饮红葡萄酒的意大利中老年人。但无饮酒嗜好者也可发生。病理改变特征为胼胝体中央部脱髓鞘,坏死及软化灶形成。病变也可侵及前、后联合或其他白质区。病灶分布大致对称,病灶周边结构保持完好。临床表现为局限性或弥漫性脑部受损症状及体征,如进行性痴呆,震颤、抽搐等。病情渐进发展无缓解,对各种治疗无明显反应。一般数年内死亡。

(二)MRI 表现

特征性 MRI 表现为胼胝体内长 T_1、长 T_2 异常信号(图 12-4),边界清楚、局限。注射对比剂后病变区可强化。病变常累及脑室额角前白质,表现为长 T_1、长 T_2 异常信号区。晚期胼胝体萎缩。

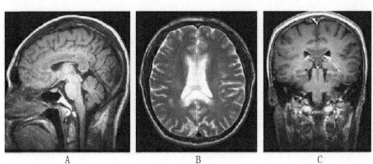

图 12-4　胼胝体变性
A、B.矢状面 T_1WI 及轴面 T_2WI 显示胼胝体长 T_1、长 T_2 异常信号;
C.冠状面增强 T_1WI 显示胼胝体病变无明显强化

九、脑桥中央髓鞘溶解症

(一)临床表现与病理特征

本病可能与饮酒过度、营养不良以及电解质或酸碱平衡紊乱(特别是快速纠正的低血钠)有关。病理改变为以脑桥基底的中央部开始的髓鞘溶解,并呈离心性扩散,神经细胞及轴索可不受损害,神经纤维束之间存在巨噬细胞,其作用为吞噬溶解的髓鞘及脂肪颗粒。病变严重者,整个脑桥均受累,并可累及中脑及脑桥外结构,如内囊、丘脑、基底核、胼胝体及半卵圆中心。典型患者为中年酒徒。此外,本病也可发生于患恶性肿瘤、慢性肺部疾病或慢性肾衰竭者。患者多表现为严重的代谢障碍,脑神经麻痹及长束征。病程进展很快,存活率低。

(二)MRI 表现

MRI 在检出脑桥病灶、评估轴索(皮质脊髓束)保留以及发现脑桥外病灶方面均优于 CT。在 T_2WI,病变呈高信号,无占位效应。在 T_1WI,脑桥中心部呈低信号区,脑桥边缘仅剩薄薄的一层(图 12-5)。通常不累及被盖部。有时可见中脑、丘脑和基底核受累。病灶强化表现多变,可无强化或轻度环状强化。病变后期脑桥萎缩。

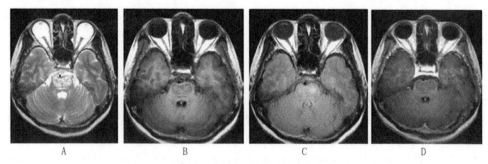

图 12-5　脑桥中央髓鞘溶解

A、B.轴面 T_2WI 及 T_1WI 显示脑桥片状不均匀稍长 T_1、稍长 T_2 信号;C.轴面 FLAIR
像显示脑桥病灶为稍高信号;D.轴面增强 T_1WI 显示脑桥病灶强化不明显

（唐　琳）

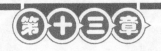

胸部疾病的MRI诊断

第一节 心 肌 病

心肌病是一类伴有特定的形态、功能、电生理等方面改变的心肌疾病。1980 年世界卫生组织及国际心脏病学会联合会心肌病定义分类委员会将心肌病定义为"原因不明的心肌疾病",并将其分为扩张型、肥厚型及限制型三类。

一、扩张型心肌病

扩张型心肌病在心肌病中发病率最高,多见于 40 岁以下中青年,临床症状缺乏特异性。

(一)临床表现与病理特征

起病初期部分病例可有心悸气短,但大多数病例早期表现隐匿且发展缓慢。随着病程发展,临床表现为心脏收缩能力下降所致的充血性心力衰竭,各类心律失常,以及心腔内血栓引起的体动脉栓塞。听诊一般无病理性杂音。心电图可显示双侧心室肥厚、各类传导阻滞及异常Q波等。

病理改变为心室腔扩大,主要累及左心室,有时累及双侧心室。室壁通常正常,部分病例可出现与心腔扩张不相匹配的室壁增厚。心室肌小梁肥大,肉柱呈多层交织、隐窝深陷,常见附壁血栓。心腔扩大显著者,可造成房室瓣环扩大,导致房室瓣关闭不全。心肌细胞萎缩与代偿性心肌细胞肥大并存,可见小灶性液化性心肌溶解,或散在小灶性心肌细胞坏死,以及不同程度的间质纤维化。总体而言病理所见缺少特异性。

(二)MRI 表现

(1)心肌信号变化:本病于 SE 序列 T_1WI、T_2WI 心肌多表现为较均匀等信号,少数病例 T_2WI 可呈混杂信号。心腔内附壁血栓在 T_2WI 多呈高信号。

(2)心腔形态改变:以电影 MRI 短轴位及心腔长轴位观察,一般心室横径增大较长径明显;仅有左心室腔扩大者为左心室型,室间隔呈弧形凸向右心室;仅有右心室扩大者为右心室型,室间隔呈弧形凸向左心室;左右心室均扩大者为双室型。

(3)心室壁改变:部分病例早期受累心腔心室壁可稍增厚,晚期则变薄或室壁厚薄不均,左心室的肌小梁粗大。

(4)心脏功能改变:电影 MRI 显示左心室或双侧心室的心肌收缩功能普遍下降,收缩期室壁增厚率减低,呈弥漫性改变,EF 值多在 50％以下(图 13-1)。

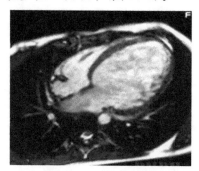

图 13-1　扩张型心肌病

真实稳态进动快速成像(True FISP)亮血序列四腔心层面
见左心室腔扩大,左心室游离壁肌小梁肥厚

(三)鉴别诊断

本病有时需与晚期冠状动脉粥样硬化性心脏病(心腔扩大时)相鉴别。冠状动脉粥样硬化性心脏病有长期慢性的冠心病病史。在形态学方面,冠心病陈旧心肌梗死多呈节段性室壁变薄,病变区域左心室肌小梁稀少、心肌内壁光滑;而扩张型心肌病的室壁厚度改变广泛均一,左心室心肌小梁肥厚。

二、肥厚型心肌病

肥厚型心肌病好发于青壮年,心肌肥厚是其主要病变形态。病因可能与遗传有关。约半数患者为家族性发病,属常染色体显性遗传。

(一)临床表现与病理特征

男女发病率无明显差别。早期症状主要为心慌、气短,缺少特征。相当数量病例无症状或症状轻微,常在体检时发现。晚期可发生心力衰竭、晕厥甚至猝死。心前区可闻及收缩期杂音并可触及震颤。心电图表现为左心室肥厚(部分表现为双室肥厚)、传导阻滞等。

心肌肥厚可以累及心室任何区域,但以左心室的肌部室间隔最为常见,非对称性室间隔肥厚(即室间隔向左心室腔凸出明显,室间隔与左心室后壁厚度比≥1.5)为该病的特征性表现。功能改变为舒张期肥厚心肌的顺应性降低,收缩功能正常甚至增强。基底部和中部室间隔肥厚引起左心室流出道梗阻,根据压力阶差可分为梗阻性与非梗阻性肥厚型心肌病。病理改变包括心肌细胞肥大、变性、间质结缔组织增生等。有时见心肌细胞错综排列(细胞间联结紊乱、重叠、迂曲、交错和异常分支),正常的心肌细胞排列消失。心肌壁内小冠状动脉可发生管腔变窄、管壁肥厚等。

(二)MRI 表现

MRI 征象包括以下几种。

1.心肌信号变化

在 SE 序列 T_1WI、T_2WI 肥厚心肌一般呈等信号,与正常心肌相同。有时,肥厚心肌在 T_2WI 呈混杂信号,提示病变区域缺血纤维化。

2.心室壁肥厚

可累及两侧心室的任何部位,但以室间隔最常见,还可累及左心室游离壁、心尖、乳头肌等。

病变部位心肌显著肥厚,常超过15 mm。测量室壁厚度应在短轴像心室舒张末期进行。本病几乎不累及左心室后壁,故以肥厚心肌/左心室后壁厚度≥1.5 为诊断标准,其特异性达 94%。

3.心腔形态改变

以垂直于室间隔长轴位及双口位(左心室流入道和流出道位于同一层面)和短轴位电影 MRI 观察,左心室腔窄小,室间隔肥厚时心室腔呈"倒锥形",心尖肥厚时心室腔呈"铲形"。

4.心脏功能改变

病变部位肥厚心肌的收缩期增厚率减低,而正常部位收缩期增厚率正常或增强。心脏整体收缩功能正常或增强,EF 值多正常或增加。晚期心功能不全时,EF 值下降。室间隔部的肥厚心肌向左心室流出道凸出可造成左心室流出道梗阻,此时于双口位电影 MRI 可见收缩期二尖瓣前叶向室间隔的前向运动,即超声心动图检查中的"SAM 征",进一步加重流出道梗阻。收缩期于左心室流出道至主动脉腔内可见条带状低信号喷射血流,左心房内可见由二尖瓣反流引起的反流低信号。

5.心肌灌注及心肌活性检查

病变部位心肌纤维化并常伴局部小冠状动脉损害,可造成负荷心肌灌注减低,提示心肌缺血。心肌活性检查时,部分病变部位可出现点片状高信号,反映灶性纤维化(图 13-2)。

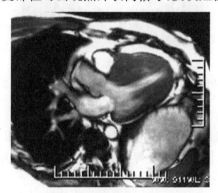

图 13-2　肥厚型心肌病

电影 MRI 双口层面见室间隔肥厚并向左心室流出道突出

(三)鉴别诊断

本病需与高血压性心脏病引起的心肌肥厚相鉴别。高血压性心脏病的左心室肥厚均匀,无左心室流出道狭窄,无二尖瓣反向运动,收缩期室壁增厚率正常,不难鉴别。

三、限制型心肌病

限制型心肌病国内相当少见。因心肌顺应性降低,两侧心室或某一心室舒张期容积减小,致心室充盈功能受限。根据受累心室不同可分为右心室型、左心室型以及双室型,以右心室型最常见。

(一)临床表现与病理特征

轻者常无临床症状。右心房压升高时出现全身水肿、颈静脉怒张、肝淤血及腹水等右心功能不全的症状。左心房压升高时出现左心功能不全表现。有时表现为心悸、胸痛及栓塞症等。心电图表现无特征性,最常见异常 Q 波,心房颤动等心房异常。

病理表现缺乏特异性。可有病变区域结缔组织和弹力纤维增生,心肌细胞肥大,错综排列,心内膜增厚等。由于心室舒张功能受限及心室容积减少,心室舒张末期压力升高,进而导致受累心室心功能不全,甚至全心衰竭。

(二)MRI 表现

MRI 征象包括以下几种。①右心室型:黑血及亮血 MRI 显示横轴面右心室流入道缩短、变形,心尖部闭塞或圆隆,流出道扩张;心室壁厚薄不均,以心内膜增厚为主;心内膜面凹凸不平;右心房明显扩大,上下腔静脉扩张;电影 MRI 可见三尖瓣反流及右心室室壁运动幅度减低;SE 序列 MRI 常可见心包积液和/或胸腔积液。②左心室型:表现为以心内膜增厚为主的心室壁不均匀增厚,左心室腔变形,心尖圆钝,心内膜面凹凸不平,有钙化时可见极低信号;左心房明显扩大;电影 MRI 可见二尖瓣反流。③双心室型:兼有上述两者的征象,一般右心室征象更明显(图 13-3)。

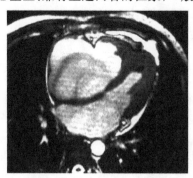

图 13-3　限制型心肌病

True FISP 亮血序列显示右心室心尖部闭塞并室壁增厚,心内膜面凹凸不平

(三)鉴别诊断

该病有时需与缩窄性心包炎、先天性心脏病三尖瓣下移畸形相鉴别。缩窄性心包炎时,MRI 显示心包局限或广泛性增厚。限制型心肌病可见特征性的心尖变形、闭塞及心室壁不均匀增厚,与其他疾病鉴别不难。

(唐　琳)

第二节　冠状动脉粥样硬化性心脏病

冠状动脉粥样硬化性心脏病是指由于冠状动脉阻塞所造成的心肌缺血、心肌梗死以及由此导致的一系列心脏形态及功能改变。心脏 MRI 可对冠状动脉粥样硬化性心脏病进行全面的检查,包括形态学、局部及整体心功能评价、心肌灌注成像、心肌活性检查,正在成为一项能够全面、准确地评价冠状动脉粥样硬化性心脏病的现代影像技术。

一、心肌缺血

心脏的血液供应主要由冠状动脉提供,冠状动脉各支分布供应不同的心脏节段,前降支供应左心室前壁、室间隔中段和尖段,回旋支供应左心室后壁,右冠状动脉供应右心室及左心室下壁、室间隔基底段。左心室下壁尖段由前降支和右冠状动脉双重供血,左心室侧壁尖段由回旋支和前降支双重供血。冠状动脉阻塞是心肌缺血的根本原因。严重缺血时,心肌缺氧所造成的各类致痛因子如缓激肽、前列腺素等的释放将导致心绞痛。

(一)临床表现与病理特征

临床表现为心前区可波及左肩臂或至颈咽部的压迫或紧缩性疼痛,也可有烧灼感。其诱因常为剧烈体力活动或情绪激动,也可由寒冷、吸烟、心动过速等诱发。疼痛出现后逐步加重,一般于5分钟内随着停止诱发症状的活动或服用硝酸甘油缓解逐步消失。根据临床特征的不同,心绞痛可分为稳定型心绞痛、变异型心绞痛及不稳定型心绞痛。但无论哪种类型的心绞痛,其疼痛强度均较心肌梗死轻,持续时间较短。

心肌缺血最常见的原因是由动脉粥样硬化斑块造成的冠状动脉狭窄,这类狭窄大多分布于心外膜下的大冠状动脉。动脉硬化斑块早期由血管内皮细胞受损、平滑肌细胞增殖内移发展而来,进而发生内皮下脂质沉积、纤维结缔组织增生。斑块阻塞面积在40%以下时,基本不影响心肌灌注,一般无临床症状。随着斑块阻塞面积的加大,在冠状动脉轻至中度狭窄(阻塞面积达到50%～80%)时,静息状态下狭窄冠脉远端的阻力血管将发生不同程度的扩张以维持相当的心肌灌注,静息状态下无明显临床表现。重度的冠脉狭窄(阻塞面积90%左右)则静息时亦无法保证适当的心肌灌注,在静息时就可出现灌注异常,临床上出现静息痛。除冠状动脉粥样硬化外,心肌缺血还有以下病因:①冠状血管神经、代谢及体液调节紊乱导致的冠状动脉痉挛;②冠状动脉微血管内皮功能状态异常导致的心肌灌注下降;③冠状动脉炎症、先天发育畸形及栓子栓塞。

(二)MRI表现

心肌缺血严重时,可出现心肌内广泛或局灶性纤维结缔组织增生、局部或整体心肌变薄、心腔扩大等改变。MRI可显示相应形态异常。但在大多数情况下,心肌缺血仅表现为功能性心肌灌注异常。根据缺血程度不同,MRI心肌灌注可表现为:①静息状态各段心肌灌注正常,负荷状态心内膜下心肌或全层心肌透壁性灌注减低或缺损(图13-4A、B);②静息状态缺血心肌灌注减低或延迟,负荷状态灌注缺损(图13-4C、D);③静息状态缺血心肌灌注缺损(图13-4E)。灌注异常区域多数与冠脉供血区相吻合,与核素心肌灌注检查的符合率达87%～100%,与目前仍作为冠心病诊断"金标准"的X线冠状动脉造影的诊断符合率达79%～87.5%。此外,严重心肌缺血时(如长时间心肌严重缺血,心肌细胞结构完整但局部室壁减弱或消失,称心肌冬眠;短暂心肌严重缺血,心肌结构未损害但收缩功能需较长时间恢复,称心肌顿抑),MRI心脏电影可发现心室壁运动异常,平行于室间隔长轴位、垂直于室间隔长轴位及无间隔连续左心室短轴位检查可准确判断运动异常的室壁范围。

(三)鉴别诊断

心肌缺血的MRI检查包括形态、灌注、运动功能等诸多方面。其他心脏疾病,如扩张型心肌病也表现为心腔扩大、心室壁变薄,肥厚型心肌病也会出现室壁运动减弱,甚至小范围的心肌灌注异常,但结合临床表现和综合MRI检查,与心肌缺血鉴别不难。

(四)专家指点

MRI诊断心肌缺血的核心是心肌灌注成像。MRI心肌灌注的基础及相关临床研究始于20世纪80年代中期,至90年代中后期已取得相当的成绩。90年代后期MRI设备在快速梯度序列多层面成像方面取得突破,一次注射对比剂后覆盖整个左心室的多层面首过灌注成像成为可能(虽然还存在扫描间隔),使MRI心肌灌注可用于临床诊断。近年来MRI心脏专用机进入临床,提高了成像速度(可完成无间隔的心脏成像)及时间、空间分辨率,有望成为诊断心肌缺血的"金标准"。

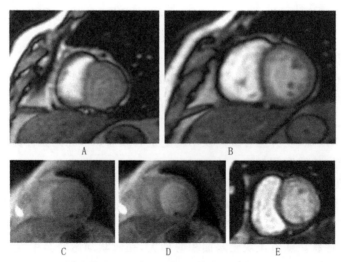

图 13-4　心脏短轴位左心室中部层面静息及负荷心肌灌注成像

A.静息灌注成像,显示心肌灌注均匀一致;B.腺苷负荷后心肌灌注成像,显示间隔壁
心肌灌注减低;C.静息灌注成像,显示下壁灌注减低;D.负荷后灌注成像,显示该区域
灌注减低更为明显,为灌注缺损表现;E.静息时即可显示下间隔壁灌注缺损

二、心肌梗死

继发于冠状动脉粥样硬化斑块破裂及血栓形成基础上的急性冠状动脉闭塞是心肌梗死最常见的原因。

(一)临床表现与病理特征

急性心肌梗死的主要症状是持久的胸骨后剧烈疼痛。典型者为胸骨后挤压性或压榨性疼痛,往往放射至颈部或左上肢。疼痛持续 15~30 分钟或更长,与心绞痛比较,疼痛程度重且时间长为其特点。其他临床表现有呼吸短促、出汗、恶心、发热,白细胞计数、血清酶增高及心电图改变等。急性心肌梗死的并发症包括恶性心律失常、休克、左心室室壁瘤形成、室间隔穿孔、乳头肌断裂及心力衰竭等。病程>6 周以上者为陈旧性心肌梗死,临床表现除可能继续存在的心肌缺血症状外,主要为急性心肌梗死并发症的相应表现。

当冠状动脉闭塞持续 20~40 分钟后,随着缺血缺氧的进一步发展,细胞膜的完整性破坏,心肌酶漏出,心肌细胞发生不可逆性的损伤,即发生梗死。8~10 天后,坏死的心肌纤维逐渐被溶解,肉芽组织在梗死区边缘出现,血管和成纤维细胞继续向内生长,同时移除坏死的心肌细胞。到第 6 周梗死区通常已经成为牢固的结缔组织瘢痕,其间可散布未受损害的心肌纤维。心肌梗死一般首先发生在缺血区的心内膜下心肌,后逐渐向心外膜下及周边扩展。根据梗死范围,病理上分为 3 型:①透壁性心肌梗死,梗死范围累及心室壁全层;②心内膜下心肌梗死,仅累及心室壁心肌的内 1/3 层,并可波及乳头肌,严重者坏死灶扩大、融合,形成累及整个心内膜下心肌的坏死,称为环状梗死;③灶性心肌梗死,病灶较小,临床上多无异常表现,生前常难以发现,病理呈不规则分布的多发性小灶状坏死,分布常不限于某一支冠状动脉的供血范围。

(二)MRI 表现

1.心肌信号

在 SE 序列 MRI,心肌为类似骨骼肌信号强度的中等信号,有别于周围心外膜下脂肪的高信号和相邻心腔内血流呈"黑色"的低信号。急性心肌梗死时,坏死心肌及周围水肿使相应区域的 T_1 及 T_2 延长,在 T_2WI 呈高信号。急性心梗 24 小时内即可在 T_2WI 观察到信号强度增加,并可维持至第 10 天。但由于急性梗死灶周围存在水肿带,所以高信号范围大于真实的梗死区域。在亚急性期(心肌梗死发生 72 小时内)心肌信号异常范围与实际梗死区域大致相当。慢性期(梗死发生 6 周以上)由于梗死后瘢痕形成,水分含量较正常心肌组织降低,在 SE 序列呈低信号,T_2WI 较 T_1WI 明显。

2.心肌厚度

节段性室壁变薄是陈旧性心肌梗死的形态特征,坏死心肌吸收、纤维瘢痕形成是心肌变薄的病理基础,陈旧透壁性心肌梗死后室壁变薄更明显。前降支阻塞可造成左心室前、侧壁和/或前间壁变薄,右冠状动脉阻塞则造成左心室后壁和/或下壁变薄。MRI 可直接显示心肌组织,心外膜面和心内膜面边界清晰,可精确测量心肌变薄。电影 MRI 通过测量室壁厚度判断存在心肌梗死的标准为:病变区域室壁厚度小于或等于同一层面正常心肌节段室壁厚度的 65%;判断透壁性心肌梗死的标准为:病变区域舒张末期室壁厚度<5.5 mm。

3.室壁运动功能改变

电影 MRI 是评价心脏整体及局部舒缩功能的最佳影像技术。通过无间隔连续左心室短轴位、平行于室间隔左心室长轴位及垂直于室间隔左心室长轴位电影 MRI,可精确评价急性及慢性心肌梗死的一系列功能变化,如整体或局部室壁运动状态、收缩期室壁增厚率、EF 值、心腔容积等。

4.心肌灌注成像

可显示心肌梗死后的组织坏死或瘢痕形成所致的灌注减低及缺损。由于急性心肌梗死时常存在心肌的再灌注,灌注检查可无异常表现。因此,单纯心肌灌注成像无法准确诊断急性梗死心肌。

5.对比增强延迟扫描心肌活性检查

心肌梗死区域表现为高信号。MRI 的高空间分辨率,使其可精确显示梗死透壁程度。后者分为以下 3 种类型。①透壁强化:表现为全层心肌高信号,多为均匀强化;②非透壁强化:为心内膜下心肌或心内膜下至中层心肌区域强化,而心外膜下至中层或心外膜下心肌信号正常(存活心肌);③混合性强化:同一心肌段内透壁和非透壁强化并存。

如果在大面积延迟强化区域内观察到信号减低区,就需与存活心肌鉴别。病理研究表明,这一位于延迟强化区域中心或紧贴心内膜下,被称为"无再灌注区"或"无复流区"的信号减低区,为继发于心肌梗死的严重微血管损伤,毛细血管内存在大量的红细胞、中性粒细胞及坏死心肌细胞,阻塞与充填使对比剂不能或晚于周围结构进入这一区域。它并非存活心肌,而是重度的不可恢复的心肌坏死。其与存活心肌的影像鉴别要点如下:①"无再灌注区"周围常有高强化区环绕且常位于心内膜下,在连续的短轴像可以观察这一征象;②在首过心肌灌注成像中,这一区域没有首过强化;③在上述表现不明显,仍难与存活心肌鉴别时,可在延长延迟时间后再次扫描,如延迟至 30～40 分钟。此时由于组织间隙的渗透作用,"无再灌注区"将出现强度不等的延迟强化。

6.并发症 MRI

(1)室壁瘤:分为假性室壁瘤和真性室壁瘤。前者常发生于左心室下壁及后壁,为透壁性梗死心肌穿孔后周围心包等包裹形成,瘤口径线小于瘤体直径为其主要特征,电影 MRI 可见瘤体通过一瘤颈与左心室腔相通,瘤内可见血流信号;后者为梗死心肌几乎完全被纤维瘢痕组织替

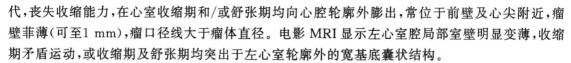

代,丧失收缩能力,在心室收缩期和/或舒张期均向心腔轮廓外膨出,常位于前壁及心尖附近,瘤壁菲薄(可至1 mm),瘤口径线大于瘤体直径。电影 MRI 显示左心室腔局部室壁明显变薄,收缩期矛盾运动,或收缩期及舒张期均突出于左心室轮廓外的宽基底囊状结构。

(2)左心室附壁血栓:为附着于心室壁或充填于室壁瘤内的团片样充盈缺损(GRE 序列)。SE 序列血栓的信号强度随血栓形成的时间(即血栓的年龄)而异,亚急性血栓 T_1WI 常表现为中等至高信号,T_2WI 呈高信号,而慢性血栓在 T_1WI 和 T_2WI 均呈低信号。

(3)室间隔穿孔:表现为肌部室间隔连续性中断,以横轴面及四腔位显示清晰,电影 MRI 可见心室水平异常血流信号。

(4)乳头肌断裂:平行于室间隔长轴位或垂直于室间隔长轴位电影 MRI 可显示继发于乳头肌断裂的二尖瓣关闭不全所致左心房反流信号。

(5)心功能不全:连续短轴像结合长轴位电影 MRI 可评价继发于心肌梗死的左心室局部及整体运动功能异常,测量各种心功能指数。

(刘亚军)

参 考 文 献

[1] 吕仁杰.现代影像诊断实践[M].北京:中国纺织出版社,2022.

[2] 郝跃文,齐顺.实用医学影像诊断精要[M].西安:西安交通大学出版社,2021.

[3] 黎海涛.脑小血管病磁共振诊断与临床[M].北京:清华大学出版社,2022.

[4] 陈谦谦.常见疾病影像诊断[M].北京:科学技术文献出版社,2021.

[5] 高剑波,杜勇.X线/CT医学影像诊断学[M].北京:科学出版社,2022.

[6] 周叶,孟凡东.医学影像诊断与应用[M].长春:吉林科学技术出版社,2020.

[7] 李智岗,王秋香.乳腺癌影像诊断[M].北京:科学技术文献出版社,2021.

[8] 于广会,肖成明.医学影像诊断学[M].北京:中国医药科技出版社,2020.

[9] 郑继慧,王丹,王嵩.临床常见疾病影像学诊断[M].北京:中国纺织出版社,2021.

[10] 王翔,张树桐.临床影像学诊断指南[M].郑州:河南科学技术出版社,2020.

[11] 李怀波,崔峥,于璟,等.实用医学影像检查与常见疾病影像诊断[M].西安:西安交通大学出版社,2022.

[12] 褚华鲁.现代常见疾病影像诊断技术[M].西安:陕西科学技术出版社,2020.

[13] 刘军,伍玉枝,李亚军.肺部炎性病变的影像诊断与鉴别诊断[M].长沙:湖南科学技术出版社,2021.

[14] 侯黎伟.实用医学影像与检验[M].长春:吉林科学技术出版社,2020.

[15] 胡伟,刘瑞雪,崔传雨.现代医学影像与技术[M].汕头:汕头大学出版社,2021.

[16] 曹阳.医学影像检查技术[M].北京:中国医药科技出版社,2020.

[17] 田捷,李纯明,董迪,等.影像组学基础[M].北京:科学出版社,2022.

[18] 戚加标.医学影像检查与临床诊断[M].天津:天津科学技术出版社,2021.

[19] 沈娟.影像解剖与临床应用[M].长春:吉林大学出版社,2021.

[20] 唐汐.实用临床影像学[M].天津:天津科学技术出版社,2020.

[21] 马飞虹.现代医学影像学诊断精要[M].北京:中国纺织出版社,2022.

[22] 谢强.临床医学影像学[M].昆明:云南科技出版社,2020.

[23] 韩岩冰,聂存伟,李成龙,等.实用医学影像技术与诊疗应用[M].合肥:中国科学技术大学出版社,2021.

[24] 索峰.现代医学影像诊断与临床[M].长春:吉林科学技术出版社,2019.

[25] 贾晋卫.临床医学影像诊断与应用[M].哈尔滨:黑龙江科学技术出版社,2021.

［26］郭广春,朱宏,葛涌钱,等.现代临床医学影像诊断［M］.开封:河南大学出版社,2021.

［27］张思伟,陈志光.临床急诊影像诊断案例精粹［M］.北京:科学出版社,2022.

［28］周兆欣,赵滨.实用影像学鉴别与诊断［M］.开封:河南大学出版社,2019.

［29］徐永平,蓝思荣,石映平,等.实用医学影像诊断学［M］.开封:河南大学出版社,2021.

［30］翟瑞桥.实用影像诊断与临床应用［M］.长春:吉林科学技术出版社,2019.

［31］霍学军,杨俊彦,付强,等.医学影像诊断与放射技术［M］.青岛:中国海洋大学出版社,2021.

［32］丁元欣.实用医学影像技术临床应用［M］.北京:中国纺织出版社,2022.

［33］姚刚.现代医学影像诊断［M］.沈阳:辽宁科学技术出版社,2021.

［34］李超.实用医学影像诊断精要［M］.哈尔滨:黑龙江科学技术出版社,2021.

［35］王文荣.医学影像技术与诊断精粹［M］.济南:山东大学出版社,2022.

［36］徐婷,刘灵灵,边晓.多层螺旋 CT 影像诊断颅脑外伤的应用价值［J］.中国医疗器械信息,2021,27(3):62-63.

［37］刘天柱,彭振鹏,黄乐生,等.多排螺旋 CT 对胃肠道内可疑异位胰腺病灶的影像学诊断［J］.中国医学物理学杂志,2020,37(3):317-321.

［38］陈俊,荣阳,赵鑫蕊,等.颅脑外伤的 CT 诊断价值分析与影像学研究［J］.中国医药指南,2018,16(35):139-140.

［39］韩玺河,车丽红,邹梅,等.急性缺血性脑血管病 76 例多模式 CT 影像学分析［J］.脑与神经疾病杂志,2017,25(3):141-145.

［40］彭飞.单中心基于 DCE-MRI 和 DWI 的影像特征对乳腺癌分子分型的诊断价值［J］.现代科学仪器,2022,39(6):113-117.